Dr. med. Julia Fischer

What a feeling!

Alles über
die fabelhafte Welt
unserer Gefühle

*Mit Illustrationen
von Patrick Widmer*

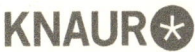

Besuchen Sie uns im Internet:
www.knaur.de

Aus Verantwortung für die Umwelt hat sich die Verlagsgruppe
Droemer Knaur zu einer nachhaltigen Buchproduktion verpflichtet.
Der bewusste Umgang mit unseren Ressourcen, der Schutz unseres Klimas
und der Natur gehören zu unseren obersten Unternehmenszielen.
Gemeinsam mit unseren Partnern und Lieferanten setzen wir uns für eine
klimaneutrale Buchproduktion ein, die den Erwerb von
Klimazertifikaten zur Kompensation des CO_2-Ausstoßes einschließt.
Weitere Informationen finden Sie unter: www.klimaneutralerverlag.de

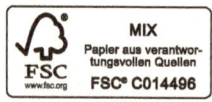

Aktualisierte und erweiterte Taschenbuchausgabe Juli 2022
© 2022 Knaur Verlag
Ein Imprint der Verlagsgruppe
Droemer Knaur GmbH & Co. KG, München

Redaktion: Nina Schnackenbeck
Covergestaltung: Isabella Materne, München
Coverabbildung: Bella Lieberberg
Illustrationen: © Patrick Widmer c/o Jutta Fricke Illustrators
Satz: Adobe InDesign im Verlag
Druck und Bindung: GGP Media GmbH, Pößneck
ISBN 978-3-426-79090-8

2 4 5 3 1

Inhaltsverzeichnis

Im Sturm der Gefühle – Ein Vorwort 7

Schmetterlinge im Bauch –
  Wenn wir total verknallt sind 15
Auf Wolke 7 – Das ist wahre Liebe 35
Ich häng an dir – Unser Bindungshormon Oxytocin . . 52
Das ewige Kribbeln – Wie können wir
  die Leidenschaft erhalten? 74
Das gebrochene Herz – Kalter Entzug 89
Von Trauer und Schmerz – Helfer in der Not 104
Eine kurze Einführung in unser Gehirn 126
Es ist zum Heulen – Warum wir weinen 132
Wenn das Blut in den Adern gefriert – Angst! 147
Extra-Wissen: Verschwörungserzählungen – und warum
  das menschliche Gehirn auf sie hereinfällt 160
Ich steh unter Strom! – Stress pur! 187
Die Sorge, etwas zu verpassen – Von Fomo,
  Phubbing, Nomophobie und Jomo 209
Ich raste aus! – Kochende Wut 223
(I'm) Hangry – Wenn Hunger wütend macht 249
Luftsprünge machen – Was ist wahres Glück? 258

Danke 307
Weiterführende Literatur 309
Register 331

Im Sturm der Gefühle

Ein Vorwort

Sie können uns packen wie ein Orkan. Uns umpusten, durchwirbeln, unter Wasser drücken und die Luft zum Atmen nehmen. Sie können uns aufrichten, tragen und fliegen lassen. Gefühle begleiten die stürmischen Augenblicke in unserem Leben, sind aber auch an ganz ruhigen Tagen immer dabei. Manchmal unbemerkt wie die Luft, die wir atmen. Aber tatsächlich sind Gefühle das Erste, was wir beim Aufwachen wahrnehmen, und das Letzte, was wir vor dem Einschlafen spüren. Die Lust auf Essen, Bewegung und Sex. Die Freude über die Familie, Musik oder eine großartige Idee. Die Furcht, die uns umsichtig eine Straße überqueren lässt, und der Ärger über Ungerechtigkeit, verpasste Chancen oder U-Bahnen. Der dumpfe Schmerz, der uns beim Verlust einer geliebten Person in die Magengrube trifft. Die kribbelige Aufregung, die uns bei einem ersten Date den Verstand vernebelt. Bei jedem Erlebnis, jedem Gedanken, jeder Entscheidung, bei jeder einzelnen Handlung sind Gefühle beteiligt. Ohne sie ginge bei uns nichts!

Aber was sind Gefühle? Wie, wo und warum entstehen sie? Und können wir sie beeinflussen? Für mich gibt es nichts Faszinierenderes als diese Art von Fragen. Fragen über die Wunder, die unser mal kleinerer, mal größerer Zellhaufen namens Körper ununterbrochen und meist unbemerkt vollbringt. Als Medizinerin liebe ich es, diesen alltäglichen Wundern auf den Grund zu gehen. Wie funktionieren Erinnerungen? Kann ein

Herz wirklich brechen? Warum macht Glück gesund? Ich recherchiere die Hintergründe und bin jedes Mal so begeistert von dem, was sich mir da eröffnet, dass ich am liebsten die ganze Welt daran teilhaben lassen möchte. Oft tue ich das dann in meinen Radiobeiträgen, bei »Doc Fischer« oder auf meinem Instagram-Kanal. Als ich aber anfing, mich tiefer mit der wissenschaftlichen Erforschung unserer *Gefühle* zu beschäftigen, war schnell klar: Das verdient einen größeren Rahmen. Ich wälzte Fachbücher, las wissenschaftliche Studien und befragte Fachleute – und war tief beeindruckt. Es war, als hätte ich eine Brille gefunden, die mir bis dahin verborgene Nuancen und ganze Zusammenhänge in unserer Welt erst sichtbar machte.

Von der ersten Sekunde an befand ich mich nicht nur auf einer spannenden Tour durch die Wissenschaft, sondern auf einer Entdeckungsreise über mich selbst. Ich begann auf einmal zu *verstehen*, was in bestimmten Situationen in mir passiert; was es damit auf sich hat, genervt oder ungeduldig zu sein. Warum es »wehtut«, wenn mich jemand enttäuscht oder mir jemand fehlt. Warum Nähe zu geliebten Menschen so ein unglaublicher Quell für Kraft ist. Und gleichzeitig ging mir auf, warum sich viele von uns so verhalten, wie sie es tun. Jedes Geheimnis unseres Gehirns, das ich mit der Recherche lösen wollte, offenbarte mir neue Facetten über uns als Personen und regte mich zu Überlegungen an, die meine Sicht auf unser Leben, und wie wir es in der Hand haben, nachhaltig beeinflussten.

Allerdings sind Gefühle ein unglaublich kompliziertes Forschungsfeld. Das zeigt sich schon bei dem Versuch, eine Antwort auf meine erste Frage am Beginn dieses Absatzes zu finden: Was sind Gefühle? Ich bin mir sicher, »gefühlt« kennt jeder die Antwort. Sie aber in Worte zu fassen, eine Definition zu liefern, ist wahnsinnig schwer. Schnell kommt einem dann der Begriff »Emotion« in den Sinn, der im alltäglichen Sprachgebrauch oft als Synonym für »Gefühl« verwendet wird. Wissenschaftlich gesehen ist das aber nicht richtig, Forschende unterscheiden zwischen den beiden Begriffen. Allerdings: Bis auf den Umstand, dass es zwei unterschiedliche Erlebniszustände sind, können sich auch die Wissenschaften nicht wirklich einigen: Trotz jahrzehntelanger Bemühungen gibt es bis heute keine eindeutige, allgemeingültige Definition der beiden Begriffe.

Klar ist: Emotionen entstehen als Reaktion auf innere oder äußere Reize. Das kann die Situation sein, in der wir uns gerade befinden, oder Gedanken, die wir uns machen. Dabei spielt eine neurophysiologische Erregungskompomente eine Rolle – es passiert also etwas in unserem Gehirn: Wenn unsere Sinnesorgane etwas wahrnehmen, werden bestimmte Nervenzellen aktiv und Botenstoffe schießen los. Und auch der Rest unseres Körpers reagiert: zum Beispiel ändern sich die Herzfrequenz, der Blutdruck und unser Gesichtsausdruck, vielleicht stehen uns die Haare zu Berge. Wie wir diese Prozesse bewerten und welche Handlung wir daraufhin ergreifen, entscheidet wiederum das Gehirn – es steuert die kognitive Komponente bei: Ist die Situation bedrohlich? Oder empfinden wir die physiologische Erregung als angenehm? So nehmen wir Aufregung und Herzrasen im Angesicht eines Feindes als Angst wahr und ergreifen die Flucht, während die gleichen körperlichen Prozesse ein ganz anderes Gefühl (und hoffentlich auch eine andere Reaktion!) in uns auslösen, wenn gerade unser Schwarm auf uns zukommt. Oftmals wird das Ergebnis dieser kognitiven Bewertung dann als »Gefühl« bezeichnet: Ist es Furcht – oder Liebe?

Außerdem prägen Erfahrungen, unser soziales Umfeld und unsere Kultur unsere Emotionen und Gefühle. Weswegen schämen wir uns? Was empfinden wir als verletzend? Je nachdem, welche Werte in unserer Gesellschaft eine Rolle spielen und was wir schon erlebt haben, können ganz unterschiedliche Gefühle in uns entstehen – und wir können sie sehr individuell wahrnehmen.

Während es mit den Definitionen also ganz schön kompliziert ist, besteht über die Funktion von Gefühlen weitestgehend Konsens. Sie sind ein Bewertungssystem: Sie helfen uns, die Situation um uns herum zu deuten, unsere Bedürfnisse mit einzubeziehen und dann die für uns richtige Handlung einzuleiten. Im Ergebnis tun sie nichts Geringeres, als unser Überleben zu sichern: Sie treiben uns zu dem an, was gut für uns – sprich: förderlich für unseren Organismus - ist und warnen uns vor dem, was uns schaden könnte. Außerdem erleichtern sie die Kommunikation mit anderen Menschen und machen uns zu den sozialen Wesen, die wir sind. Kurz: Gefühle sind unser Motor, unser Kompass und unsere Lebensversicherung.

Um Gefühle und Emotionen trotz ihrer Subjektivität und ihrer flüchtigen, tief in unserem Inneren verborgenen Existenz systematisch zu untersuchen, lassen sich Forschende eine ganze Menge einfallen: Sie messen Hirnströme, Herzfrequenz und Blutdruck, bestimmen Hormonkonzentrationen, manipulieren die Aktivität von Gehirnarealen mit elektrischem Strom und Medikamenten, untersuchen Tierhirne und beobachten, wie Menschen sich verhalten, deren Gehirne durch Krankheiten oder Unfälle beschädigt wurden. Unglaublich faszinierend sind außerdem die Einblicke, die die modernen bildgebenden Verfahren der Neurologie in unser Gehirn erlauben – ganz ohne den Schädel zu öffnen. Eine dieser Untersuchungsmethoden wird uns im Lauf des Buches immer wieder begegnen: die funktionelle Magnetresonanztomografie (fMRT). Diese Weiterentwicklung der »normalen« Magnetresonanztomografie (ihr wisst schon: die »Röhre«, die ohne Strahlenbelastung Aufnahmen aus dem Inneren des Körpers liefert, auch »Kernspin« genannt) erlaubt es nicht nur, die Strukturen unseres Gehirns auf Schichtbildern darzustellen, sie misst auch deren Stoffwechselaktivität während der Untersuchung. Das heißt, sie ermöglicht tatsächlich Einblicke in die *Funktion* unseres Gehirns. Wissen-

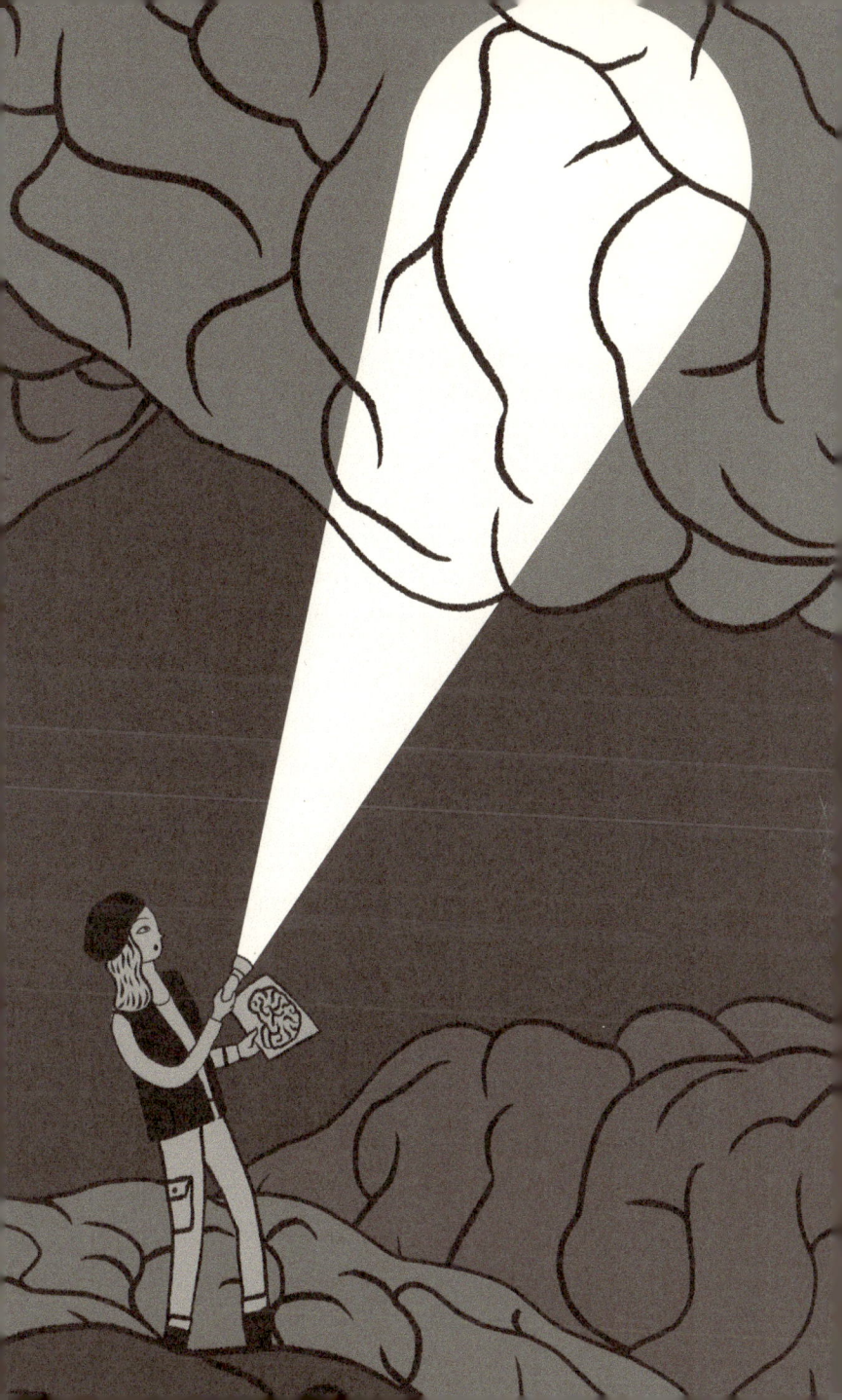

schaftler können also dabei zuschauen, was in einem Gehirn vor sich geht, das »fühlt«.

Und damit kommen wir zu einem kritischen Punkt: Wir können beobachten und beschreiben, was passiert, wenn Menschen fühlen. Wirklich *erklären* können wir es bis heute nicht. Dafür ist die Erforschung der Gefühle zu jung, das Gewirr aus 86 Milliarden Nervenzellen, 5,8 Millionen kilometerlangen Nervenbahnen und 100 Billionen Synapsen in unserem Gehirn zu komplex – und der Mensch als fühlendes Wesen zu vielschichtig. Das bedeutet auch für dieses Buch: Ich kann euch keine zweifelsfrei bewiesenen Erklärungen liefern. Wohl aber belastbare Vermutungen, die sich auf die beeindruckenden, aktuellen wissenschaftlichen Erkenntnisse stützen. Diese sind im Fluss, und das macht es ja auch so spannend: Mit jeder Hypothese kommen wir der Wahrheit ein Stück näher – und trotzdem wird vermutlich immer eine Distanz bleiben zwischen den wissenschaftlichen Erklärungen und dem, was wir tatsächlich fühlen – mit Herz, Haut und Haar. Deswegen müsst ihr euch auch keine Sorgen machen, dass die Wissenschaft die Welt der Gefühle »entzaubert«. Im Gegenteil, wie ich finde. Mit jeder spannenden Erkenntnis tauchen auch neue Fragen, Geheimnisse und Wunder auf. Vor unseren Augen eröffnen sich faszinierende Welten, die wir ohne den Versuch, hinter die Kulissen zu blicken, nie entdecken würden.

Die Forschung der letzten Jahrzehnte hat zum Beispiel gezeigt, dass Emotionen nicht, wie man früher dachte, in einem Gehirnbereich entstehen. Vielmehr sind sie das Ergebnis eines feinen Zusammenspiels ganzer Netzwerke. Ein Zusammenspiel, das uns über seine Komplexität staunen lässt und uns gleichzeitig viele neue Rätsel aufgibt.

Wenn wir uns in diesem Buch Gehirngebieten, Netzwerken und Botenstoffen zuwenden, können wir immer nur einen Bruchteil der gigantischen Wundermaschine aus Gehirn und

Körper betrachten. So, als würden wir im Dunkeln den Strahl einer Taschenlampe auf ein einzelnes Zahnrad in einer beeindruckenden Maschine richten. Und weil die Orte, an die wir reisen werden, mitunter ziemlich komplizierte Namen, Gliederungen und Funktionen haben, findet ihr etwas weiter hinten im Buch »Eine kurze Einführung in unser Gehirn«. Hier erfahrt ihr Grundlegendes über die Arbeitsweise unserer gigantischen Wundermaschine und könnt unsere Reiseroute immer wieder nachvollziehen.

Und ich verspreche euch: Das, was sich in dem kleinen Lichtkegel unserer Taschenlampe abspielt, verrät uns eine Menge darüber, warum wir lachen, weinen, streiten, kämpfen, uns fürchten, lieben und leben, wie wir es tun. Außerdem zeigt es uns unmissverständlich, wie eng Gefühle und Gesundheit, wie untrennbar Körper und Geist miteinander verknüpft sind. Psychisches Leid verursacht körperliche Beschwerden, und ein kranker Körper trübt den Geist. Leider kann kein Buch, egal wie lang, eine vollständige Erklärung all unserer Gefühle beinhalten – ich habe mich daher auf die beschränkt, die mir und den Menschen um mich herum am wichtigsten erscheinen.

Besonders bemerkenswert ist, dass wir mithilfe des Wissens über unsere Emotionen tatsächlich verändern können, wie wir denken und fühlen. Wir können Ängste und Stress reduzieren, Liebe und Bindung nähren, Freude und Glück maximieren. Denn auch das hat das Licht der Taschenlampe mir auf meiner Entdeckungsreise gezeigt: Unser Gehirn ist ein dynamisches Gebilde, das wir trainieren und formen können (ist das nicht der Wahnsinn?) – mit nachhaltigen Auswirkungen auf unser Leben, Erleben und unsere Gesundheit.

Kommt mit auf meine Reise, folgt dem Kegel meiner Taschenlampe – und lasst euch mitreißen von dem Orkan.

Vorwort zur Taschenbuchausgabe

Während ich 2019 die erste Version dieses Buchs schrieb, war mir noch nicht klar, wie wichtig das Thema Gefühle in kürzester Zeit für uns alle werden würde. Dass einige Wochen nach der Abgabe meines Manuskripts ein wenige Nanometer kleines Virus kommen, die ganze Welt auf den Kopf stellen und uns über Monate mit einer Fülle an herausfordernden Gefühlen konfrontieren würde, hätte ich nicht erwartet. Plötzlich hatten wir Angst, krank zu werden, unsere Lieben an das Virus zu verlieren oder nicht genug Klopapier im Haus zu haben. Wir mussten den Schmerz und die Unruhe aushalten, die uns erfüllten, als Social-Distancing-Maßnahmen uns einsam machten. Zwar brachten die Sommermonate und der teilweise Impferfolg zwischendurch etwas Entspannung und glückliche Momente in einem lang ersehnten Gefühl der Normalität – aber neue Infektionswellen ließen nicht lange auf sich warten und schüttelten uns und unsere Emotionen durch wie ein Schiff auf hoher See.

Die Corona-Zeit hat unsere Psyche extrem herausgefordert. Mir persönlich hat die Auseinandersetzung mit dem Thema immer wieder extrem dabei geholfen, einen guten Umgang mit meinen Emotionen zu finden, mein Verhalten sowie das Verhalten anderer zu verstehen und den Herausforderungen der Zeit zu begegnen. Deswegen taucht Corona in der überarbeiteten Fassung des Buches auch immer mal wieder auf – insbesondere das Kapitel über Verschwörungserzählungen ist natürlich im Eindruck der aktuellen gesellschaftlichen Debatten entstanden. Meine Hoffnung ist, dass das Buch auch euch im Umgang mit der Pandemie und anderen emotional herausfordernden Situationen helfen kann. Und dass es euch gleichzeitig gut unterhält. Also Schluss jetzt mit den Vorworten, viel Spaß beim Lesen!

Schmetterlinge im Bauch

Wenn wir total verknallt sind

Seine Augen funkelten so intensiv türkis, wie ich es noch nie gesehen hatte. Sie wirkten wie bodenlos tiefes, kristallklares Wasser an einem Paradiesstrand, den man nur in der Karibik findet – oder in Instagram-Posts von Reise-Influencern. Ich wollte reinspringen in dieses Türkis. Und nie wieder auftauchen. Seine Haut war sommerlich gebräunt, seine Strubbelhaare sonnenblond und sein Lächeln hinreißend. Das leuchtend türkisfarbene Shirt, das seine Augen noch türkisfarbener erscheinen ließ, kuschelte sich an seine braunen, muskulösen Oberarme – und genau das wollte ich auch tun.

Klingt schrecklich kitschig? Ich weiß! Aber genauso war sie: meine erste Begegnung mit Jonas. Sommer 2009 vor meiner Haustür in Berlin-Kreuzberg. Sie vernebelte mir den Kopf, ließ mir das Blut ins Gesicht schießen, mir wurde heiß und kalt, und ich hatte ein Kribbeln in meinem Bauch, von dem ich wollte, dass es nie wieder aufhörte. Eine magische Begegnung, und ihre Biochemie lässt leicht erkennen: Ich war schwer verknallt.

Verknallt sein – nüchtern betrachtet ist das ein seltsames Phänomen. Und Verknallte sind seltsame Kreaturen: Sie sind wie besessen von einer Person, können nur noch an diese denken und von ihr reden, vernachlässigen Freunde und Familie, singen unter Balkonen, werden rot, stammeln, haben Herzrasen, schwitzen, brauchen keinen Schlaf und wollen ununterbrochen Nachrichten schreiben, telefonieren und sich verabreden. Sie

15

können nicht anders. Und haben gleichzeitig riesige Angst davor, sich lächerlich zu machen. Was – natürlich auf eine sehr liebenswerte Weise – absolut lächerlich wirkt.

Wodurch verliert ein gesunder und sonst völlig normaler Mensch so sehr die Fassung? Was lässt seinen Körper, seine Emotionen, so verrücktspielen?

Die Antwort auf diese Frage fanden zwei Wissenschaftler 1954, und zwar, wie es oft bei großen wissenschaftlichen Entdeckungen passiert, ganz aus Versehen. Oder eher gesagt: weil einer von ihnen seine Aufgabe komplett verpatzte. James Olds, ein junger, gerade promovierter Psychologe, und Peter Milner, ein Student der Neurowissenschaften, forschten in den Fünfzigerjahren an der McGill-Universität in Montreal zu Lernprozessen des Gehirns. Dafür implantierten sie Ratten Elektroden ins Gehirn und versetzten ihnen darüber leichte Elektroschocks, wenn sie in eine bestimmte Ecke des Käfigs liefen. Weil das schmerzhaft war, lernten die Ratten schnell, diese Ecke zu meiden.

Alle außer Ratte Nr. 34. Die zeigte ein äußerst seltsames Verhalten: Sobald die Wissenschaftler ihr einen Strom ins Gehirn gejagt hatten, reckte sie ihr Schnäuzchen in die Luft, schnüffelte umher und lief an die Stelle zurück, an der sie den Elektroschock erhalten hatte. Und das passierte nicht nur einmal. Bei jeder weiteren elektrischen Stimulation rannte sie noch schneller dorthin zurück. Nach der dritten Reizung war klar: Die Ratte *wollte mehr* Stromstöße.

Olds und Milner wunderten sich. Warum schienen dieser einen Ratte die Elektroschocks Spaß zu machen, während alle anderen sie zu vermeiden suchten? Sie schlossen ein zweites Experiment an: Das Versuchstier bekam die Möglichkeit, sich durch den Druck eines Hebels selbst Elektroschocks zu verabreichen. Sobald Ratte 34 diesen Mechanismus durchschaut hatte, war sie wie im Rausch: Sie konnte nicht mehr aufhören, den Hebel zu drücken. Wie ein Junkie vergaß sie zu essen und zu trinken, hatte kein Interesse an Sex und lief sogar über heiße oder elektrisch geladene Bodenplatten, um zu dem Hebel zu gelangen. Sie drückte ihn über 2000-mal pro Stunde bis zur völligen Erschöpfung, sogar bis zum Tod.

Was war hier los?

Olds und Milner röntgten das Gehirn der Ratte und stellten fest: Beim Einsetzen der Elektrode hatte Olds die Sonde versehentlich verbogen und so einen anderen Ort im Gehirn stimuliert als geplant. Durch diese Ungenauigkeit hatten die beiden Wissenschaftler eine der bedeutendsten Strukturen des Gehirns entdeckt: das Belohnungszentrum.

Nun unterscheidet sich ein Rattenhirn natürlich ziemlich von unserem. Und doch hat eine Vielzahl von Studien, die den Versuchen von Olds und Milner folgten, gezeigt: Auch wir Menschen besitzen so ein Belohnungszentrum – beziehungsweise ein ganzes Belohnungssystem –, und es ist enorm wichtig für uns. Synonym wird oft der Name »Lustzentrum« verwendet. Dass Lust und Belohnung damit gleichgesetzt werden, mag erst mal verwirren, leuchtet aber ein, wenn wir die Funktion dieses neuronalen Systems verstehen: Es *verknüpft* Lust und Belohnung – und erschafft damit DIE grundlegende Dynamik unserer Existenz.

Im ersten Schritt macht es uns Lust auf all das, was unser Überleben beziehungsweise das Überleben unserer Art sichert: auf Essen, Trinken (ganz einfach, damit wir nicht verhungern oder verdursten), auf Herausforderungen (damit wir Neues entdecken, lernen und uns weiterentwickeln) und auf Sex (um unsere Art zu erhalten). Das Belohnungs- oder Lustzentrum sorgt für ein solches Ausmaß an Motivation in uns, dass wir die

Glück verheißende Aktion auch gegen potenziellen Widerstand durchziehen. Seine Aktivität bedeutet pures Verlangen. Wenn wir dem nachgeben, uns anstrengen und schließlich bekommen, wonach wir uns gesehnt haben – das kann ein Steak (Kohlrabischnitzel) sein, ein Sportkurs oder wilder Sex auf dem Küchentisch –, dann durchströmen uns in einem zweiten Schritt herrliche Gefühle von Glück und Zufriedenheit. Die Message unseres Gehirns: »Boah, ist das gut! Meeeehr!« Begeistert sind wir motiviert, *neue* Anstrengungen zu meistern, um das Glücksgefühl erneut zu erleben. Wie ein Hund, der für sein Männchenmachen ein Leckerli bekommt.

Dieses Wechselspiel aus Lust und Belohnung findet permanent statt, es ist so etwas wie unser Motor. Ohne unser Belohnungssystem würden wir antriebslos in der Ecke hängen, und unsere Spezies wäre verloren. Dank ihm stehen wir jeden Morgen auf, gehen zur Arbeit und: verknallen uns.

Sind Verknalltsein und Liebe also einfach Ausdruck einer elektrischen Aktivität irgendwo in unserem Gehirn, die einzig dazu dient, dass wir uns vermehren?

Diese beiden wunderschönen Gefühle mögen damit beginnen – aber das darauffolgende Feuerwerk aus chemischen Reaktionen, das uns die Gedanken vernebelt, jede Zelle unseres Körpers vibrieren und Schmetterlinge unseren Bauch von innen kitzeln lässt, können wir keinesfalls auf ein »Einfach-Nur« reduzieren.

Also keine Angst: Wissenschaftliche Erklärungen nehmen der Liebe nichts an Faszination, Rätselhaftigkeit oder Romantik – sie ist und bleibt das sagenumwobenste, beeindruckendste und zentralste Gefühl der Menschheit.

Ooooh, ist das schön! Meeehr! –
Unser Belohnungssystem

Wissenschaftlich heißt unser Belohnungssystem auch »meso-limbisches System«. »Mesos« ist griechisch für »Mitte« und steht für »Mesencephalon«, das Mittelhirn, den Ursprungsort dieses Systems. Als limbisches System bezeichnen wir die Gehirnbereiche, die beim Verarbeiten von Gefühlen, Erinnerungen und Lernprozessen eine wichtige Rolle spielen. Teil dieser funktionellen Einheit sind ganz bestimmte Strukturen tief im Inneren unseres Gehirns genauso wie Teile der Hirnrinde. Entwicklungsgeschichtlich gehören sie zu den ältesten Strukturen unseres Gehirns – ein Indiz dafür, dass es unser (Über-)Leben schon seit unseren ersten Tagen auf diesem Planeten maßgeblich mitbestimmt. Und dass Liebe, Lust und Belohnung tief in uns verankerte Gefühle beziehungsweise Triebe sind.

Wenn wir Hals über Kopf in jemanden verknallt sind, reicht schon der Gedanke an ihn oder sie (oder eben der Blick in seine türkisfarbenen Augen), und ein Funke entfacht unser Belohnungsystem. Er frisst sich in rasender Geschwindigkeit über Nervenbahnen wie an einer Zündschnur entlang vorwärts zu den verschiedenen Strukturen im Gehirn, entzündet diese wie Sprengstofffässer und löst so ein Feuerwerk nach dem anderen aus. Aber statt Leuchtkugeln sprühen die Strukturen des Belohnungssystems Dopamin, unseren »Lust«-Botenstoff schlechthin. Es schenkt uns unerschöpfliche Energie, fokussiert unsere ganze Aufmerksamkeit auf ein Ziel und motiviert uns, es unerlässlich zu verfolgen. Es macht uns ekstatisch, hellwach und lässt unser Herz höherschlagen. Wer kennt all das nicht vom Verliebtsein?

Dopamin ist eines der Schlüsselhormone für das Empfinden von Freude, und mit seiner Hilfe reitet der elektrisierende Funke jetzt quer durch unser Belohnungssystem.

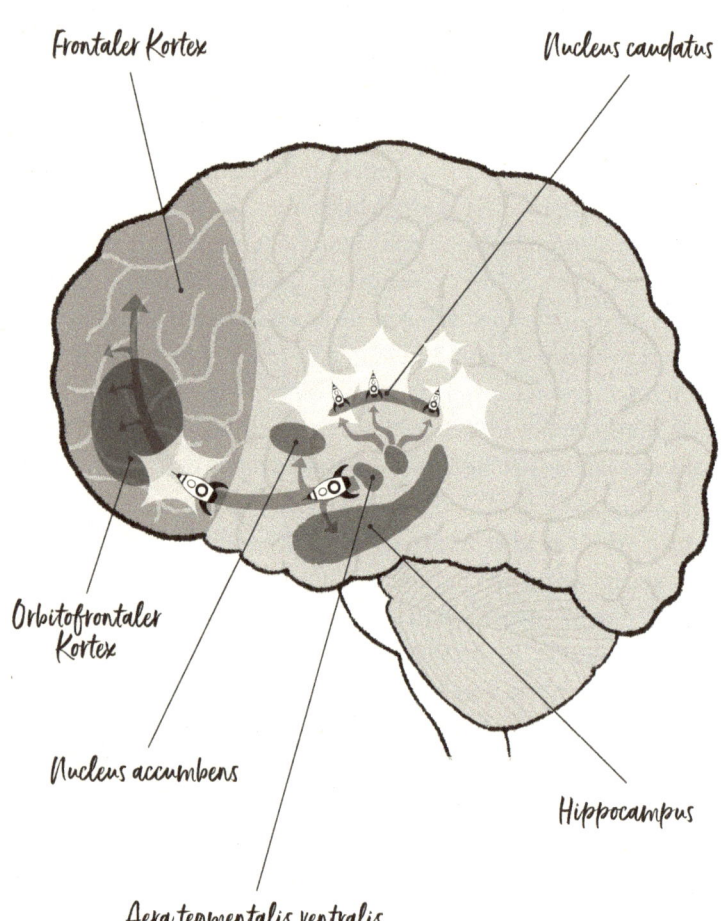

Frontaler Kortex

Nucleus caudatus

Orbitofrontaler Kortex

Nucleus accumbens

Aera tegmentalis ventralis

Hippocampus

Eine ungefähr kirschkerngroße Ansammlung von Nervenzellen tief in unserem Vorderhirn spielt bei diesen Vorgängen eine ganz zentrale Rolle. Es ist genau diese Struktur, die Olds versehentlich bei Ratte 34 mit der Elektrode erwischt hatte. Sie bildet den wichtigsten Kern unseres Belohnungssystems – deswegen auch der Name »Belohnungszentrum«. Scherzhaft könnten wir diesen Kern sogar den »G-Punkt unseres Gehirns« nennen. Auf schlau heißt er: Nucleus accumbens. Trifft der Dopaminfunke auf dieses Pulverfass, sprüht es seinerseits Raketen, überallhin: in die Gefühlsschleifen des limbischen Systems, zum Steuermann unseres vegetativen Nervensystems, dem Hypothalamus, und zur Herrin unserer Sinneswahrnehmungen, der Großhirnrinde. Für die Empfindung »Verknalltsein« ist ihr vorderster Abschnitt, der direkt hinter unserer Stirn und unseren Augen liegt, besonders wichtig: der präfrontale Kortex. Er ist so etwas wie die Chefetage unseres Gehirns und zuständig für die Steuerung unserer Aufmerksamkeit, die Kontrolle unserer Impulse und die Planung von komplexen Handlungen. Hier (für Nerds: in ihrem Unterabschnitt direkt hinter unseren Augen, dem orbitofrontalen Kortex) werden uns die ekstatischen Glücksgefühle jetzt bewusst, und er schreit uns an: »Woohooooo, ist das schööön! Komm, davon besorgen wir uns mehr, meeehr!!«

Wir geben alles, um das Verlangen zu stillen.

Gelingt das – wenn wir die Hand, die zu den türkisfarbenen Augen gehört, halten dürfen oder wir unserer gigantischen Lust auf Schokolade nachgeben, ist das Ergebnis pure Befriedigung: »Ohhh jaaaa!« Während die Hirnforschung lange der Meinung war, auch dieses Hochgefühl der Genugtuung würde durch Dopamin vermittelt, wird es heute Endorphinen zugeschrieben. Das sind eigens vom Körper produzierte Opioide, die Schmerzen und Angst reduzieren und ein wohliges Gefühl von Zufriedenheit in uns auslösen. Künstlich hergestellt, finden sie deswegen in der Medizin Anwendung als potente Schmerzmedikamente. Kombiniert mit Dopamin lösen sie in unserem Gehirn das euphorische »High« aus. »Hmm, geil, meeehr!« Weil dieser Zustand so schön ist, speichert unser Gehirn das Erlebnis als lohnenswert ab. Das passiert im Hippocampus, der so etwas wie der Master unserer Erinnerungen ist: Er überführt wichtige Dinge aus dem Kurz- ins Langzeitgedächtnis und versieht alles, was in der Lage ist, ein Feuerwerk in unserem Belohnungssystem auszulösen, mit dem Label »Das war großartig, unbedingt bald wieder machen!«. Weil das passiert, möchte ein Kind, das einmal Süßigkeiten genascht hat, es immer wieder tun.

Schließlich sorgt der Hypothalamus, Schaltzentrale unseres vegetativen Nervensystems, für die typischen Körperreaktionen des Verliebtseins außerhalb des Gehirns, die wir alle kennen. Dazu gleich mehr – bleiben wir noch kurz im Gehirn und bei den Prozessen, die es auf den Kopf stellen.

Mit den bildgebenden Verfahren der modernen Hirnforschung können Wissenschaftler Verliebtsein im Kopf sogar *sichtbar* machen. Ein beliebtes Verfahren dazu ist die funktionelle Magnetresonanztomografie (fMRT). Diese Methode misst die Durchblutung im Körpergewebe, zum Beispiel im Gehirn, und zeigt so, welche Zellen gerade besonders aktiv arbeiten. Denn sie verbrauchen Energie und benötigen dafür Zucker und Sauerstoff, werden deswegen stärker durchblutet und leuchten auf den Schichtbildern heller auf als andere. Um dem Verknalltsein auf den Grund zu gehen, schoben US-amerikanische Wissenschaftler 17 ganz frisch und schwer verliebte Probanden in die Röhre und zeigten ihnen abwechselnd Fotos ihrer Partner und Fotos von Freunden. Und tadaaa: Beim Anblick des innig geliebten Menschen sprang das Belohnungssystem der Teilnehmer/-innen an, es wurde stärker durchblutet und leuchtete auf dem Bildschirm hell auf. Ganz so, als würde es rufen:

»Oh, hallo, mein Liebling! Komm in meine Arme!«

Gleiches passiert, wenn Abhängige ihr Suchtmittel erblicken.

Auch Forschende in Großbritannien scannten fast zeit-gleich verliebte Gehirne und machten weitere spannende Be-obachtungen: Während das Belohnungssystem auch vor ih-ren Augen zu Hochtouren auflief, fuhren andere Areale ihre Tätigkeit herunter, etwa die Amygdala und Teile des präfron-talen Kortex. Die Amygdala, auf Deutsch »Mandelkern«, ist vor allem wichtig für die Empfindungen von Angst und Aggres-sion.

Extra-Wissen: Die Amygdala

Die Amygdala gehört ebenfalls zum limbischen System und ist für unser Gefühlserleben auf ganz unterschiedliche, sehr kom-plexe Weisen von großer Bedeutung.

Wir reden immer von der Amygdala, als gäbe es nur eine – aber wir haben zwei, jeweils eine in jeder Gehirnhälfte. Genau-er: im vorderen, inneren Teil jedes Schläfenlappens. Damit ihr euch das besser vorstellen könnt: Denkt euch eine gerade Linie durch die Augen und eine durch die Ohren. Die Amygdalae liegen ungefähr da, wo sich die Linien treffen. Sie sind kom-plexe, aus einem Dutzend kleiner Untereinheiten bestehende Gebilde, die mit vielen anderen Gehirnstrukturen in Verbin-dung stehen. In ihrer Gesamtheit sind sie so etwas wie die »Alarmanlage« in unserem Gehirn. Sie scannen unsere Um-gebung nach wichtigen Reizen, lesen Gesichtsausdrücke, das Verhalten und Interaktionen unserer Mitmenschen und ver-sehen die Situationen daraufhin mit einer emotionalen Bewer-tung. Ganz besonders bei der Empfindung von Angst und Wut sowie den körperlichen Reaktionen auf diese Emotionen spielen sie eine zentrale Rolle (ganz genau werden wir das in den Kapiteln »Wenn das Blut in den Adern gefriert – Angst!« sowie »Ich raste aus! – Kochende Wut« erfahren).

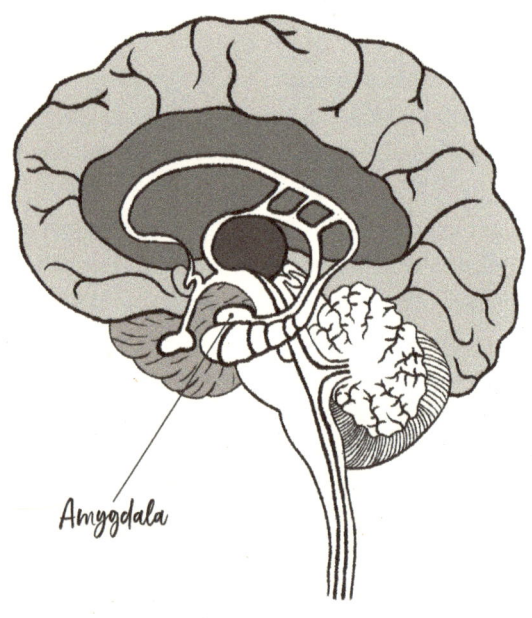

Amygdala

Die Amygdala hat in etwa die Größe und Form einer Mandel, daher heißt sie auch »Mandelkern«.

Verliebtsein bremst die Amygdala aus, sodass wir uns mutiger und insgesamt besser fühlen. Auch der präfrontale Kortex, unsere Kontrollinstanz, zuständig für Selbstdisziplin und kritische soziale Wertung, erfährt im liebesverrückten Gehirn eine Dämpfung und fragt nur noch vorsichtig:

»Mein Lieber, bist du dir wirklich sicher, dass du mit deinen rudimentären Gesangskünsten, diesem rosa Hemd und der Blume hinterm Ohr unter diesem Balkon ›And Aiiiiiaaiii will always loooooove yooouuuu‹ singen willst?« Unter normalen Umständen würden wir dank des rationalen Einflusses des präfrontalen Kortex vermutlich entscheiden:

»Naaah, lassen wir das lieber.«

Im verknallten Gehirn und mitten im Liebesrausch lautet unsere Antwort aber:

»Hey, klar, sie wird es liiieben!«

Das verliebte Gehirn schaltet also einfach auf »Wohlfühlen« und ignoriert alle potenziell negativen Einflüsse. Verknallte stellen deswegen kopflos und gleichsam mutig verrückte Dinge an und idealisieren ihren Schwarm zum perfekten Superhelden, denn eine rosarote Brille macht sie schlicht blind vor Liebe.

All diese Verliebtseinsverrücktheiten vermittelt also unser Belohnungssystem über seinen Zündstoff Dopamin. Seine Strukturen (insbesondere der Nucleus accumbens) sind es, an denen viele euphorisierende Drogen ansetzen, wie Amphetamin, Kokain und Ketamin. Aber auch sogenannte nicht substanzgebundene Abhängigkeiten, also Verhaltenssüchte wie Spiel-, Sex-, Shopping- oder Esssucht, üben über das Belohnungssystem ihre dunkle Macht aus. Sie lassen Dopamin sprudeln und vermitteln so ihren Rausch. Der ist aufregend und magisch, erfüllt uns mit Selbstsicherheit und Stolz – klar, dass wir von diesen Gefühlen mehr wollen.

Im Falle von unnatürlichen Suchtmitteln ist das aber eine

gefährliche Illusion, denn mit Drogen schädigen wir unseren Körper, mit Spiel- oder Kaufsucht unser Konto. Beides bedeutet langfristig Unglück und ist potenziell existenzgefährdend. Verknalltsein ist zwar in der Regel deutlich ungefährlicher, aber ja: Verliebte haben den gleichen Gehirnstoffwechsel wie jemand, der auf Koks ist. Wie Kokain euphorisiert und belebt uns Verliebtsein, und genau wie die Droge kann es süchtig machen. Wenn wir nicht bekommen, was wir wollen, frisst uns das Verlangen nahezu auf. Wir verzehren uns nach dem/der Angebeteten, möglicherweise über Wochen und Monate oder über Ozeane hinweg, und diese SehnSUCHT schmerzt.

Auch dafür ist unser Belohnungssystem verantwortlich: Wenn wir uns nach etwas sehnen, es aber nicht bekommen, produziert es noch mehr Dopamin. Wir fokussieren uns noch stärker auf den einen Menschen, glauben unser Leben verloren, wenn wir ihn nicht bekommen, und geben alles, um ihn zu erobern. Scheitern wir, ist das eine Katastrophe. Also werden wir in seiner Anwesenheit schüchtern und unsicher. Wir ahnen: Wenn wir ihn nicht bekommen, wird Liebeskummer geradezu Entzugssymptome und physische Schmerzen verursachen. Schließlich steht unsere genetische Zukunft auf dem Spiel!

Neben Dopamin ist Serotonin einer der wichtigsten Botenstoffe in unserem Gehirn. Es ist vor allem als »Glückshormon« bekannt (der Begriff ist irreführend, das klären wir aber später). Deswegen mag es zunächst überraschen: Die Serotoninmenge im verliebten Gehirn scheint abzunehmen. Und zwar auf ein Level, das vergleichbar ist mit dem von Menschen, die unter Zwangserkrankungen leiden – die also permanent an bestimmte Handlungen denken müssen: Händewaschen, Kontrollieren, ob die Tür abgeschlossen oder der Herd ausgeschaltet ist, Aufräumen … Viele Schwerverliebte geben in Umfragen an, in über neunzig Prozent der Zeit nur an ihren Schwarm denken zu können – zwanghaft, wenn man so will. Tatsächlich werden bestimmte Zwangserkrankungen mit Medikamenten behandelt, die die Serotoninkonzentration im Gehirn erhöhen. Der Zusammenhang ist zwar nicht bis ins letzte Detail geklärt, aber es erscheint naheliegend: Die Gedanken kreisen permanent um eine Person, weil zu wenig Serotonin im Umlauf ist.

Serotonin sorgt außerdem für Ausgeglichenheit. Sein Mangel könnte also auch das emotionale Auf und Ab von Verliebten erklären: Kann man sich in die muskulösen, sonnengebräunten Arme kuscheln und den Duft warmer Haut einatmen, ist die Welt ein einziges Rosarot. Wenn der Besitzer dieser Arme aber später die schmachtende WhatsApp-Nachricht nicht innerhalb weniger Sekunden beantwortet, stürzt man in ein tiefes Loch.

Herzklopfen, schwitzige Hände, Kribbeln im Bauch – und Lust!

Die Prozesse, die uns den Kopf verdrehen, spielen sich also auch primär in demselben ab. Aber nicht nur – denn zum Vollbild des Verknalltseins gehören ja schließlich auch noch Herzklopfen, schweißnasse Hände und die Schmetterlinge im Bauch. Den Befehl für all diese peripheren Reaktionen gibt ebenfalls das Gehirn: Irgendwann während der Feuerwerkskettenreaktionen in unserem Belohnungssystem erwischt der Lustfunke auch den Hypothalamus. Der sitzt kurz hinter unseren Augen, ist so groß wie ein Fünfcentstück und wiegt etwa 15 Gramm. Und er ist der Steuermann unseres vegetativen Nervensystems. Einmal entzündet, greift er zu einer seiner potentesten Waffen und zieht den Abzug der sogenannten Stressachse (alles Wichtige über sie erfahrt ihr im Kapitel »Wenn das Blut in den Adern gefriert – Angst!«). Hormone geben die Nachricht »Leuchtend türkisfarbene Augen = Objekt der Begierde in Siiiicht!!!« erst vom Hypothalamus zur Hypophyse und dann zur Nebenniere weiter. Die schüttet daraufhin ihre Munition, unsere Stresshormone Adrenalin, Noradrenalin und Cortisol, ins Blut. Und die versetzen uns so richtig in Action. Denn, wie wir später noch genauer erfahren werden, diese Hormone sind eigentlich dafür da, uns auf die Begegnung mit einem Feind vorzubereiten: Alles in uns geht in Alarmbereitschaft, um im Sinne einer Kampf-oder-Flucht-Reaktion entweder kämpfen oder wegrennen zu können. Genauso erregend ist die Begegnung mit unserem Schwarm, nur auf eine schöne Art: Unser Herz schlägt bis zum Hals, der Blutdruck steigt, die Atmung wird schneller – kurz: Wir strotzen vor Energie, sind hellwach und impulsiver als sonst. Aber auch nervös, zittrig und schwitzig – in Kombination mit den positiven Gefühlen im Kopf finden wir das Ganze einfach nur toll. In solchen Ausnahmesituationen – und Verknalltsein gehört definitiv dazu – mobilisiert der Körper erst mal mithilfe von Adrenalin und Noradrenalin alle Kräfte. Gerade nicht benötigte Bereiche des Körpers werden hingegen abgestellt, zum Beispiel der Magen-Darm-Trakt: Wir verspüren weder Hunger noch Durst. Stattdessen wird uns manchmal fast schlecht vor Aufregung, und wir spüren dieses Kribbeln: die berühmten Schmetterlinge im Bauch.

Warum? Tja, wir wissen es nicht.

Mögen viele Schaltkreise und die Wirkung etlicher Hormone mittlerweile weitestgehend bekannt sein – die Schmetterlinge entziehen sich dem wissenschaftlichen Verständnis. Die naheliegendste Theorie ist, dass das plötzliche Lahmlegen des Magen-Darm-Trakts zu einer leichten Verkrampfung der Magenwand führt, die dabei zu kribbeln beginnt. Aber das ist weder bewiesen noch besonders romantisch. Viel romantischer ist doch, dass Verliebtsein natürlich (noch?) längst nicht in Gänze wissenschaftlich zu erklären ist. Das Kitzeln in der Magengrube bleibt eines seiner Mysterien.

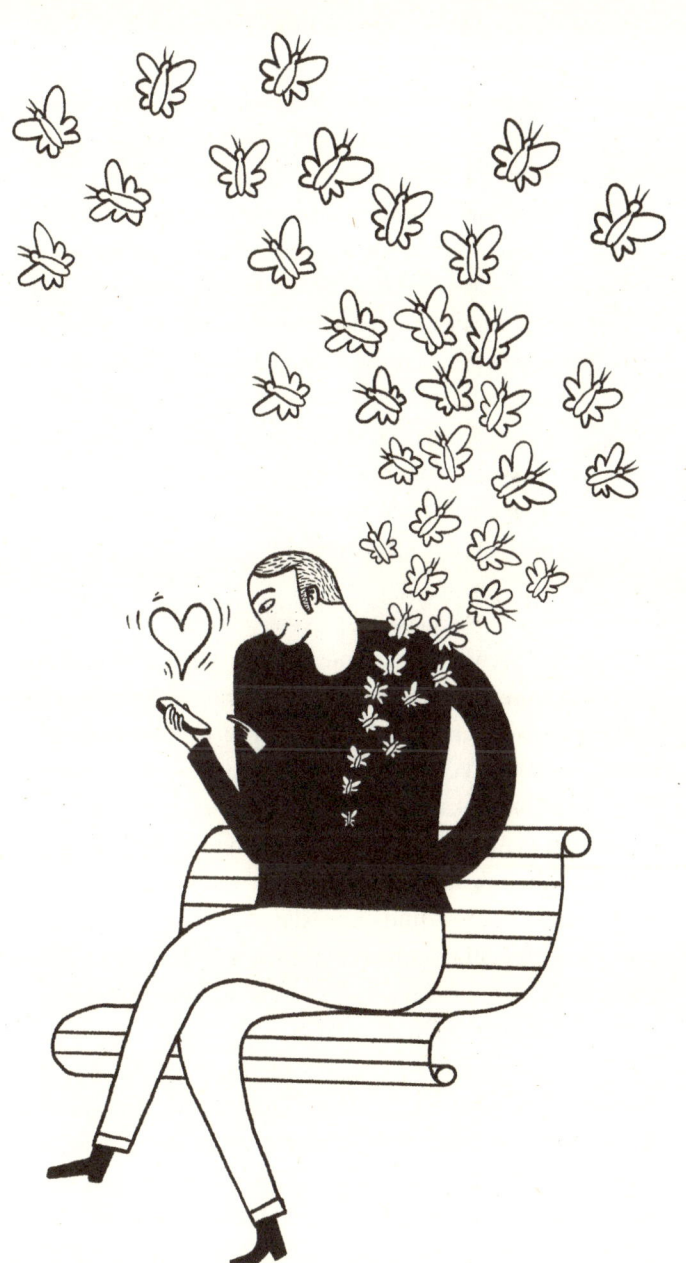

Achterbahnfahrt

Das Gefühl der Verliebtheit ist dem positiven Kick, den wir bei einer Mutprobe empfinden, sehr ähnlich. Deswegen rät die US-amerikanische Anthropologin und Liebesforscherin Helen Fisher Verliebten, die jemanden erobern wollen, mit der auserwählten Person verrückte oder sogar gefährliche Dinge anzustellen. Die besagte Achterbahnfahrt zum Beispiel. Die schmeißt die Dopaminausschüttungsmaschinerie an, und möglicherweise verknüpft die Angebetete das Kribbeln im Bauch mit dem Besitzer der schweißnassen Hand, die sie dabei hält – und verliebt sich. Aus dem gleichen Grund kann es tatsächlich Sinn ergeben, sich ein wenig rar zu machen und mysteriös zu bleiben. Wohlige Geheimnisse machen Lust, sie zu lüften – und eine Eroberung belohnt das Gehirn mit Dopamin.

Zurück zu unseren Kribbelbotschaftern: Adrenalin und Noradrenalin sind ziemlich kurzlebige Hormone. Damit das Verliebtsein ihre nur wenige Minuten lange Halbwertszeit überdauert, kommt jetzt das dritte Hormon aus der Nebenniere ins Spiel: Cortisol. Bekannt als unser Stresshormon schlechthin, unterstützt es Adrenalin und Noradrenalin bei ihren Aufgaben, ist dabei aber ausdauernder. Das erklärt, warum das Herzklopfen auch wochen- und monatelang anhalten kann. Und warum wir vermeintlich genauso lange weder Essen noch Schlaf, sondern gefühlt nur Luft und Liebe brauchen, um weiterhin leistungsfähig und hellwach zu sein.

Noch ein Gefühl hält uns wach: die Lust auf Sex. Denn wir wollen nicht nur permanent an unseren angebeteten Menschen denken, wir wollen bei ihm sein, ihn spüren, ihn ausziehen. Auch diese Empfindung vermittelt unser Lusthormon Dopamin, allerdings indirekt: Es kurbelt die Produktion von Testosteron an. Die meisten kennen es zwar ausschließlich als männliches Sexualhormon, aber Frauen haben es auch – nur eben weniger davon. Bei Männern wird es in den Hoden und der Nebenniere, bei Frauen in den Eierstöcken und der Nebenniere gebildet. Bei beiden sorgt es für sexuelles Verlangen. Dafür muss man natürlich nicht zwangsläufig verliebt sein. Weil Lust losgelöst von Liebe entflammen kann, sind heiße Affären und Seitensprünge ohne tiefere Bedeutung möglich.

Studien haben gezeigt: Beide Geschlechter haben mehr Sex, wenn der Testosteronspiegel höher ist, auf beiden Seiten. Athleten, die sich Testosteron für höhere Leistung spritzen, haben mehr erotische Fantasien und stärkeres sexuelles Verlangen. Frauen verspüren rund um ihren Eisprung oft mehr Lust – dann nämlich, wenn ihr Testosteronspiegel am höchsten ist. Und Menschen mit weniger Testosteron haben weniger Verlangen. Bei Männern nimmt der Testosteronspiegel ab Mitte zwanzig langsam ab, deswegen wird auch ihre Lust auf Sex mit dem Alter weniger. Bei Frauen hingegen steigt die Libido im mittleren Alter eher an, denn: während ihr Östrogenspiegel langsam sinkt, wird die Wirkung des Testosterons stärker.

Interessant sind in diesem Zusammenhang die Ergebnisse der italienischen Forscherin Donatella Marazziti: Sie stellte fest, dass der Testosteronspiegel bei Männern sinkt, wenn sie sich verlieben, bei Frauen hingegen steigt er. Sie gleichen sich also an. Der Grund dafür ist nicht genau geklärt, aber eine Hypothese ist, dass Frauen auf diese Weise mehr Lust auf Sex bekommen, während Männer ihre Lust auf Sex beschränken: auf die eine Auserwählte. Vielleicht ist das ein Clou der Evolution: Wir wollen Sex mit der einen begehrten Person, am besten immer wieder, und so erhöht sich die Chance auf Nachwuchs.

Wir halten fest: Bei Frischverliebten sorgt der Dopaminrausch im Gehirn für die richtige Menge an Testosteron im Kreislauf. Die Genitalien werden stärker durchblutet, sie melden sich schon beim leisesten Gedanken an die begehrte Person (»Öhm, hallo? Ich, also wir, haben auch Bedürfnisse!«), und das Ergebnis ist: sexuelles Verlangen. Passiert dann endlich, was wir uns in heißen Fantasien schon hundertmal ausgemalt haben, versetzt das unser Gehirn in einen Ausnahmezustand.

Wie man das herausfindet? Indem man die Gehirnaktivität von Männern und Frauen während des Orgasmus in der funktionellen Magnetresonanztomografie aufzeichnet – wie es zum Beispiel der Neurowissenschaftler Barry Komisaruk getan hat. Gemeinsam mit seinen Kollegen der Rutgers University in New Jersey hat er in den vergangenen zwanzig Jahren zahlreiche Studien durchgeführt, in denen – auch wenn es vielleicht schwerfällt, sich das vorzustellen – die Teilnehmerinnen und Teilnehmer es tatsächlich schafften, in der engen, unromantischen MRT-Röhre zum Höhepunkt zu kommen. Je nach Aufgabenstellung gelang das entweder durch Selbststimulation oder auch mithilfe des Partners/der Partnerin, aber immer vor den Augen der Forschenden. In der britischen Tageszeitung *The Guardian* berichtete eine Teilnehmerin, wie sie sich wochenlang auf das Experiment vorbereitet hatte: Weil es für die Aufnahme der Bilder enorm wichtig ist, dass die Probanden im MRT-Scanner mucksmäuschenstill liegen, übte sie, sich beim Orgasmus möglichst wenig zu bewegen. Dazu klebte sie sich ein Glöckchen an die Stirn und trainierte, bis es keinen Laut mehr von sich gab …

Und die fMRT-Bildern zeigten: Wenn die sexuelle Erregung wie eine Welle über uns hereinbricht, erhöht sich schrittweise die Aktivität in fast allen Bereichen unseres Gehirns. Für das große Finale sind dann zwei Areale maßgeblich zuständig: das Belohnungssystem und der Hypothalamus. Der Hypothalamus aktiviert zum einen wieder unser autonomes Nervensystem:

Unser Herz rast, und das Blut schießt uns ins Gesicht. Zum anderen ist er Produktionsstätte für einen weiteren faszinierenden Botenstoff: Oxytocin. Dieses Hormon wird generell immer dann ausgeschüttet, wenn wir mit Menschen zusammen sind, die wir mögen – dann vermittelt es uns das Gefühl liebevoller Zuneigung. Das passiert bei Familie und Freunden und ganz besonders, wenn wir mit unserem Schwarm zusammen sind. Beim Orgasmus wird unser Gehirn dann buchstäblich mit Oxytocin geflutet: Uns durchströmen herrliche Gefühle von Lust und tiefer Verbundenheit zum/zur Sexpartner/-in. (Wir werden das Oxytocin im Lauf des Buches noch sehr genau kennenlernen.) Außerdem krachen die Dopaminraketen in unserem Belohnungssystem, das Ergebnis kennen wir: »Ooooohh, jaaaa, meeeehr!! Mehr von diesem Gefühl, mehr von diesem Menschen!« So erklärt sich auch, warum viele Frischverliebte aus dem Schlafzimmer gar nicht mehr herauskommen. Und warum Sex mit jemandem, in den man sich nicht verlieben möchte, eine dumme Idee sein kann: Oxytocin unterscheidet natürlich nicht, ob es sich um unsere/unseren Angebetete/-n oder um einen One-Night-Stand handelt. Es vermittelt in beiden Fällen Bindungsgefühle.

Verknalltsein ist also ein unglaublicher Zustand. Irgendwo zwischen Zwangsstörung und Drogenrausch, zwischen Komplettausfall und Hochleistungssport. Überlebenswichtig und lebensgefährlich. Kurz: das schönste Gefühl der Welt. Aber wir wissen alle: Dieses Gefühl ist endlich. Und auch wenn es im ersten Moment paradox klingt: Das ist gut so! Denn so schön sich das alles anfühlt: Für den Körper ist es wahnsinniger Stress. Auf diesem Aktivitätsniveau könnte er gar nicht viel länger existieren, ohne Schaden zu nehmen. Es ist also wichtig und richtig, dass sich die verrückten Stoffwechselvorgänge irgendwann wieder normalisieren.

Klar, das kann bedeuten, dass zwei ursprünglich Heiß-verliebte nach kurzer Zeit doch wieder getrennter Wege gehen; dass ein Herz gebrochen wird. Es kann aber auch bedeuten, dass andere Gehirnbereiche und Hormone das Ruder überneh-men; dass man die türkisfarbenen Augen und die muskulösen Oberarme mit nach Hause nehmen und sich an sie ankuscheln kann.

Dass aus Verliebtsein Liebe wird.

Auf Wolke 7

Das ist wahre Liebe

Kennt ihr das, wenn ein Tag von vorne bis hinten einfach scheiße ist? Klar kennt ihr das. Wenn man schlecht geschlafen hat, noch schlechter aus dem Bett kommt und sich nichts sehnlicher wünscht als einen Kaffee (weil man ohne weder zu gebrauchen noch genießbar ist), in den man dann den letzten Tropfen Milch aus der fast leeren Packung quetscht, woraufhin dieser in hässliche Flocken aufgeht, weil die Milch NATÜRLICH schon sauer war. Wenn dann die Zeit fehlt, sich einen zweiten Kaffee zu machen, und man stattdessen zur Haustür eilt, aber plötzlich innehält … Irgendwas ist nass am Socken. Ach, prima! Die Katze hat in den Flur gekotzt. Also schnell aufwischen, neue Socken, Schuhe an – dann ist es SELBSTVERSTÄNDLICH schon VIEL ZU SPÄT. Die U-Bahn ist weg, die nächste fällt aus – KLAR. Mit der darauffolgenden wird der Anschluss zur Tram echt eng, also sprintet man aus dem U-Bahn-Ausgang Richtung Haltestelle, nur um an der roten Ampel stehend mitansehen zu müssen, wie sich das ersehnte Gefährt auf der anderen Straßenseite – zwar gefühlt in nächster Nähe, trotzdem durch die stark befahrene Straße unerreichbar – gemütlich an einem vorbeischiebt. Während erst vereinzelte, dann immer dickere, schließlich eimergroße Regentropfen auf einen herniederprasseln, man spürt, wie die Haare an den Kopf geklatscht werden und die Wimperntusche verrinnt, fragt man sich, welchen Eindruck man bei dem wichtigen Termin gleich hinterlassen wird, wenn man abgehetzt, durchnässt und verschmiert durch die Tür tritt. Alles wegen ein paar Minuten Verspätung. Und so verläuft der ganze Tag: Man ist nur am Rennen, tritt in Kaugummis und Hundehaufen, findet keine Zeit für Essen oder Kaffee (heul!) und ist immer nur dabei, die nächste Katastrophe zu verhindern. Puh. Ich gebe zu, das sind alles echte »First World Problems« – aber in geballter Ladung sind sie eben ein ***loch.

Wenn ich nach so einem Tag müde, abgekämpft und verunsichert die Haustür aufschließe und ins Treppenhaus trete, beschleunigt sich mein Gang plötzlich. »Endlich zu Hause! Endlich zu Jonas.« Auch nach zehn Jahren Beziehung hüpft mein Herz beim Gedanken an ihn (vielleicht nicht jeden Tag, aber oft!), und ich flitze die Treppe rauf (noch fröhlicher und noch schneller, fast fliegend übrigens, seit wir Kinder haben). In der Wohnung angekommen, lasse ich mich in seine Arme fallen und erzähle, wie kraaaassss nervig mein Tag gewesen ist. Dann drückt er mich mit dieser herrlichen Mischung aus fest und sanft an sich, lächelt und sagt:
»Ist doch alles nicht so schlimm, Süße.«
Ha, denke ich, *stimmt.*
Ich atme einmal tief durch und bin plötzlich entspannt.

Während die ersten Dates mit Jonas für schweißnasse Hände, Herzklopfen und kribbelige Aufregung sorgten, bedeutet seine Nähe für mich heute Ruhe und Geborgenheit. Wenn ich meinen Kopf in der Kuhle zwischen seiner Schulter und seiner Brust ablege, in die er so perfekt passt, als hätte sie jemand genau dafür gemacht, durchströmt mich innerhalb von Millisekunden ein wohliges Gefühl von Sicherheit und tiefer Zuneigung, und ich tanke auf. Der Stress und die Sorgen des Tages erscheinen mir plötzlich nichtig und klein.

Aber woher dieser Wandel? Wir sind doch immer noch die-selben Menschen, mit denselben Gehirnen und Hormonen wie im Sommer 2009 vor meiner Haustür in Berlin-Kreuzberg – doch es fühlt sich ganz anders an.

Warum? Was passiert in uns, wenn Verliebtsein zu Liebe wird?

Das Liebesnetzwerk in unserem Gehirn
The Love Brain Network

Vor grob zwanzig Jahren stellten sich zwei wissenschaftliche Arbeitsgruppen Tausende Kilometer voneinander entfernt ganz ähnliche Fragen. Ohne sich zu kennen, hatten sie fast gleich-zeitig dieselbe Idee: Liebe und Verliebtsein im menschlichen Gehirn mithilfe der funktionellen Magnetresonanztomografie sichtbar zu machen.

Ich habe die Versuche der beiden Arbeitsgruppen im voran-gegangenen Kapitel »Schmetterlinge im Bauch – Wenn wir total verknallt sind« bereits erwähnt – jetzt wollen wir uns ihre Er-gebnisse genauer ansehen: In London schoben die Neuro-wissenschaftler Semir Zeki und Andreas Bartels Männer und Frauen in die Röhre, die angaben, seit durchschnittlich 2,3 Jah-ren mit Haut und Haaren verliebt zu sein. Und in New Jersey untersuchte die Anthropologin Helen Fisher gemeinsam mit dem Psychologen Arthur Aron Menschen, die im Schnitt seit sieben Monaten Hals über Kopf verknallt waren. Nachdem die Augen dem verliebten Gehirn über den Blick auf ein Foto ge-meldet hatten: »Da ist unser Schatz!«, entfachte ein elektrisie-render Liebesfunke deren Belohnungszentren. Auf den fMRT-Bildern begannen sie zu leuchten – und zwar umso heller, je leidenschaftlicher die Liebe in den Adern der frisch verliebten Probanden pulsierte.

Helen Fisher ist definitiv genauso fasziniert von den Vorgängen in unserem Körper wie ich: Sie verglich den Anblick dieser Aufnahmen ganz entzückt mit dem Zauber eines funkelnden Sternenhimmels.

Die Arbeitsgruppen publizierten ihre Ergebnisse und konnten es kaum glauben, als sie voneinander lasen: zwei nahezu identische Experimente, durchgeführt auf zwei Kontinenten, mit Menschen unterschiedlichen Alters, ethnischen und soziokulturellen Hintergrunds – mit dem gleichen Ergebnis. Yes! Eine bessere Bestätigung für die eigene Arbeit konnte es nicht geben. Aber weil sie auch Unterschiede bemerkten, begannen die Forschenden, ihre Ergebnisse genau zu vergleichen. Dabei stellten sie fest, dass sich mit zunehmender Dauer der Verliebtheit weitere Gehirnareale ins Geschehen mischten, die eng mit dem Belohnungssystem verknüpft sind. Ihre Funktionen sind sehr komplex, und darüber, was die Aktivierung dieser Areale ganz genau bedeutet, können wir nur spekulieren. Aber vermutlich ermächtigen sie uns unter anderem zu den Gefühlen, um die es im folgenden Beispiel geht:

Meine Freunde Clara und Paul sind seit gut einem Jahr ein überglückliches Paar. Sie ist freie Journalistin und er Werbeproduzent – beide arbeiten viel und gern. Vor einigen Wochen bekam Clara dann das Angebot für eine feste Stelle bei einem Fernsehsender in München. Im ersten Moment freute sie sich tierisch, denn seit ihrem Studium war das ihr heimlicher Wunsch gewesen. Aber was früher ein *no-brainer,* also ein Selbstläufer, gewesen wäre (»Wann ich anfangen kann? Morgen!«), wird plötzlich kompliziert. Sie will doch mit Paul zusammenbleiben! Und der hat seinen Job, seine Freunde, einfach alles in Berlin. Was wird er dazu sagen, wenn sie nach München will? Wahrscheinlich wäre er verletzt, würde sie aber nicht davon abhalten. Sie würden es ein paar Monate über die Distanz versuchen, sich aber mit der Zeit entfremden, und dann wäre es bestimmt schnell vorbei. Nein, das will sie nicht! Also entscheidet sie sich für die Beziehung und gegen den Job. Es ist schließlich Liebe. Etwas traurig, aber zufrieden erzählt sie Paul davon. Er nimmt sie in den Arm, und ihre leidenschaftliche Loyalität lässt heiße Liebe durch seine Adern schießen. Einen Tag später bereitet Clara gerade das Abendessen zu, als sie den Schlüssel im Schloss hört. Plötzlich steht da Paul mit einer Brezel in der rechten und einer Weißwurst in der linken Hand und sagt:

»Komm, Schatz, wir gehen nach München. Wir beide zusammen.«

Die beiden wichtigsten Strukturen, die die Forschenden in den schon länger verliebten Gehirnen jetzt aufleuchten sahen, waren der anteriore cinguläre Cortex und die Inselrinde. Gemeinsam sind sie daran beteiligt, unsere Empfindungen mit bewussten Gedanken, Erinnerungen und Motivationen zu kombinieren. Sie verarbeiten und bewerten zum einen Wahrnehmungen aus unserem Inneren – wie Herzklopfen, Schmerzen oder Schmetterlinge im Bauch. Und zum anderen sind sie immer dann aktiv, wenn wir Empathie empfinden und sozial kommunizieren. Das heißt, mit ihrer Hilfe können wir uns in einen anderen Menschen hineinversetzen und die Gefühle, die wir bei ihm erwarten, in unsere Entscheidungsfindung miteinbeziehen. Somit sind sie wichtig für Erwartung und Vorfreude sowie soziales Erleben und Mitgefühl. Und zusätzlich spielen sie eine Rolle bei Süchten und Gewohnheiten. Erleidet ein starker Raucher in der Inselrinde einen Schlaganfall, vergeht ihm von jetzt auf gleich und für immer der Appetit auf Zigaretten.

Dass diese Strukturen in den Gehirnen der Langzeitverliebten einwandfrei funktionierten und aufleuchteten, lässt vermuten, dass wir uns mit zunehmender Liebesdauer an unsere Partner gewöhnen und ein suchtähnliches Verlangen nach

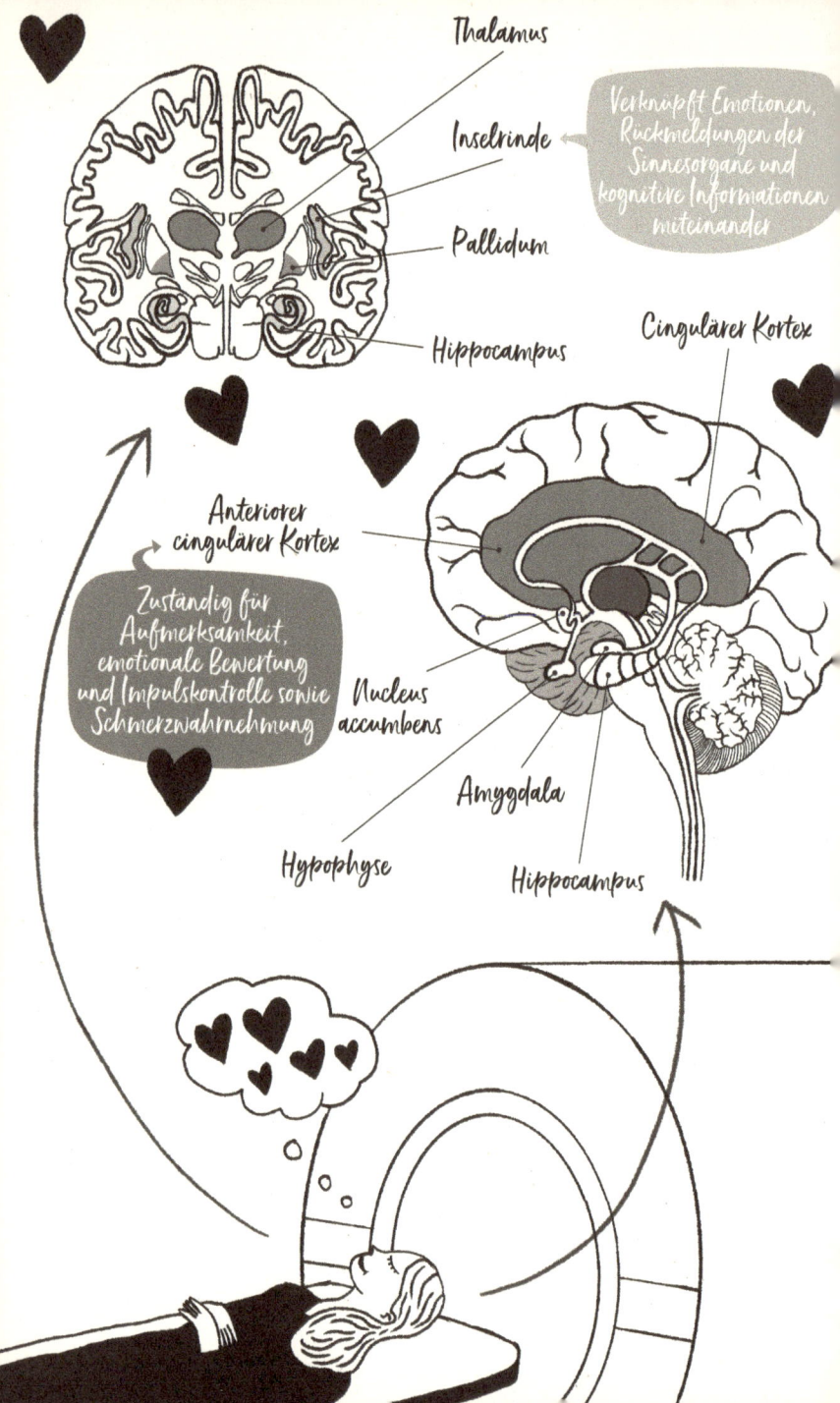

ihnen entwickeln. Wir achten auf ihre Gefühle und beziehen sie in unsere Überlegungen und Handlungen mit ein. Aus dem Ich wird ein Wir.

Wie gesagt: Komplett entschlüsselt haben wir diese Prozesse noch nicht. Aber die Ergebnisse der »Liebesstudien« aus London und New Jersey scheinen zu bestätigen, was wir vorher nur gefühlt haben: Wenn wir einen besonderen Menschen treffen, kann er die Art, wie wir denken und fühlen, verändern.

Dass mit zunehmender Verliebtheitsdauer neue Sterne auf dem MRT-Bildhimmel zu funkeln begannen, faszinierte die Forscher aus Großbritannien und den USA gleichermaßen. Sie waren jetzt angefixt und wollten mehr über die »Liebe im Gehirn« erfahren. Tatsächlich stießen diese ersten Versuche dazu in der Forschungswelt eine ganze Dominosteinreihe von Liebesuntersuchungen an – vermutlich war den Neurowissenschaftlern plötzlich bewusst geworden, dass sie, die Liebe betreffend, ganz schöne Spätzünder waren, zerbrachen sich Experten anderer Tätigkeitsfelder immerhin seit Hunderten von Jahren in Gedichten, Liedern und (Dreh-)Büchern den Kopf über das magische Gefühl. Aber, hey: besser spät als nie.

Zurück zu den Forschenden, die den ersten Dominostein angetippt hatten. Helen Fisher und ihre Kollegen in New Jersey machten sich daran, glückliche Langzeitverliebte zu suchen, um sie in die MRT-Röhre zu schieben. Denn auch wenn die meisten von uns nicht daran glauben und die Scheidungsraten in der westlichen Welt eher dagegensprechen – es gibt sie: die Paare, die auch nach Jahrzehnten, wenn sie alt und grau geworden sind, noch Schmetterlinge im Bauch spüren, die einander schmerzlich vermissen, wenn sie nicht zusammen sind, die ohne den anderen nicht leben möchten. Die Paare, die die ewige Liebe gefunden haben.

Was können uns ihre Gehirne über dieses Mysterium verraten?

Liebe ist Musik

Während in New Jersey also die Gehirne von Liebespaaren im Fokus standen, widmeten sich Bartels und Zeki in London der stärksten Form von Liebe schlechthin, die ebenfalls auf die Ewigkeit ausgelegt ist: die Mutterliebe.

Wie unterschied sie sich von der romantischen Liebe?

Vergleichen wir die Ergebnisse dieser weiteren Versuche miteinander, kommen wir der Antwort auf die Frage, wie sich Verliebtsein in Liebe wandelt, sehr viel näher.

Die Paare in Helen Fishers Studie waren im Schnitt 21,4 Jahre (10–29 Jahre) lang zusammen und gaben alle an, nach wie vor heiß verliebt und treu zu sein. Wieder zeigten die Forschenden den Teilnehmenden abwechselnd Fotos von guten Freundinnen und Bilder ihres Schatzes. Und sahen schnell: Es stimmte! Die Liebenden waren immer noch total verknallt. Der Anblick der geliebten Person ließ den Lustbotenstoff Dopamin nur so sprudeln, und die Belohnungssysteme leuchteten genauso stark auf wie bei Frischverliebten. Dass die Langzeitliebenden nach wie vor Herzklopfen und Schmetterlinge im Bauch verspürten, war damit wissenschaftlich bewiesen.

Aber es leuchteten noch weitere Areale in den liebenden Gehirnen auf. Vor den Augen der Forscher funkelte ein ganzes neuronales Liebesnetzwerk, das in der US-amerikanischen Literatur auch liebevoll *The Love Brain Network* genannt wird. Es bündelt komplexe Vorgänge, ist ein fein abgestimmtes Zusammenspiel verschiedenster Gehirnstrukturen – wie bei Musikern in einer Band. Einige hauen so richtig in die Tasten, andere begleiten leise oder pausieren.

Genau wie bei den länger Verliebten in der ersten Versuchsreihe gingen die Gehirnbereiche in ein Crescendo über, das zeigte: der/die Partner/-in wird immer wichtiger für uns, und wir integrieren ihn/sie mit seinen/ihren Gefühlen und Bedürfnissen ganz bewusst in unsere Gefühls- und Alltagswelt. Ich plus ich gleich Wir. Und es musizierten noch weitere Bereiche mit, die eine ganz herrlich kuschelige Gemeinsamkeit haben: Sie alle besitzen einen Haufen Bindungsstellen für ein ganz besonderes, unglaublich faszinierendes Hormon. Das Hormon, das allem Anschein nach maßgeblich dafür verantwortlich ist, dass das kribbelige Verliebtsein irgendwann einem wohligen, satten und entspannenden Gefühl von tiefer Liebe für die auserwählte Person weicht. Darf ich vorstellen? Unser sogenanntes Bindungshormon Oxytocin. Was dieses winzige Häufchen Eiweiß mit uns, in uns und mit unseren zwischenmenschlichen Beziehungen anstellen kann, ist einfach Wahnsinn: Es wird beim Sex ausgeschüttet, bei der Geburt und beim Stillen, es vermittelt Zuneigung für unsere/unseren Partner/-in, unser Kind, unsere Familie, macht uns (seriell?) monogam und ist gesund für Körper und Psyche. Es ist maßgeblich daran beteiligt, dass wir soziale Bindungen aufbauen, Familien gründen und unsere Kinder aufziehen – sprich: Es bringt nichts Geringeres fertig, als unsere Spezies zu erhalten. Und ganz nebenbei sorgt es für die schönsten Gefühle, die wir kennen. Wie es all das macht, schauen wir uns im nächsten Kapitel an. Und bleiben fürs Erste noch bei der Neurobiologie und dem Liebesnetzwerk in unserem Gehirn.

Einige seiner Strukturen sind noch aus einem weiteren Grund interessant. Sie sind nämlich Bestandteil unseres sogenannten »endogenen Opioidystems« – eines Netzwerks aus im Gehirn weit verbreiteten Nervenzellen, die Opioide herstellen und freisetzen. Wir erinnern uns: Opioide sind körpereigene »Wohlfühldrogen«, die Schmerzen lindern, uns beruhigen und glücklich machen. Sie werden ausgeschüttet, wenn wir etwas genießen – Essen, gute Gesellschaft oder Sex zum Beispiel. Die Neurowissenschaft nennt dieses Genießen *Liking*, also *Mögen*, und unterscheidet es vom *Wanting*, *Wollen*. Was es mit diesen

Prozessen genau auf sich hat und was passiert, wenn sie aus der Balance geraten, werden wir im Kapitel »Luftsprünge machen – Was ist wahres Glück?« erfahren. Für jetzt können wir etwas vereinfacht sagen: *Wanting* ist das Gefühl drängenden Verlangens, das unser Belohnungssystem über Dopamin vermittelt, und *Liking* der pure Genuss, erzeugt durch Opioide. Im Falle verliebter Gehirne stellten die Wissenschaftler die Hypothese auf: Während das Belohnungssystem über Dopamin Gefühle von kribbeliger Lust und heißer Begierde in ihnen auslöst, fügt das Opioidsystem die Empfindung von ruhiger, tiefer Zuneigung hinzu.

Helen Fisher und ihr Team identifizierten also Strukturen im Gehirn, die mithilfe von Oxytocin und Opioiden dafür sorgen, dass wir eine starke Bindung zu unserem Partner spüren, dass wir auch langfristig seine Nähe suchen und uns um ihn kümmern wollen (natürlich gilt das auch für *sie*). Und zwar ohne dass wir dauerhaft schweißnasse Hände haben, keinen klaren Gedanken fassen können und uns schlecht vor Aufregung ist.

Dazu passten die Ergebnisse aus der Londoner Studie von Bartels und Zeki, die Mütter in der MRT-Röhre untersuchten. Diesen wurden Fotos ihrer eigenen Kinder gezeigt, abwechselnd mit denen von Kindern befreundeter Familien. Das Ergebnis: Die Gehirnareale, die beim Anblick des eigenen kleinen Lieblings aufleuchteten, überschnitten sich zu einem Großteil mit denen, die auch bei den Romantisch-Langzeitverliebten die Gefühle dauerhafter Bindung vermittelten. Diese Ergebnisse überraschten die Forscher allerdings nicht, denn Opioide und ganz besonders Oxytocin sind bekanntermaßen die zentrale Zutat für Mutterliebe. Betrachteten die Teilnehmerinnen Fotos von befreundeten Kindern, zeigte das »Liebesnetzwerk« eine deutlich geringere Aktivität.

Die Überschneidung der Ergebnisse beider Versuche verrät uns aber noch etwas über die Qualität der Gefühle, die sich offenbar in den Köpfen der Langzeitverliebten ausbreiteten: Die Zuneigung, die sich zum lüsternen Begehren gesellt, hat eine familiäre Komponente. Man kennt das: Die neue Liebe wird in den Kreis der Familie aufgenommen.

Und schließlich identifizierten die Wissenschaftler Bereiche im Gehirn, die offenbar keine besondere Rolle für die Empfindung romantischer Liebe spielen, sehr wohl aber für Mutterliebe essenziell sind. So leuchteten in den Gehirnen der verliebten Mütter das zentrale Höhlengrau und der Gyrus fusiformis auf. Das zentrale Höhlengrau ist eine Struktur in unserem Mittelhirn, die ebenfalls zu unserem Opioidsystem gehört und zusätzlich übersät ist mit Rezeptoren für das Bindungshormon Oxytocin. Über beide Stoffe kann das zentrale Höhlengrau Schmerzen unterdrücken, die vor allem bei heftigen emotionalen Erlebnissen auftreten – zum Beispiel bei der Geburt. Wie wichtig die hier produzierten Opioide für die Bindungsgefühle zwischen Mutter und Kind sind, haben Experimente an Mutterratten gezeigt: Schalteten Wissenschaftler das zentrale Höhlengrau in ihren Gehirnen durch Medikamente aus, verloren sie schlagartig das Interesse an ihren Babys und ließen sie links liegen. Hoben die Wissenschaftler die Blockade auf und ließen den Opioiden im Gehirn der Tiere wieder freien Lauf, sorgte das für ein erneutes Aufflammen der Rattenmutterliebe.

Der Gyrus fusiformis ist eine Region im unteren Bereich des Schläfen- und Hinterhauptlappens. Er ist zentral für die Erkennung von Gesichtern und deren Mimik. Möglicherweise ist diese Struktur bei Müttern permanent aktiv, weil sie darauf getrimmt sind, innerhalb von wenigen Sekunden jede Gefühlsregung im Gesicht ihres Babys wahrzunehmen, um sich schnell um das zugrunde liegende Bedürfnis kümmern zu können.

Die Entwicklung von Verliebtsein zu Liebe ist aber nicht nur ein An- und Ausknipsen ganzer Kerngebiete in unserem Gehirn – auch in viel kleinerem Ausmaß finden Veränderungen statt. So verlagert sich zum Beispiel die Aktivität innerhalb bestimmter Strukturen unseres Belohnungssystems ein wenig. Während bei Verknallten die Anteile arbeiten, die Lust vermitteln, sind bei Langzeitliebenden vor allem Bereiche aktiv, die schöne Erlebnisse verarbeiten und an der Bildung von Gewohnheiten beteiligt sind. Das könnte bedeuten, dass Liebe eine Gewohnheit ist, die aus sexueller Lust entsteht, wenn diese befriedigt wird. Vielleicht ist das auch ein Grund dafür, dass aus Affären oft mehr wird, als die Beteiligten es ursprünglich geplant haben …? Gleichzeitig bedeutet das Wort »Gewohnheit« nicht, dass die Lust völlig verschwindet. Wir haben gesehen: Die Lustzentren im Gehirn bleiben weiterhin aktiv, es stimmen nur mit der Zeit deutlich mehr Musiker in das Gefühlskonzert ein. So auch eine Ansammlung von etwa neuntausend Nervenzellen im Hirnstamm, die ihre Wirkung über den Neurotransmitter Serotonin vermitteln. Serotonin kann (genau wie Oxytocin) Schmerzen unterdrücken, Stress regulieren und für Ausgeglichenheit sorgen – und sein Mangel steht in engem Zusammenhang mit Depressionen sowie Angst- und Zwangserkrankungen. Wir haben Serotonin im Kapitel »Schmetterlinge im Bauch – Wenn wir total verknallt sind« kurz kennengelernt, denn auch im verknallten Gehirn besteht ein Mangel daran. Vermutlich ist fehlendes Serotonin schuld daran, dass die Gedanken Frischverliebter zwanghaft um die angebetete Person kreisen und das eigene Lebensglück ohne die Erwiderung ihrer Liebe verloren scheint. Im Gegensatz dazu fahren die glücklich liebenden Gehirne die Serotoninproduktion wieder hoch – eine mögliche Erklärung dafür, dass die Gedanken an den Schatz nicht mehr so obsessiv, sondern ausgeglichen-liebevoll sind. Dass wir uns in seinen Armen sicher und geborgen fühlen und dass die

Katzenkotze an den Socken plötzlich ganz egal wird. Das Ganze funktioniert natürlich auf die gleiche Weise, wenn sich ein Liebender in die Arme seiner Traumfrau schmiegt.

»Stimmt, alles gar nicht so schlimm«, stellen wir dann schnell fest.

Und schließlich führt das Entzücken, das wir beim Anblick unseres/unserer Liebsten verspüren, dazu, dass bestimmte Gehirnareale nur noch Hintergrundgedudel spielen. Und das sind bei Romantisch-Liebenden wieder exakt dieselben wie bei Müttern. Zum Beispiel ist die Aktivität der Amygdala (ihr erinnert euch: der Mandelkern, unser Mainplayer bei Angst und Aggression) vermindert, was ein weiterer Grund dafür sein könnte, dass wir uns in einer glücklichen Beziehung zufriedener und (selbst)sicherer fühlen als allein.

Auch bestimmte Abschnitte unserer Großhirnrinde, die für Aufmerksamkeit und Lernen sowie für das Wahrnehmen negativer Emotionen zuständig sind, gehen in ein Decrescendo über. Schaltet man diese Areale in Experimenten künstlich aus, sind die Probanden nicht mehr in der Lage, negative Gefühle korrekt zu bewerten (ob das gut oder schlecht ist, kommt wohl auf die Situation an …), und haben weniger traurige Gedanken (immer gut). Vielleicht eine Erklärung dafür, warum wir auch nach Abnahme der rosaroten Brille die ein oder andere Macke unseres Partners nicht wahrnehmen oder großzügig darüber hinwegsehen. Und warum wir ihm Fehltritte schneller verzeihen als Menschen, die uns nicht so lieb sind. Oder warum Mütter das Gemecker anderer Kinder wahnsinnig nervig finden, während sie ihrem eigenen Sprössling alles Mögliche durchgehen lassen. Weil wir nämlich auch weiterhin gewissermaßen »blind vor Liebe« sind. Vielleicht ist das wieder ein geschickter Trick der Evolution, mit dem sie dafür sorgt, dass wir unseren Partner nicht auf den Mond schießen, wenn er MAL WIEDER seine Schuhe DIREKT vor der Wohnungstür stehen lässt, weswegen diese, wenn ich sie aufmachen will, erst mit Schwung gegen die Schuhe und dann gefährlich schnell zurück in Richtung meines Kopfes federt. Oder dass wir, wenn die Kinder MAL WIEDER auf der Rückbank nörgeln, nicht den Schleudersitz betätigen.

Wozu das Ganze?

Und wozu das Ganze? Darüber, was der Ursprung beziehungsweise die Funktion der Liebe ist, zerbrechen sich Wissenschaftlerinnen, Philosophen, Dichterinnen, Sänger – wer eigentlich nicht? – seit Jahrhunderten die Köpfe. Eine wissenschaftliche Theorie ist, die Liebe habe sich aus dem einfachen Trieb der Lust mit dem simplen Ziel der Fortpflanzung entwickelt, als unsere Vorfahren in den aufrechten Gang wechselten. So hilfreich dieser war, wenn es darum ging, mit Werkzeug zu arbeiten, Waffen zu halten oder sich nach Früchten zu recken – die Frauen hatten plötzlich ein Problem: Anstatt ihr Baby auf dem Rücken zu tragen, mussten sie es jetzt auf dem Arm halten – damit wurden sie ungeschickter und wehrloser. In der freien Wildbahn unserer Vorfahren wäre eine alleinerziehende Mutter aufgeschmissen gewesen. Zusätzlich veränderte sich die Anatomie des weiblichen Beckens durch den aufrechten Gang, der Geburtskanal wurde schmaler. Konsequenz: Die Babys mussten früher auf die Welt kommen, mit einem noch verhältnismäßig unterentwickelten Gehirn – sonst wäre der Kopf für eine Geburt einfach zu groß gewesen. Damit waren sie – und sind es natürlich bis in die heutige Zeit – über Jahre auf die Fürsorge ihrer Eltern angewiesen. Und die wiederum auf intensive, lang anhaltende Kommunikation untereinander. Das machte mehr Gehirnmasse und damit einen größeren Kopf nötig, was wegen des schmalen Geburtskanals mit der Zeit zu einer noch früheren Geburt führte – was wiederum noch mehr Kommunikation und Kooperation in einem ganzen sozialen Netzwerk beding-te. Das Hirn wuchs weiter, und mehr und mehr graue Zellen ermöglichten uns Menschen eine bessere Lernfähigkeit sowie höhere Intelligenz. Eine verbreitete Annahme ist, dass unser komplexes Sozialleben einen entscheidenden Beitrag dazu geleistet hat, dass unsere Gehirnmasse sich im Lauf der Evo-lution verdreifacht und uns zu dem hoch entwickelten Wesen gemacht hat, das wir heute sind. Zu einem hoch entwickel-ten Wesen mit einem funkelnden Liebesnetzwerk im Gehirn, das zwei Menschen über magische Gefühle zusammenhalten kann. Zumindest, bis die Kinder aus dem Gröbsten raus sind und auf eigenen Füßen stehen können. Ob die Liebesbeziehung auch hinterher weiter Bestand hat, hängt von unzähligen inne-ren und äußeren Faktoren ab – einige davon werden wir im Kapitel »Das ewige Kribbeln – Wie können wir die Leidenschaft erhalten?« verstehen lernen.

Liebe – die perfekte Band

Wir sehen: Was die Liebe mit unserem Gehirn anstellt und an-dersherum, ist wahnsinnig komplex. Ziemlich sicher sind die beschriebenen Prozesse auch nur ein Baustein in der Verwand-lung vom verrückten, aufwühlenden Verliebtsein zur stabileren, zufriedenen Liebe. Ob die Entschlüsselung aller Mechanismen jemals in Gänze gelingen wird? Die Arbeit daran ist ganz be-stimmt eine der kompliziertesten und faszinierendsten Auf-gaben der Neurowissenschaften des 21. Jahrhunderts. Begleitet wird sie vom fein abgestimmten Musizieren unseres funkeln-den, neuronalen Liebesnetzwerks: Das Belohnungssystem schmettert die Leadstimme, über den Luststoff Dopamin heizt es uns ein, lässt Begehren und rauschartige Erregung durch

Kortex Big Band

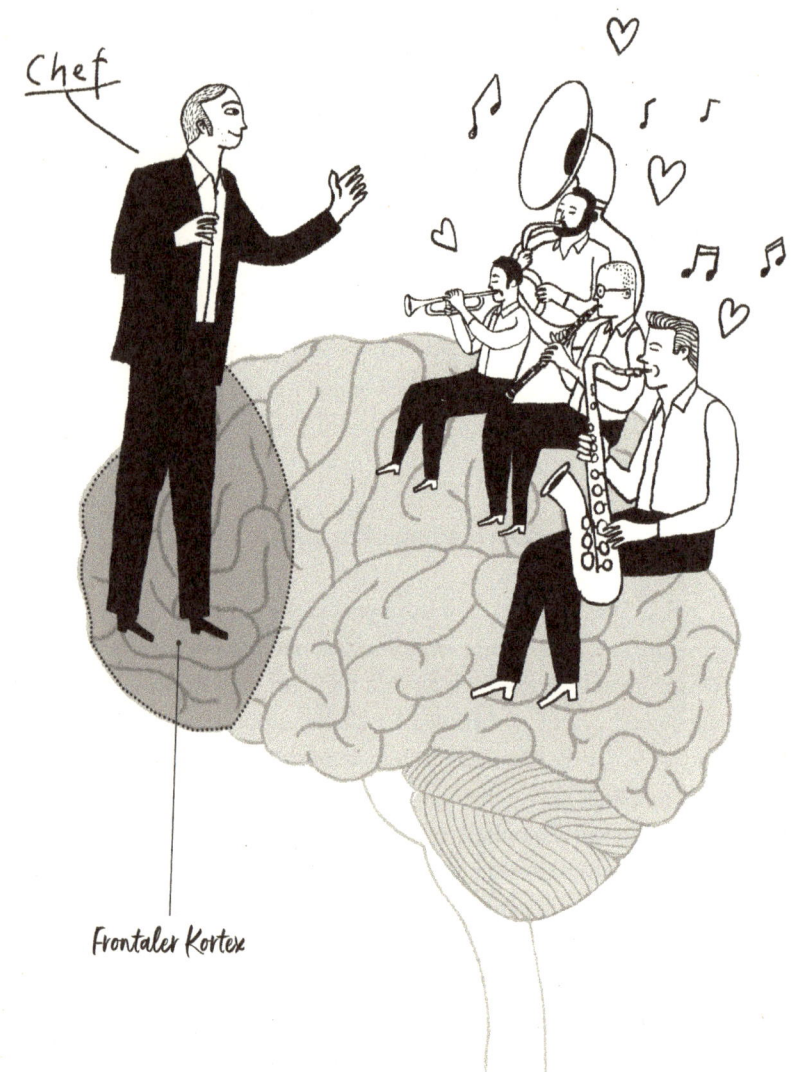

Chef

Frontaler Kortex

unsere Adern pulsieren. Die anderen Gehirnareale liefern das Klangbett – die Harmonien, den Rhythmus, die Grundstimmung. An den Instrumenten: unsere Wohlfühldrogen, die Endorphine, und unser Bindungshormon Oxytocin. Gemeinsam lassen sie herrliche Durklänge ertönen, die beruhigen, Kraft schenken, Schmerzen nehmen und uns einfach glücklich machen. Wir haben jemanden gefunden, bei dem wir uns zu Hause fühlen, den wir begehren, bei dem wir sein können, wie wir sind, und der uns genau dafür liebt. Wir sind nicht mehr allein, sondern gehen zusammen nach München. Uns ergreift das größte Glück, und in seinem Licht fühlen wir uns mit der ganzen Welt im Einklang. Es ist das schönste Gefühl, das schönste Lied der Welt.

Und wer gibt den Takt an? Sind es am Anfang noch die aufwühlenden Gefühle, das heiße Verlangen und das blinde Verliebtsein aus den Tiefen des Gehirns, übernimmt nach und nach der Chefdirigent, der präfrontale Kortex, wieder das Kommando. Einer muss die kognitiven Prozesse ja ordnen, die zum magischen Gefühl der Liebe dazugehören: aufmerksam sein, wahrnehmen, bewerten, entscheiden, planen, handeln, lernen, sich erinnern, sich gewöhnen … Mit zunehmender Reife der Beziehung sind wir dem Feuerwerk in unserem Gehirn und den Hormonachsen in unserem Körper immer weniger ausgeliefert. Wir können die Zügel in die Hand nehmen, uns für oder gegen jemanden entscheiden und die Liebe bewusst mitgestalten.

Und, ja, das gelingt mal besser, mal schlechter. Jede gute Band spielt schließlich auch mal wütende Rocksongs oder traurige Schnulzen in Moll, die einem das Herz schwer machen. Zu diesen Rhythmen werden wir uns auch noch wiegen und schwofen. Später. Aber fürs Erste ist der Scheißtag vorbei, wir atmen tief durch, und die Band in uns spielt Dur.

Ich häng an dir

Unser Bindungshormon Oxytocin

Habt ihr euch schon mal gefragt, warum sich Schmusen so gut anfühlt? Egal, ob Umarmen, Streicheln, liebevolles Drücken oder Kneten – zärtliche Berührungen lassen jede Zelle unseres Körpers rufen: »Oh, jaaa, kuscheln!«

Dabei sind Berührungen wissenschaftlich betrachtet nichts anderes als mechanische Verformungen der Haut. In der sitzen Hunderte Millionen kleinste Sinneszellen und freie Nervenendigungen, die jede Information über diese Verformungen aufnehmen: Ort, Intensität, Qualität – handelt es sich um Druck, Vibration, Dehnung? Sind sie heiß oder kalt? Wandern sie? Kleiner Tipp am Rande: Als am angenehmsten empfinden wir Berührungen, wenn sie sanft sind und sich mit einer Geschwindigkeit von etwa einem bis zehn Zentimetern pro Sekunde über unsere Haut bewegen. Die darauf spezialisierten Rezeptoren registrieren jedes noch so kleine Detail der Berührung und schicken es über Nervenbahnen ins Gehirn. Unter anderem zum Hypothalamus.

Erinnert ihr euch? Bisher haben wir den Hypothalamus als den Steuermann unseres vegetativen Nervensystems kennengelernt, der im Gehirn kurz hinter unseren Augen sitzt. Er dirigiert alle lebenswichtigen Funktionen: Er steuert unsere Atmung, hält über Frieren und Schwitzen unsere Körpertemperatur konstant, entscheidet über Schlafen und Wachsein, Hunger und Durst, Ruhe und Stress. Und er produziert den

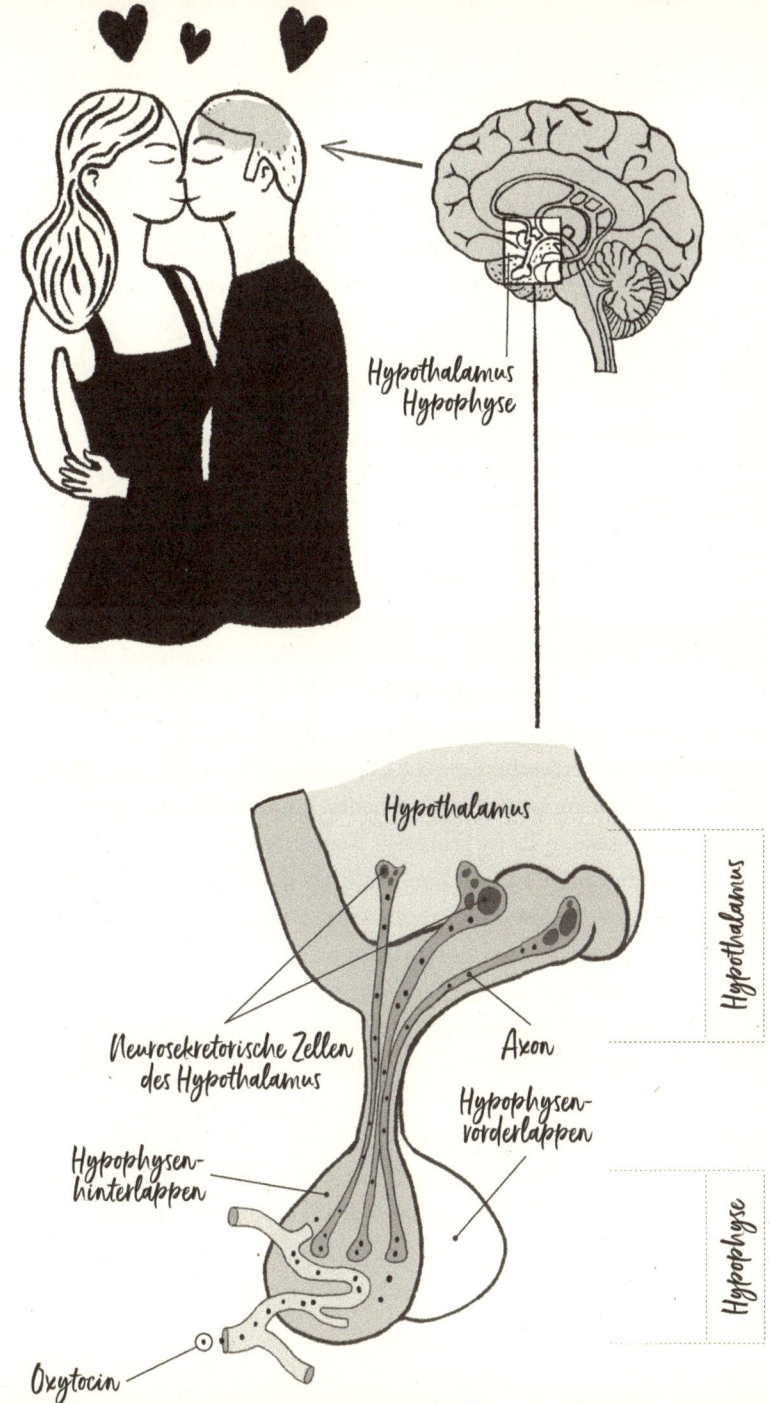

Hypothalamus
Hypophyse

Hypothalamus

Hypothalamus

Hypophyse

Neurosekretorische Zellen
des Hypothalamus

Axon

Hypophysen-
vorderlappen

Hypophysen-
hinterlappen

Oxytocin

Stoff, der unser Gehirn frohlocken lässt, wenn wir zärtlich berührt werden: Oxytocin. Er baut es aus seinen Einzelteilen zusammen und schickt es über tentakelartige Ausläufer in die Hypophyse. Dieses etwa kirschkerngroße Organ liegt auf der Höhe der Nasenwurzel in einer kleinen Knochenmulde des Schädels und wiegt nur etwa ein Gramm. Wie ein Tropfen hängt es an der Unterseite des Hypothalamus (deswegen wird die Hypophyse auch »Hirnanhangsdrüse« genannt) und bildet mit ihm eine funktionelle Einheit. Sie speichert das Oxytocin und hütet es, bis der Steuermann von oben das Zeichen gibt: »Ooooh, da drückt mich jemand zärtlich an sich und streicht mit seiner Hand über meinen Rücken, Speed: fünf Zentimeter pro Sekunde. *We love it!*« Dann wirft sie es ins Blut, und ab geht's! Wer Schwierigkeiten hat, sich gleichzeitig mit der flachen Hand auf den Kopf zu klopfen und mit der anderen in kreisenden Bewegungen den Bauch zu streicheln, dem werden gleich die Ohren schlackern. (Vielleicht probiert ihr es nicht gerade dann aus, wenn ihr in einem überfüllten Kreuzberger Café sitzt und ein Buch schreibt – die Leute gucken komisch …)

Oxytocin ist ein unglaubliches Koordinations- und Multitaskingtalent. Es ist zeitgleich Neurotransmitter und Hormon, entfaltet seine zahlreichen Wirkungen also sowohl im Gehirn als auch in den unterschiedlichsten Organen und hat damit Auswirkungen auf unsere Körperfunktionen, unsere Psyche und sogar unsere Beziehungen zu anderen Menschen.

Im Gehirn dockt Oxytocin sofort an unser Belohnungssystem an und lässt hier unseren Lustbotenstoff Dopamin sprudeln:

»Ist das schön, gib mir mehr davon!«

Über zahlreiche andere Strukturen im Gehirn, die es wachküsst, vermittelt es uns herrlich schöne, ruhige Gefühle von Verbundenheit und Liebe zu demjenigen, der uns gerade liebkost. Gleichzeitig schießt es los in die Weiten unseres Körpers und lässt kaum ein Organ unberührt – mit irren Effekten. Aber der Reihe nach. Machen wir noch einen gaaaanz kleinen Ausflug in die Geschichte.

Der britische Physiologe und Biochemiker Henry Hallett Dale war Anfang des 20. Jahrhunderts einer unglaublichen Entdeckung auf der Spur. Er glaubte nicht daran, dass unser Gehirn Befehle über meterlange, durchgehende Nervenbahnen – wie über LAN-Kabel, wenn man so will – an unsere Organe schickt, sondern vermutete, dass die Informationen über chemische Substanzen – quasi wireless – von einer Nervenzelle zur nächsten springen. Er war also einer der ersten Wissenschaftler, der entschlüsselte, dass Nervenimpulse mithilfe von Neurotransmittern von Zelle zu Zelle weitergegeben werden. Dafür erhielt er 1936 sogar den Nobelpreis. Doch bis dahin war es ein langer Weg, auf dem er viele Stoffe aus den unterschiedlichsten Organen (meist von Katzen) isolierte und auf ihre Effekte hin untersuchte. So kam es, dass er im Jahr 1906 eine bis dahin unbekannte Substanz aus der Hypophyse einer schwangeren Katze gewann. Er injizierte ihr diese in eine Vene und beobachtete gespannt, was passierte. Lange warten musste er nicht: Wenige Sekunden nach der Injektion begann die Gebärmutter der Katze, sich rhythmisch zusammenzuziehen. Dale hatte mit der Substanz Wehen ausgelöst. Fasziniert von dem Botenstoff, der offenbar vom Gehirn bis zur Gebärmutter reiste, um hier Wehen auszulösen, gab Dale ihm den griechischen Namen für »schnelle Geburt« oder auch »leicht gebärend«: *oxytokos* oder eben: *Oxytocin.* 47 Jahre nach seiner Entdeckung, also 1953, gelang es dem US-amerikanischen Biochemiker Vincent du Vigneaud, den Aufbau des Hormons zu entschlüsseln (es besteht aus neun Aminosäuren) und es künstlich herzustellen, wofür er 1955 ebenfalls den Nobelpreis erhielt. Das war der Grundstein für die Karriere, die Oxytocin ab den 1960er-Jahren als Medikament hinlegte: Es ist seitdem DAS

Mittel, mit dem Geburten eingeleitet oder beschleunigt werden – in Tablettenform oder intravenös als »Wehentropf«.

Und auch die Wissenschaft konnte ihre Finger nicht mehr von Oxytocin lassen. Verständlicherweise.

Bald nach seiner Entdeckung entschlüsselten Forschende die zweite Funktion von Oxytocin: Es ist das »Stillhormon« der Mütter. Dockt das Baby an der Brustwarze der Mutter an und beginnt zu saugen, registrieren Millionen kleiner Nerven diese Berührung und melden dem Hypothalamus:

»Hey, kleine Patschehändchen und suchende Lippen an der Brust, der Nachwuchs hat Durst!«

Die Hypophyse schüttet daraufhin sofort Oxytocin ins Blut und schickt es zum Busen, wo es zum Anspannen der Muskelzellen in den Milchgängen führt – und damit zum Milchspendereflex: »Milch marsch!«, und der Nachwuchs kann trinken. Bei manchen Müttern reicht allein der Schrei des Babys im Ohr – und schon ziehen sich die winzigen Muskelzellen in den Brüsten spürbar zusammen (nicht immer zur Freude der Besitzerin und ihres T-Shirts …).

Während das Baby trinkt, schüttet das mütterliche Gehirn weiterhin Oxytocin aus – der Milchfluss wird aufrechterhalten, und gleichzeitig spannen sich auch die Muskelzellen in der Gebärmutter an. So hilft Stillen der Gebärmutter mittels Oxytocin dabei, nach der Geburt die Blutung zu stoppen und sich wieder auf ihre ursprüngliche Größe zusammenzuziehen – natürliche Rückbildungsgymnastik quasi. Und ganz nebenbei lässt das Oxytocin seinen Zauber auf die Gefühlswelt von Mutter und Kind wirken: Zwischen beiden entsteht bedingungslose Liebe und Verbundenheit.

Außerdem schenkt Oxytocin der Mutter positive Gedanken und Energie. Vielleicht ein schlauer Trick der Natur: So kümmert sich selbst die noch von der Geburt und andauernden schlaflosen Nächten erschöpfteste Mutter liebevoll um das kleine, hilflos brüllende Häufchen Mensch, das alles auf den Kopf stellt … Tatsächlich sind Mütter mit weniger Oxytocin im Blut anfälliger für Wochenbettdepressionen. Ausreichend Bindungshormon hingegen stößt einen herrlichen Feelgood-Kreislauf an: Schaut die Mutter in die großen Kulleraugen ihres stupsnasigen, pausbäckigen Babys und erwidert dieses den Blick, sorgt das im ersten Schritt für noch mehr Oxytocin in beiden Gehirnen, und in einem zweiten Schritt dockt das Hormon an beide Belohnungssysteme an: Dopaminraketen werden in alle Himmelsrichtungen abgefeuert. Tiefe Zufriedenheit mischt sich mit freudiger, grenzenloser Liebe und Urvertrauen, und dieser Cocktail durchströmt beide Körper bis in ihre Finger- und Haarspitzen. Und wie das so ist mit Dingen, die unser Belohnungssystem entfachen: Wir wollen MEHR. Mutter und Kind wollen mehr voneinander – und so wird gekuschelt, gespielt, sich lieb gehabt und fröhlich gequietscht. Die Bindung wächst.

Wie wichtig Oxytocin für diese Bindung zwischen Mutter und Kind ist, haben Tierversuche gezeigt: Genau wie bei den Ratten, bei denen Wissenschaftler das zentrale Höhlengrau im Gehirn ausgeschaltet haben, führte die Blockade des Oxytocins bei jungen Mutterschafen zum plötzlichen Versiegen ihrer Mutterliebe. Sie schienen ihren Nachwuchs gar nicht mehr wahrzunehmen und hörten auf, sich um ihn zu kümmern. Spritzten Wissenschaftler hingegen jungfräulichen Tieren Oxytocin, begannen diese sofort, sich rührend um die fremden Babyschafe zu kümmern. Mit dem Oxytocin durchströmte sie also pure Mutterliebe.

Oxytocin ist auch Vatersache

Lange wurde angenommen, Oxytocin sei ein reines Frauenhormon, tatsächlich kommt es aber auch bei Männern vor. »Vaterliebe« mag vielleicht kein so geflügeltes Wort sein wie das Mama-Äquivalent (tatsächlich haben Forschende auch erst in den späten 1960er-Jahren angefangen, sich überhaupt dafür zu interessieren – vorher galt die [fatal falsche!] Annahme, Kinder seien Muttersache, Väter überflüssig), aber natürlich ist sie nicht weniger stark oder weniger wichtig – und wird ebenfalls über Oxytocin vermittelt. Auch durch die Adern und Gehirne junger Väter strömt das Bindungshormon – und zwar umso mehr, je intensiver sie sich mit ihren Kindern beschäftigen. Spiel- und Kuscheleinheiten erhöhen die Oxytocinkonzentration in beiden Körpern und sorgen so für eine liebevollere Bindung, wovon beide ein Leben lang profitieren. (Väter, nehmt Elternzeit!) Dass bei jungen Papas gleichzeitig der Testosteronspiegel sinkt, macht den Kuschel- und Kümmerkurs perfekt. Und nein, das ist überhaupt nicht unmännlich.

Neben der Bindung zu Mutter und Vater stößt Oxytocin – sprich: Kuscheln – beim Neugeborenen noch eine Reihe weiterer unglaublich faszinierender Prozesse an: Es hilft beim Wachsen. So legen Frühgeborene, die viel gestreichelt werden oder ihre kleinen, nackten Körper auf der unbedeckten Haut von Mama oder Papa ausruhen können, fast doppelt so schnell an Gewicht zu wie Babys, die weniger berührt werden. Außerdem ist Oxytocin maßgeblich an der Reifung des Gehirns beteiligt – also an der Bildung und Vernetzung wichtiger Nervenzellen. Durch Kuscheln in den ersten Lebensjahren entsteht eine Art »Bindungsmuster« im Gehirn, das von da an entscheidet, zu wie viel Zuneigung jemand fähig ist. Primär passiert das über die Bildung von Oxytocinrezeptoren, Proteinkomplexe auf der Oberfläche unserer Zellen, an die Oxytocin passt wie ein

Schlüssel ins richtige Schloss. Nur wenn eine Zelle so einen Rezeptor für Oxytocin besitzt, kann Letzteres sie »aufschließen« und in ihr seine Wirkung entfalten. Kinder, die in den ersten, für die Entwicklung wichtigen Jahren keine oder nur wenig Liebe erfahren, bilden weniger solcher Rezeptoren aus. Und dieses Defizit lässt sich nicht wieder aufholen, selbst wenn später viel mit ihnen geschmust wird – das Bindungshormon strömt ins Leere. »Unterkuschelte« Kinder lernen weder, Liebe zu empfangen, noch, welche zu geben. Und so kann es ihnen, wenn sie selbst Nachwuchs bekommen, schwerfallen, auf diesen einfühlsam einzugehen.

Neben der Schwierigkeit, Beziehungen zu anderen Menschen aufzubauen, führt mangelnde körperliche Zuwendung dazu, dass Betroffene ihr Leben lang stressanfälliger sind und häufiger zu Suchterkrankungen neigen.

Je feinfühliger die Fürsorge dagegen war, die jemand in der eigenen Kindheit erfahren hat, desto besser funktioniert sein Oxytocinsystem. Solchen Menschen fällt es leichter, ihren eigenen Kindern Liebe zu schenken und ihnen so zu ermöglichen, sie eines Tages weiterzugeben.

In welchem Ausmaß Oxytocin unsere geistige Gesundheit beeinflusst, können wir bisher nur erahnen. Eine Zusammenfassung der Ergebnisse aus der Oxytocinforschung zu psychischen Erkrankungen der letzten Jahre zeigt: Es spielt sowohl bei Autismus, Schizophrenie als auch bei Angststörungen eine Rolle. Ob das Hormon hier eines Tages sogar therapeutisch genutzt werden könnte, ist aktuell Gegenstand intensiver Forschung.

Präriewühlmaus versus Bergwühlmaus

Und schließlich fungiert Oxytocin auch für Liebespaare als echter Klebstoff. Das haben vor allem Versuche mit Präriewühlmäusen gezeigt. Wenn sich in den Feldern und Grassteppen Nordamerikas ein Weibchen und ein Männchen dieser niedlichen Nager treffen und sich füreinander entscheiden, haben sie erst mal unermüdlich Sex – gern bis zu vierzig Stunden lang. Danach weichen sie sich nicht mehr von der Seite. Sie pflegen sich gegenseitig stundenlang das Fell, ziehen ihren Nachwuchs in gleichberechtigter Rollenverteilung auf, und wenn einer von beiden stirbt, bleibt der andere für den Rest seines Lebens allein. Sprich: Die süßen Mäuse gehören zu den nur drei bis fünf Prozent aller Säugetiere, die monogam leben. Jetzt hat die Präriewühlmaus in den Gebirgen Nordamerikas eine ganz enge Verwandte: die Bergwühlmaus. Die allerdings hat an sozialen Beziehungen, die über kurze One-Night-Stands hinausgehen, überhaupt kein Interesse. Sie wechselt ihre Partner scheinbar wahllos und schert sich weder um ihren Nachwuchs noch um andere Artgenossen. Faszinierenderweise unterscheiden sich diese beiden Wühlmausarten nur in einer Handvoll Genen – zu 99 Prozent stimmen diese überein –, und zwar, ihr habt es geahnt, in den Genen des Oxytocinsystems.

Wenn Präriewühlmäuse Sex haben, schüttet ihre Hypophyse Oxytocin und Vasopressin aus. Letzteres unterscheidet sich von Oxytocin nur in zwei Aminosäuren und bindet zu einem großen Teil an die gleichen Rezeptoren.

1997 wollte der Neurobiologe Thomas Insel wissen, ob tatsächlich diese beiden Hormone den gewaltigen Unterschied im Liebesverhalten der beiden Nagerarten machen. In einem Versuch mit Präriewühlmäusen blockierte er deswegen die Freisetzung von Oxytocin und Vasopressin in ihren Gehirnen und ließ sie dann Sex haben. Und, tadaa: Ihre sexuelle Begegnung

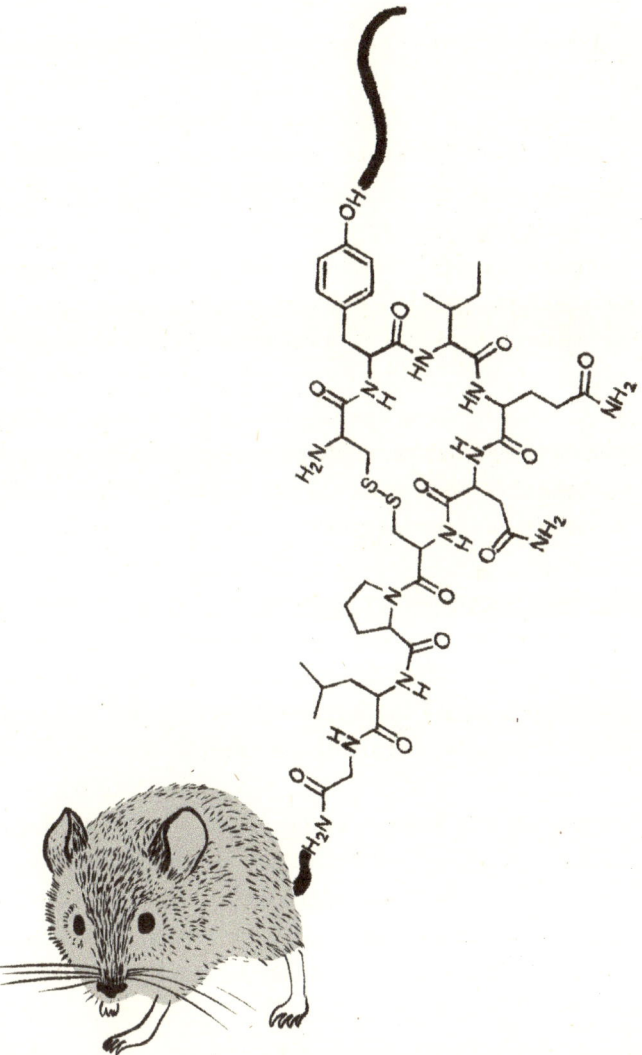

flachte zu einer Affäre ab – wie es bei ihren Vettern gang und gäbe ist. Spritzte Insel den Präriewühlmäusen stattdessen Oxytocin, entwickelten sie eine tiefe Bindung zum nächstbesten Mäuserich, der in ihr Blickfeld lief. Wow.

Würde das auch andersherum funktionieren? Würden die Casanova-Bergwühlmäuse monogam werden, wenn man ihnen Oxytocin und Vasopressin spritzte?

Wissenschaftliche Kollegen von Insel probierten es aus. Und beobachteten: nichts.

Es stellte sich heraus, dass der Unterschied nicht in der generellen Produktion der Hormone, sondern in der Menge der Oxytocin- und Vasopressinrezeptoren in den Mausgehirnen besteht. Die Belohnungssysteme von Präriewühlmäusen waren damit übersät, ihre Kollegen aus dem Gebirge wiesen hingegen kaum Rezeptoren auf. Übertrugen Forschende aber das *Gen* für diese Rezeptoren auf die Bergwühlmäuse, begannen tatsächlich auch diese, sich zu binden. Ohne einen Gentransfer – der in der freien Wildbahn eher unwahrscheinlich ist – wird eine Berg-wühlmaus aber niemals erfahren, wie wunderschön es ist, sich in einer kalten Nacht an den Liebsten zu kuscheln und mit ihm durch dick und dünn zu gehen.

Natürlich können wir die Vorgänge im Mausgehirn nicht eins zu eins auf uns übertragen. Aber zahlreiche Untersuchungen zeigen: Auch bei uns Menschen entfaltet Oxytocin eine ma-gische Wirkung auf das Sozialverhalten und die Gefühle zwi-schen Liebespartnern. Es wirkt wie eine Brille, die, wenn wir sie aufsetzen, uns aufmerksamer für Zwischenmenschliches macht, empathischer. So konnten Teilnehmer in einer Studie die Ge-fühlslage ihres Gegenübers nur durch den Blick in ihre Augen besser interpretieren, wenn ihnen vorher Oxytocin in die Nase gesprüht wurde: Ist mein Gegenüber gerade traurig, ängst-lich oder glücklich? Für Menschen, die zum Beispiel aufgrund einer genetischen Besonderheit nur über sehr wenig Oxytocin verfügen, ist es unmöglich, sich in andere Menschen hineinzuversetzen. Mitleid und Empathie kennen sie nicht.

Haben wir aber eine ordentliche Dosis des Bindungshormons intus, begegnen wir Menschen offener und vertrauen ihnen eher.

Paul Zak, Wissenschaftler der Neuroökonomie, aufgrund seiner intensiven und medienwirksamen Forschung über Oxytocin auch als »Dr. Love« bekannt, führte mit Wissenschaftlern der Universität Zürich eine der ersten Studien dazu durch, wie sich Oxytocin auf das Vertrauen in Geschäftsbeziehungen auswirkt. Das Team ließ Studenten ein Spiel spielen – einigen verabreichten sie Oxytocin, anderen nicht. Dann wurden die Studenten in zwei Gruppen aufgeteilt: »Investoren« und »Treuhänder«. Jeder »Investor« musste nun entscheiden, wie viel Geld er einem fremden »Treuhänder« leihen würde. Beide wussten: Diese Summe würde verdreifacht, und der Fremde würde entscheiden können, ob und wie gerecht er den »Investor« an diesem Gewinn beteiligen würde. War der »Treuhänder« fair, konnten beide Seiten Plus machen – war er ein gemeiner Egoist, bedeutete das ein Minus für den »Investor«. Letzterer konnte im Vorhinein nicht wissen, wie vertrauenswürdig sein »Treuhänder« war. Gefährlich. Und das Ergebnis war überraschend deutlich: Unter dem Einfluss von Oxytocin überwiesen die Teilnehmer ihrem Gegenüber doppelt so häufig den Maximalbetrag – und gingen somit das maximale Risiko ein. Meistens wurden sie dadurch belohnt – je mehr Gewinn die »Treuhänder« machten, desto großzügiger beteiligten sie die »Investoren«.

Macht Oxytocin also vielleicht einfach leichtsinnig?

Auch das wollten die Wissenschaftler wissen und tauschten das menschliche Gegenüber gegen einen Computer aus. Futsch war das Vertrauen der »Investoren« – auch unter Einfluss des

Kuschelhormons. Die Probanden verliehen ihr Geld nicht mehr.

Das zeigt: Oxytocin ist ein wichtiger Baustein des sozialen Vertrauens unter uns Menschen. Und soziales Vertrauen ist das Fundament aller sozialen Beziehungen – ob privat, wirtschaftlich oder politisch. Es ist der Klebstoff unserer Gesellschaft. Gewissen Herren der heutigen weltpolitischen Elite hätte die eine oder andere Kuscheleinheit in ihrer Kindheit vermutlich nicht geschadet …

Das sagt/schreibt sich so leicht. Aber es ist schwer, sich ein Bedürfnis vorzustellen, das dringlicher wäre als das Gefühl von Zugehörigkeit zu und Verbundenheit mit einer Gemeinschaft und geliebten Personen. Klar: Essen, Trinken, Schlafen mögen für unser Leben notwendig sein, aber wir *leben für* unsere sozialen Bindungen. Zu Zeiten der Jäger und Sammler war das noch offensichtlicher: Ohne die Gruppe war man dem sicheren Tod durch Hunger, Krankheit oder den Angriff wilder Tiere geweiht.

Aber auch heute brauchen wir Geborgenheit und Sicherheit, Familie und Freunde wie die Luft zum Atmen. Als Neugeborenes, als Erwachsener, als alter Mensch. Oxytocin ermöglicht uns, ausreichend Vertrauen zu empfinden und Rücksicht zu nehmen.

Letzteres zeigt ein weiteres Experiment: Forschende ließen Paare im Labor über Alltagsthemen streiten und gaben einigen von ihnen entweder Oxytocin oder ein Placebo per Nasenspray. Keiner der Teilnehmer merkte, was ihm verabreicht worden war. Und siehe da: Unter dem Einfluss des Hormons sahen sich die Paare häufiger in die Augen, zeigten ihre Gefühle offener, unterbrachen sich gegenseitig seltener und diskutierten insgesamt konstruktiver. Oxytocin weckt die Bereitschaft, Kompromisse einzugehen. Verstärkt wird dieser Effekt durch die Reduktion der Stresshormone im Blut (ebenfalls eine Wirkung des Oxytocins). Andersherum büßen wir soziale Fähigkeiten ein, wenn wir unter großem Stress stehen: Cortisol hemmt Oxytocin – wir achten nicht darauf, wie es unseren Mitmenschen gerade geht, werden unsensibel für die Bedürfnisse anderer. Vielleicht erinnert ihr euch beim nächsten Mal daran, wenn ihr mit »Stressscheuklappen« durch die Welt lauft oder euch rücksichtslos mit dem Liebsten streitet. Wenn andersherum euer Liebster gestresst und unsensibel ist: Nehmt ihn mal ganz fest in den Arm. Vielleicht wird er durch eine Portion Liebe wieder zugänglicher …

Denn wie bei den Präriewühlmäusen schüttet auch unsere Hypophyse Oxytocin aus, wenn wir kuscheln. Und wenn wir Sex haben, überschwemmt sie uns und unser Belohnungssystem buchstäblich damit. (Was ihr mit dem Zusammenhang Sex/konstruktiveres Streiten macht, überlasse ich jetzt mal euch …) Aufgrund dieser Oxytocinflut ist es so schön, nach dem Sex noch in den Armen des anderen zu liegen. Und deswegen ist regelmäßiger Sex oder zumindest viel Kuscheln auch gut für die Beziehung. Je mehr körperliche Nähe, desto mehr Oxytocin, desto tiefer das Verbundenheitsgefühl zum/zur Partner/-in und (Achtung!) desto attraktiver finden wir ihn/sie (und er/sie uns). Das haben Bonner Wissenschaftler nachgewiesen, die monogam lebenden Ehemännern Oxytocin verabreichten, sie in die MRT-Röhre schoben und ihnen dann Fotos von Frauen zeigten. Erst von fremden, dann von befreundeten und schließlich von ihren eigenen Frauen. Ergebnis: Auf die eigenen Frauen sprangen die Belohnungssysteme der Männer mit großem Abstand am stärksten an. Sie fanden ihre Partnerin tatsächlich am attraktivsten.

Dieser Oxytocinkreislauf ist vermutlich auch der Grund dafür, dass eine Beziehung nicht zwangsläufig aus lodernder Leidenschaft entsteht, auf die Sex, Oxytocinausschüttung und dann Bindungsgefühle folgen, sondern dass es auch andersherum laufen kann. Dass zum Beispiel gute Freunde, die viel

Zeit miteinander verbringen, sich in den Arm nehmen, sich nahe sind, zuerst Gefühle tiefster Verbundenheit, dann sexuelle Anziehung und schließlich Liebe füreinander empfinden.

Ist der Kreislauf zwischen Liebespartnern erst mal im Gange, scheint Oxytocin tatsächlich die Monogamie zu fördern.

Bei Menschen, die regelmäßig fremdgehen, könnte die Ursache in einer lieblosen Kindheit oder aber in den Genen des Oxytocinrezeptors liegen. Diese beinhalten die Bauanleitung für unsere Kuschelhormonbindungsstellen, und je nach Variante können diese mehr oder weniger Oxytocin aufnehmen. Das heißt, der Rezeptortyp, den wir in uns tragen, ist ein weiterer Faktor, der unser Glück in der Liebe maßgeblich mitentscheiden kann.

Das Ende des Kuschelhormons?

Und schließlich hat Oxytocin eine Wirkung, deren Entdeckung viele Zeitungen und Magazine mit Titeln wie »Die dunkle Seite des Oxytocins« oder »Das Ende des Kuschelhormons« aufwarten ließ. Denn das Hormon kann auch Effekte zutage fördern, die auf den ersten Blick eher antisozial erscheinen.

Der Psychologe Carsten De Dreu ließ Gruppen von Teilnehmenden unter Oxytocineinfluss in einem Spiel gegeneinander antreten und beobachtete: Trotz der Einnahme des Hormons begegneten viele Teilnehmenden ihrem Gegenüber mit Neid, Misstrauen und Schadenfreude. Bei genauem Hinsehen wurde klar: Gleichgesinnte innerhalb einer Gruppe kooperierten »auf Oxytocin« erwartungsgemäß äußerst harmonisch – aber sie reagierten feindselig auf Menschen, die nicht Teil der eigenen sozialen Gemeinschaft waren. Die Probanden bevorzugten ihre Homies auf Kosten der Außenstehenden.

Diese Funktionsweise unseres Oxytocinsystems hat ihre Wurzeln in der Evolution. Als Bindungshormon sorgt Oxytocin

seit Hunderten von Millionen Jahren mit dafür, dass Artgenossen zusammenhalten und in stabilen Gemeinschaften leben.
Ganz und gar nicht kuschelig sorgt es aber gleichzeitig dafür,
dass wir uns gegenüber Individuen oder Gruppen abgrenzen,
die nicht zu unserer Gemeinschaft gehören. Zu unseren Zeiten
als Jäger und Sammler war das überlebenswichtig und ein evolutionärer Vorteil: Wenn konkurrierende Gruppen aufeinan-
derstießen, musste man für die eigene kämpfen. Loyalität wurde belohnt, nicht zuletzt durch das, was der Gruppe durch ihre
Siege zugutekam – wertvolle Güter, Waffen, Vorräte, ganze
Landstriche, Macht. Wer sich hingegen als Einzelner entgegen
den Gruppennormen verhielt, musste mit Konsequenzen rechnen – im schlimmsten Fall mit dem Ausschluss aus der Gemeinschaft, was wiederum einem Todesurteil gleichkam.

Auch heute sind die beiden Seiten der »Oxytocinmedaille«
weiterhin tief in uns verankert: Auf der einen Seite fühlen wir
den wichtigen Beschützerinstinkt als Eltern, den Teamgeist in
einer Fußballmannschaft oder die Zivilcourage in einer Gesellschaft. Auf der anderen Seite können Egoismus, Fremdenfeind-
lichkeit und Rassismus zutage treten.

Ein spannendes Experiment dazu machte René Hurlemann
während seiner Zeit als Professor für Psychiatrie am Universitätsklinikum Bonn mit Kollegen aus Lübeck und Oklahoma.
Sie befragten über hundert deutsche Studenten nach ihrer generellen Einstellung gegenüber Flüchtlingen, gaben ihnen dann
fünfzig Euro und ließen sie am Computer entscheiden, ob und
wie viel sie davon an Bedürftige spenden wollten – die eine Hälfte waren Flüchtlinge, die andere Einheimische. Anschließend
verabreichten sie der Hälfte der Teilnehmer ein Nasenspray mit
Oxytocin und führten den Versuch erneut durch. Ergebnis: Bei
den Teilnehmern, die eine generell positive Einstellung gegenüber Flüchtlingen hatten, erhöhte sich die Bereitschaft, zu
spenden – für Flüchtlinge und einheimische Bedürftige glei-

chermaßen. Auf die Teilnehmer, die vorher eine eher abwehrende Haltung gegenüber Migranten gezeigt hatten, hatte das Kuschelhormon keinerlei Effekt. Oxytocin kann also offenbar eine bestehende altruistische Veranlagung verstärken, sie aber nicht erzeugen.

Anschließend führten die Wissenschaftler einen weiteren Versuch durch: Wieder erhielten die Teilnehmer Oxytocin, und wieder sollten sie entscheiden, ob sie für Flüchtlinge oder für einheimische Bedürftige spenden wollten. Dieses Mal aber wurde ihnen bei jedem Fallbeispiel mitgeteilt, wie viel mehr ihre Vorgänger bereits gegeben hatten. Das Ergebnis: Plötzlich spendeten auch Personen mit einer eher negativen Grundeinstellung bis zu 74 Prozent mehr für Flüchtlinge als im vorangegangenen Experiment. Das zeigt: In einer Gruppe mit engem (oxytocinvermitteltem) Zusammenhalt hat das Vorleben einer sozialen Norm durch einen Angehörigen dieser Gruppe einen starken beispielhaften Charakter – selbst wenn dieses Verhalten zunächst von den persönlichen Einstellungen abweicht. Konkret auf die Flüchtlingssituation bezogen bedeutet das: Wenn Nachbarn, Freunde und Bekannte offen auf Zuwanderer zugehen und hilfsbereit sind, könnten sie damit auch tendenziell fremdenfeindlichere Mitmenschen zu einem Umdenken motivieren.

Nachdem Hurlemann diese Ergebnisse publiziert und erklärt hatte, führte das zu Anerkennung durch die Wissenschaft auf der einen und zu einer Welle der Empörung durch rechtsnational orientierte Personen auf der anderen Seite. Er wurde angefeindet und sogar bedroht, als »Frankenstein« betitelt, der deutsche Patrioten und Gegner der angeblichen muslimisch-afrikanischen Masseninvasion im Auftrag der politischen Entscheider mittels Drogen gefügig machen wolle.

Ich finde es erschreckend, dass in unserer heutigen Gesellschaft unabhängig und sauber arbeitende Wissenschaftler um ihre Sicherheit fürchten müssen, weil politisch radikal Gesinnten die Ergebnisse nicht gefallen. Dabei bestätigt die Reaktion der Kritiker genau das, was Hurlemann herausgefunden hat: Evolutionär bedingt ist das Bedürfnis nach Zusammenhalt und Verbundenheit mit Gleichgesinnten tief in uns verankert. So tief, dass es den Drang in uns auslösen kann, Andersdenkende auszuschließen und zu bekämpfen. Wie heftig und hässlich dieser Drang sein kann, haben wir erst kürzlich während der Coronapandemie erlebt. Es gehörte (na ja, während ich das hier schreibe, gehört es) zum Alltag, dass Forschende, die sich öffentlich für Maßnahmen zur Pandemiebekämpfung sowie pro Impfung äußerten, von Anders- beziehungsweise Querdenkenden beschimpft und bedroht wurden/werden. Eine zwar streng genommen nicht repräsentative, trotzdem klar richtungsweisende internationale Umfrage unter Forschenden, die im Fachmagazin »Nature« erschienen ist, gewährte gruselige Einsichten: Über 80 % der Befragten gaben an, nach öffentlichen Äußerungen persönlich angegriffen worden zu sein, 22 % hatten Androhungen von Gewalt erfahren, und 15 % berichteten sogar von Morddrohungen. Auch ich habe während meiner Berichterstattung zur Coronapandemie immer wieder Hasskommentare und -nachrichten erhalten. Das Phänomen »Hate Speech« ist vielschichtig und durch unterschiedliche gesellschaftliche, politische sowie sozialpsychologische Dynamiken bedingt. Aber ein Baustein dieser gruppenbezogenen Menschenfeindlichkeit ist das Oxytocin in unseren Köpfen. Es schenkt uns zwar ein herrliches »Wir«-Gefühl, im Umkehrschluss bildet es aber auch die Grundlage für das »Ihr«, »Ihr anderen«. Und diese anderen gemeinsam auszugrenzen, sie runterzumachen und sich gegenseitig mit Likes darin zu bestärken, lässt wiederum das »Wir«-Gefühl wachsen. Eine gefährliche Dynamik. Ich würde mir wünschen, dass wir in Zukunft das positive Potenzial von derlei neurowissenschaftlichen Erkenntnissen nutzen: dass wir einander mit mehr Verständnis begegnen und uns als

Angehörige der Spezies »Mensch« um ein friedliches Zu-sammenleben in dieser Welt bemühen. Wir können alle damit anfangen, uns so zu verhalten, wie wir es uns von unseren Mitmenschen erhoffen.

Der langen Rede Sinn

Und was zeigt uns all das in Bezug auf dieses komplexe Hormon Oxytocin? Dass es natürlich keine ausschließlich positive Wun-derdroge ist, die nach dem Motto »viel hilft viel« funktioniert. Das ist auch die Antwort für alle, die sich vielleicht schon ge-fragt haben, ob sie sich für die Lösung all ihrer Probleme nicht einfach eine Flasche Oxytocinnasenspray auf den Nachttisch stellen sollten. Davon würde ich abraten. Die Wirkungen von Oxytocin sind unglaublich komplex und Langzeiteffekte längst nicht ausreichend erforscht. Wer welche Rezeptoren besitzt und wie diese auf eine längerfristige oder wiederholte Gabe von Oxytocin reagieren, weiß noch niemand. Und ebenso wenig kann die Forschung abschätzen, wie sich eine dauerhafte Oxy-tocintherapie auf die sich noch entwickelnden Gehirne von autistischen Kindern oder die psychisch Kranker auswirken würde. Ob wir jemals mit Oxytocinnasenspray wie mit Schmerztabletten hantieren werden (wollen?), muss sich erst noch zeigen. Solange sollten wir, die ausreichend über Oxytocin und Rezeptoren für dieses komplexe Häufchen Eiweiß verfü-gen, uns glücklich schätzen und einfach jede Menge kuscheln. Denn – ja, noch ein Denn! – es ist unglaublich gesund und kann sogar das Leben verlängern!

Länger leben durch Kuscheln

Kuscheln reduziert Stress. Und zwar gleich über zwei Mechanismen. Zum einen unterdrückt das frei werdende Oxytocin die Amygdala, die Hauptakteurin bei der Angstreaktion in unserem Gehirn. Das bedeutet, Situationen, die uns normalerweise ängstigen oder richtig in Panik versetzen, verlieren deutlich an beunruhigender Wirkung, wenn ausreichend Kuschelhormon durch unser Gehirn strömt. Aktuell wird untersucht, ob Oxytocin vielleicht in Kombination mit Verhaltenstherapie bei Angst- und Panikstörungen eingesetzt werden kann.

Und zum anderen greift Oxytocin in die Hypothalamus-Hypophysen-Nebennierenrinden-Achse, unsere »Stressachse« ein, an deren Ende die Produktion der »Aktivitätshormone« Adrenalin, Noradrenalin und Cortisol steht. Oxytocin hemmt ihre Freisetzung und bringt so Ruhe in unser Herz-Kreislauf-System – so können Umarmungen mit einer geliebten Person den Blutdruck und die Herzfrequenz messbar senken. Regelmäßiges Kuscheln kann also tatsächlich das Risiko für Herzinfarkte und Schlaganfälle verringern. Und schon einmaliges In-die-perfekte-Brust-Schulterkuhle-Kuscheln kann nach einem stressigen Tag die geballte Ladung First World Problems einfach verpuffen lassen.

Darüber hinaus stärkt Oxytocin das Immunsystem – ebenfalls über die Senkung von Cortisol. Das unterdrückt nämlich unsere Abwehrzellen – gestresst werden wir also eher krank. Durch Kuscheln wird diese Wirkung umgekehrt. Dann steigt die Zahl der weißen Blutkörperchen, die Kämpfer unserer körpereigenen Abwehr, und Krankheitserreger werden sozusagen einfach weggeschmust. Dazu gab es mal einen ziemlich abgefahrenen Versuch: Wissenschaftler befragten vierhundert Menschen nach ihren sozialen Kontakten, ob sie sich gut aufgehoben fühlen und wie oft sie umarmt und gestreichelt werden. Und dann sprühten sie ihnen tatsächlich Erkältungsviren in die Nase! Das erstaunliche Ergebnis: Bei Menschen mit großen Freundeskreisen und verkuschelten Familien brach die Krankheit deutlich seltener aus.

Berührung kann aber noch mehr. Neben Oxytocin setzt sie in unserem Gehirn auch Dopamin und Opioide frei – ein Cocktail, der wahre Wunder bewirken kann. Massagen werden zwar oft belächelt als etwas, was sich Menschen mit viel Geld und Lust auf Luxus gönnen. Und es wird kaum anerkannt, was Masseure leisten können, vielleicht auch, weil keine langjährige wissenschaftliche Ausbildung nötig ist. Übersichtsstudien zeigen jedoch, dass Massagetherapie bei einer Vielzahl chronischer Erkrankungen Ängste abbauen, Depressionen entgegenwirken und sogar Schmerzen lindern kann.

Nimmt man alle Effekte des Kuschelns zusammen, erscheint es plausibel, dass häufiger Körperkontakt einer der Gründe dafür ist, dass Menschen in stabilen Partnerschaften länger leben als Singles. Und dass sie eine größere allgemeine Zufriedenheit angeben.

Trotzdem müssen diejenigen unter euch, die gerade keinen romantischen Kuschelpartner haben, glücklicherweise nicht verzweifeln. Auch das Treffen von Freunden, Unternehmungen in der Gruppe, zusammen lachen und tanzen erhöhen die Oxytocinkonzentration. Außerdem kann sich jeder mal eine Massage gönnen, und schließlich lässt auch das Streicheln von Haustieren das Oxytocin in unseren Gehirnen sprudeln. Deswegen werden zunehmend Tiere in Therapien eingesetzt – gegen psychische Erkrankungen, Schmerzen, Einsamkeit.

Wie wäre es also mit einer Katze oder einem Nebenjob als Hundesitter?

Mein ärztlicher Rat lautet: Egal, ob gegen Stress oder Angst, Probleme in der Partnerschaft, für die Gesundheit oder einfach aus Spaß: Kuschelt, was das Zeug hält! Es sollte genauso zu unserem Tag dazugehören wie die viel beschworene Portion Obst. Auf die Plätze, fertig, los!

Das ewige Kribbeln

Wie können wir die Leidenschaft erhalten?

Ich bin mir sicher, ihr wart alle schon mal verknallt. Mit Haut und Haar. Und ich bin mir ebenso sicher, ihr habt auch alle schon das Glück gespürt, das einem durch die Adern schießt, wenn diese Liebe erwidert wird. Jeder kennt es doch, dieses unfassbar wundervolle, elektrisierende Gefühl, das einen vor Freude fast platzen lässt. Trotzdem glaubt heute kaum noch jemand, dass Liebe ewig dauern kann. Und die Statistik scheint ihnen recht zu geben: In Deutschland wird jede dritte Ehe geschieden. Oscar Wilde hat es schon 1893 geahnt: »Man sollte immer verliebt sein. Das ist der Grund, warum man nie heiraten sollte.«

Kann das sein? Ist die feste Beziehung ein Liebestöter?

Eigentlich haben die Untersuchungen im Magnetresonanztomografen es uns doch gezeigt: Neurophysiologisch ist romantische Liebe durchaus auch nach jahrzehntelanger Beziehung möglich.

Nur wie? Und wie kann es überhaupt sein, dass ein so wundervolles, erfüllendes Gefühl wie Liebe einfach nachlässt?

Völlig klar: Einfache Antworten auf diese Fragen gibt es nicht. Aber unsere Gehirn- und Gefühlschemie liefert spannende Erklärungsansätze. Und ich sage: Wir können diese für unser Glück nutzen.

Denkt mal ganz fest an euer Lieblingsgericht. Wie sein verführerischer Duft in eure Nase steigt, euch das Wasser im Mund zusammenläuft und wie die Vorfreude darauf wächst. Vor euch steht eine große, wunderschön angerichtete Portion – so schön, ihr wollt euch reinsetzen. Dann führt ihr den ersten Bissen zum Mund, seine Konsistenz ist perfekt, und schließlich, endlich explodiert der Lieblingsgeschmack auf eurer Zunge. Yumm! Orgasmus im Gehirn!

Und jetzt stellt euch vor: Wann immer ihr hungrig seid, serviert euch jemand dieses Lieblingsgericht. Morgens, mittags, abends. Morgen, übermorgen, tagelang, wochenlang. Egal, wie köstlich – eher früher als später könnt ihr die Leibspeise nicht mehr sehen. Sie mutiert vor euren Augen zur grauen Masse, Geschmacksexplosion und Orgasmus verpuffen zu schnöder Eintönigkeit. Egal, wie sehr ihr sie vorher gemocht habt.

Das ist der grausame Effekt der Gewöhnung oder auf schlau: Habituation. Sie findet auf allen Ebenen des Körpers statt und ist eigentlich eine Überlebensstrategie unseres Gehirns. Wissenschaftlich erklärt beschreibt Habituation den Umstand, dass ein Individuum irgendwann nicht mehr auf schwache, ungefährliche Reize reagiert, wenn es diesen dauerhaft ausgesetzt ist. Sprich: Wir lernen, dass wir die Möbelstücke zu Hause nicht jedes Mal neu wahrnehmen müssen und dass wir nicht bei jedem Geräusch oder jeder Bewegung in unserem Blickfeld aufspringen und irgendwie reagieren müssen. Wenn unser Gehirn nonstop die komplette Fülle aller Reize, die permanent auf es einprasseln, verarbeiten müsste, würde es früher oder später wahrscheinlich einfach mit einem lauten Knall in die Luft gehen.

Die Habituation macht möglich, dass uns zwar die erste Rakete am Silvesterabend noch einen gehörigen Schrecken einjagt, wir einige Stunden später aber trotz des kriegsähnlichen Dauergeballers friedlich schlummern können. Wir gewöhnen uns an das Rauschen der Autobahn, die tickende Uhr oder das Tragen von Kleidung. Und ein Brillenträger sucht vielleicht seine Brille, obwohl sie längst auf seiner Nase sitzt. Wenn der auslösende Reiz dagegen lange genug pausiert, verschwindet auch der Effekt der Habituation wieder. Das fällt mir jedes Mal am Ende eines Sommerurlaubs auf: Wenn ich zu Hause wieder lange Hosen und vor allem feste Schuhe anziehen muss, empfinde ich das als waaahnsinnig nervig. So nervig, dass ich mich schon gefragt habe: Sind meine Füße etwa gewachsen? Wenige Stunden später spüre ich die Sneaker dann schon nicht mehr.

Diese einfachste Form des Lernens basiert darauf, dass Nervenzellen die Reize, die vom Gehirn als »unwichtig« aussortiert wurden, einfach nicht mehr weitergeben. Dabei spielen verschiedene molekulare Mechanismen eine Rolle: Erstens setzt die übertragende Nervenzelle weniger Neurotransmitter frei, zweitens schraubt die Empfängerzelle die Anzahl ihrer Rezeptoren runter, sodass diese weniger Botenstoff binden, und drittens werden die wenigen Neurotransmitter schnell wieder deaktiviert, sodass sie nur für kurze Zeit an die übrig gebliebenen Rezeptoren binden können. Folge: Funkstille.

Tja, und auch unser Belohnungssystem ist vor diesem Mechanismus der Habituation vermutlich nicht gefeit. Seine dauerhafte Stimulation führt ebenfalls zu einem Gewöhnungseffekt. Auch die buntesten Dopaminraketen haben irgendwann ihr Pulver verschossen. Die Speicher des Lustbotenstoffs leeren sich, die Rezeptoren der benachbarten Nervenzellen winken dankend ab, und die Dopaminwirkung lässt nach. Wie an einem kalten, verrauchten Neujahrsmorgen pfeift nur noch hier und da eine vergessene Dopaminrakete aus ihrem letzten Loch.

Die neuronalen Gewöhungsmechanismen führen dazu, dass uns etwas, was uns eben noch total glücklich gemacht hat, nach

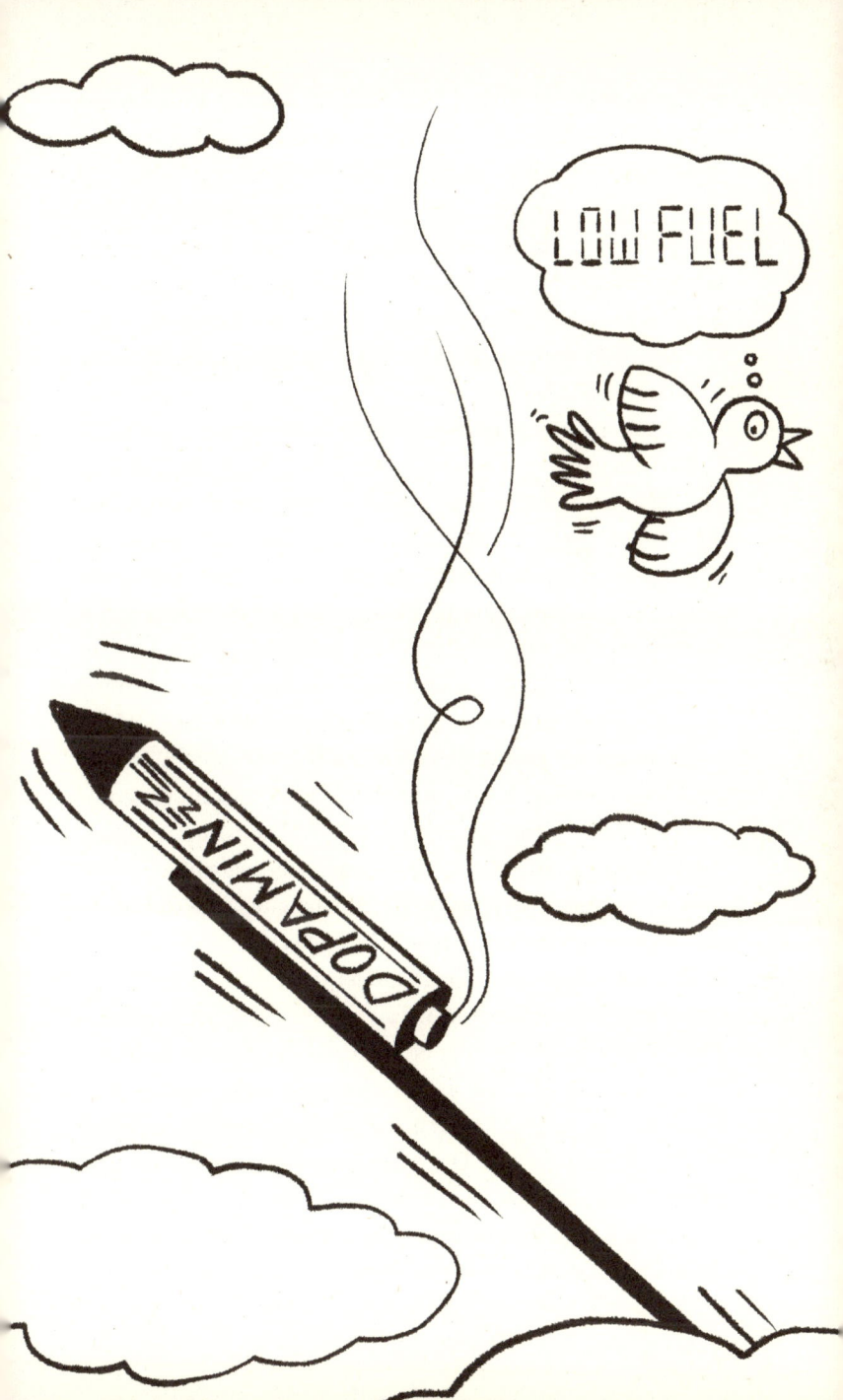

und nach langweilig wird. Dass auch das köstlichste Lieblings-essen nicht jeden Tag aufs Neue schmeckt, dass Kinder nach einiger Zeit keine Lust mehr auf dasselbe Spielzeug haben und dass Drogenabhängige ihre Dosis immer weiter erhöhen müssen, um den gleichen Effekt zu spüren. Auch wenn im Zu-sammenhang mit Drogen und Medikamenten der korrekte Ausdruck »Toleranzentwicklung« lautet – das Ergebnis ist das Gleiche: verminderte Reaktion des Organismus auf einen äußeren Reiz: Gewöhnung.

Dabei kann es sogar passieren, dass uns die Präsenz des Lieb-lingsspielzeugs, der Leibspeise oder eben auch des Partners nicht nur gleichgültig wird, sondern richtig nervt! Denn wenn die Dopaminraketen erlöschen, werden auch die genüsslich-beruhigenden Opioide nicht mehr freigesetzt. Das heißt, das Gefühl der Befriedigung bleibt aus. Stattdessen machen sich Unzufriedenheit und innere Unruhe breit. Das Gefühl ist nun: irgendwas fehlt. Und das bekomme ich hier nicht. Ich muss weg, ich muss weiter, eine neue Befriedigung suchen.

Zu Zeiten der Jäger und Sammler war der Mechanismus ein anderer: Von Hunger und dem Belohnungszentrum angetrie-ben, streiften unsere Vorfahren durch die Landschaft, ertüftel-ten Werkzeuge und Waffen und gingen tagelang auf Jagd. Für jede Mahlzeit mussten sie große Anstrengungen vollbringen, die Belohnung dafür war schließlich gerechtfertigt und »pro-portional«. Es gibt die Theorie, dass die Habituation damals eine wichtige Funktion besaß: dass schon der kurze Überfluss – eine reichhaltige Ernte oder eine besonders erfolgreiche Jagd – zu Gewöhnungseffekten am Belohnungssystem führten. Die Folge war der nervöse Versuch, durch mehr Nahrung mehr Zu-friedenheit auszulösen. Die Menschen »überaßen« sich und waren so für definitiv anstehende karge Zeiten gewappnet. In folgenden Perioden der Knappheit hatte das Belohnungssystem dann ausreichend Zeit, sich zu erholen. Wurde Tage später das nächste Mammut erlegt, waren Appetit und Freude wieder angemessen groß.

Das Problem der heutigen Überflussgesellschaft in den Industrieländern ist aber: Es gibt keine Mangelzeiten. Wir legen keine Pausen ein. Studien haben ergeben, dass einige Menschen im Schnitt alle elf Minuten (wem fällt da noch der Werbeslogan eines bekannten Online-Partnervermittlungsportals ein?) einen neuen Stimulus brauchen, das heißt, aufs Handy schauen, das neueste YouTube-Video gucken, etwas auf Instagram posten müssen. Weil sie glauben, sich sonst zu langweilen. Wir konsumieren, übersättigen uns, sind unzufrieden und jagen der nächsten Erfüllung nach.

Für unsere Beziehung heißt das: So toll und heiß unser Partner in unseren Augen auch sein mag – wenn wir nonstop mit ihr oder ihm zusammen sind, weicht die anfängliche Faszination irgendwann einer (wenn auch [bestenfalls] liebevollen) Normalität.

Dazu kommt das Nachlassen der verrückten »Verliebtheitschemie«. Wir sehen die Dinge wieder klarer, uns fällt plötzlich der eine oder andere Makel des Partners auf. Mit der Zeit sinkt vielleicht die Sexfrequenz, die Oxytocinproduktion nimmt ab, und damit können auch Bindungsgefühle nachlassen. Obendrein bekommen wir höchstwahrscheinlich nicht mehr jeden Morgen Kaffee ans Bett. Pffffff …

Gemeinsame Action gegen Langeweile

Wie können wir verhindern, dass unser Partner oder unsere Partnerin, dass die Beziehung an Reiz verliert, uns gar nervt? Eine häufige (ich wette, auch ihr kennt solche Paare), meist unbewusste und ziemlich destruktive Strategie ist die, für neue Aufregung zu sorgen, indem Partner/-innen fremdgehen oder unnötige Dramen anzetteln. Die Folge ist zwar Nervenkitzel, aber eher in Form von Streit und Trennungsstress. Nicht zu empfehlen.

Es klingt banal, ist aber fundamental: Wir brauchen Pausen! Nicht von der Beziehung, aber voneinander. Nur so können wir den Effekt der Habituation wieder aufheben. Konkret heißt das: *Eine* Liebe kann dich nicht voll und ganz erfüllen, *ein* Mensch allein kann dich nicht glücklich machen. Wir alle brauchen Abwechslung, Herausforderungen, Hobbys – und müssen sie auch dem anderen zugestehen. Nur wenn jeder Zeit und Raum hat, er oder sie selbst zu sein, bekommt das Belohnungssystem die notwendigen Erholungspausen und wird anderweitig stimuliert und wieder aufgeladen. Und nur wer autonom funktioniert, schafft es, dies auch dem anderen zuzugestehen. Erst dann hat die Lust auf das Wir auch langfristig eine Chance.

Und damit wird auch deutlich, was wir natürlich alle wissen: Wahre Liebe bedeutet nicht, jemanden zu besitzen und ihn fest an sich zu binden, sondern ihm oder ihr die richtige Mischung aus Freiheit und einem doppelten Boden zu bieten. Dazu gehört nicht nur, ihm eigene Hobbys zu »gestatten«, sondern ihn aktiv bei der Selbstentfaltung zu unterstützen. Wenn wir wiederum merken, dass unser Schatz an *uns* glaubt und uns sogar ermuntert, eigene Herausforderungen zu suchen und anzupacken, gibt uns das einen echten Zufriedenheitsboost. Außerdem erhöht das unser Selbstvertrauen und die Zuversicht, anvisierte Ziele tatsächlich zu erreichen – wir wachsen und entwickeln uns weiter. Das fühlt sich toll an, und die Freude überträgt sich direkt auf unsere Beziehung. Mir fällt zum Beispiel immer wieder auf, wie ich gerade dann, wenn ich ganz allein eine Herausforderung gemeistert habe, auch vor Zufriedenheit über meine tolle, erfüllende Beziehung platzen könnte. Und wie mich andersherum von Jonas erreichte Ziele so froh und stolz machen, dass ich denke: *Ja, Mann, das ist halt echt 'n cooler Typ! Und zwar* mein *echt cooler Typ! Jippi!*

Zu Entfremdung sollte das Autonomiebestreben natürlich nicht führen. Gemeinsame Ziele definieren, über Probleme sprechen, einfach Zeit miteinander verbringen ist essenziell für die Qualität der Beziehung – das belegen zahlreiche Studien. Sie zeigen aber auch, dass es wichtig ist, womit wir diese Zeit verbringen. Auch das wird vermutlich niemanden überraschen, aber aus eigener Erfahrung weiß ich: Eine kleine Erinnerung schadet nicht: Die Zufriedenheit in einer Beziehung steigt mit Aktivitäten, in denen Paare intensiv miteinander agieren – tanzen, essen oder ins Theater gehen –, viel signifikanter, als wenn Partner beispielsweise nebeneinander auf dem Sofa sitzen und durch ihre Instagramfeeds scrollen. So gemütlich und entspannend sich das nach einem anstrengenden Tag auch anfühlen mag, der langfristige Effekt ist Langeweile. Und das ist natürlich gemein, denn (wahrscheinlich gibt es Ausnahmen – aber in der Regel) nicht der Mensch neben dir auf dem Sofa ist langweilig geworden, sondern seine dauerhafte Verfügbarkeit gaukelt dir das vor. Je aufregender die gemeinsamen Unternehmungen dagegen sind, desto besser sind sie für die Beziehung – und zwar langfristig. Ob ihr Karten spielt, zusammen eine Kletterwand besteigt oder um den Globus reist.

Und eine wichtige Rolle spielt dabei wahrscheinlich wieder das Belohnungssystem: Es reagiert nämlich am heftigsten auf überraschende Ereignisse. Schöne, unerwartete, auch gefährliche Dinge setzen Dopamin und Adrenalin frei. Herrlich kribbelige Aufregung durchströmt uns und der Wunsch nach mehr – woher kennen wir das noch? Na klar: vom Verknalltsein. Diese ekstatischen Gefühle mit unserem Herzensmenschen gemeinsam zu erleben, sie zu teilen und so zu verdoppeln, ist doch das pure Glück!

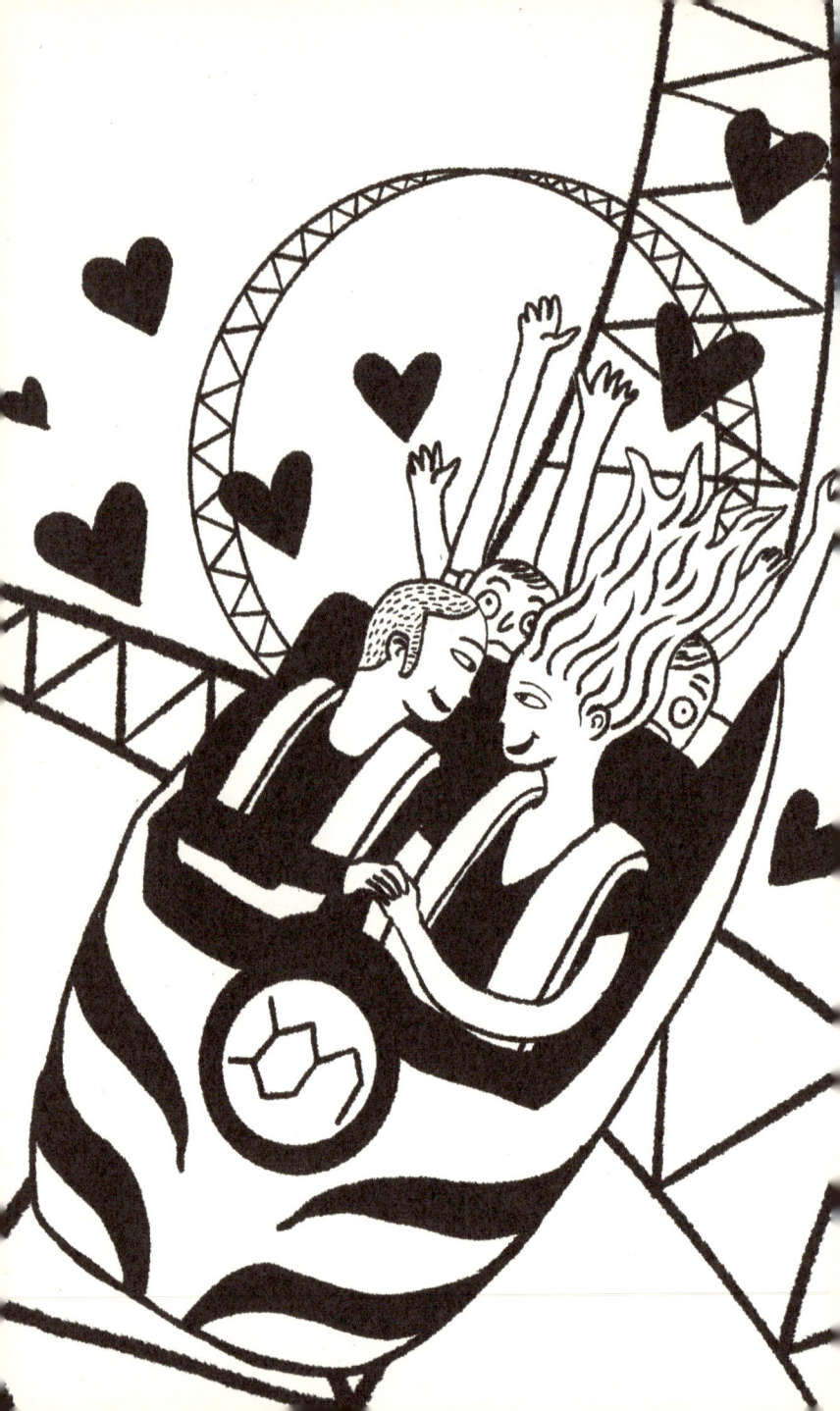

Der Wirksamkeit dieses Phänomens für die Zufriedenheit lang-jähriger Beziehungen ging der US-Psychologe Arthur Aron nach. Er band Paare an Händen und Füßen aneinander zusam-men und schickte sie in einer Turnhalle gemeinsam durch ei-nen Hindernisparcours. Die Pärchen sollten dabei ein Kissen zwischen ihre Köpfe oder Körper klemmen – und es ja nicht fallen lassen. Vor und nach diesem Experiment dokumentierte der Forscher, wie zufrieden die Paare mit ihrer Beziehung wa-ren. Ergebnis: Nachdem die Fesseln gelöst waren, fühlten sich die Partner einander näher als vor dem Experiment.

Gemeinsame Herausforderungen lassen die Raketen in den Belohnungssystemen beider Köpfe synchron feuern, der folgende Adrenalinrausch die Herzen gemeinsam höherschla-gen – das schweißt zusammen. Gute Laune erfüllt die Bezie-hung, und Langeweile hat keine Chance.

Es gibt Paare, für die hat Streit denselben Effekt. Auch hitzige Diskussionen setzen Adrenalin frei und können die Lust auf-einander steigern (wie viele Filmszenen gibt es, in denen Mann und Frau sich eben noch an die Gurgel und dann ganz plötzlich an die Wäsche wollen?!). Ich möchte glücklich liebende Partner auf keinen Fall zum Zanken anstacheln, aber vielleicht das Image von Auseinandersetzungen etwas polieren. Streiten ist eine Herausforderung, für deren Meistern Probleme gemein-sam gelöst und neue Einigkeit gefunden werden müssen. Es ist wichtige Arbeit an der Beziehung, die Partner zusammen an-gehen. Wenn sie gelingt, bedeutet das Weiterentwicklung: Die Partnerschaft wird auf eine neue Ebene gehoben und bietet Überraschungen sowie Entfaltungsmöglichkeiten für beide Be-teiligten. Die Liebe bleibt lebendig – ein hervoragendes Mittel gegen Langeweile. Und obendrein würdigt das Belohnungs-system die Anstrengung: Das Ergebnis ist meist ein neues, ein tieferes Level an Liebe.

Gegensätze ziehen sich an!
Ziehen Gegensätze sich an?

Gemeinsames Erleben, gemeinsame Überraschungen fördern also Verliebtheit und sexuelle Lust. Wer aufmerksam gelesen hat, weiß aber auch: Die Lösung ist natürlich nicht, jetzt *jeden Tag* mit dem Liebsten zum Achterbahnfahren oder Fallschirmspringen zu gehen. Eine Überstimulation des Belohnungssystems verhindert anhaltende Zufriedenheit und kann eine Beziehung, die nicht funktioniert, auch nicht retten.

Denn klar, auch das ist ein realistisches Szenario: Wenn das Abflachen der anfänglichen Verliebtheit den Blick auf den Partner ungeschönt preisgibt (#nofilter!), stellen wir plötzlich fest: Wir passen nicht zusammen. Dann empfinden wir möglicherweise gerade ihre Extrovertiertheit, die wir zuerst so spannend und aufregend fanden, als anstrengend. Oder seine anfangs als romantisch empfundene Anhänglichkeit als extrem nervig. Dann sind vielleicht die Gegensätze zu groß. Denn während diese sich am Anfang einer Beziehung zwar anziehen mögen, weil sie neu und anregend sind, werden in einer langen Beziehung die Ähnlichkeiten immer wichtiger. Wir wollen jemanden, dessen Gehirn funktioniert wie unseres. Jemanden, der denkt und fühlt wie wir. Studien haben gezeigt: Je besser wir uns in eine Person hineinversetzen können und je besser wir uns von ihr verstanden fühlen, desto stärker springt unser Belohnungssystem an und desto attraktiver finden wir unser Gegenüber. Andersherum aktiviert das Gefühl, missverstanden zu werden, Gehirnareale, die für negative Gefühle und Schmerzen zuständig sind. Deswegen kann es auch so wehtun, wenn der oder die Liebste die eigenen Prinzipien oder Wünsche nicht teilt.

Auf die Frage, warum einige Beziehungen einfach nicht funktionieren, gibt es natürlich keine Patentantwort. Und wenn man feststellt, dass es einfach nicht läuft, ändert auch die flotteste Achterbahnfahrt nichts daran.

Aber *wenn* eine Beziehung funktioniert, macht sie mit mehr Spaß einfach mehr Spaß. Also: Hintern hoch! Ich weiß, das ist sooo viel leichter gesagt als getan. Wir alle kennen die bleierne, tja, nenne ich das jetzt »Faulheit« oder »Gemütlichkeit«?, die einen nach einem langen Arbeitstag in die Horizontale aufs Sofa zerrt. Auch dahinter steckt ein fieser, uralter Mechanismus unseres Gehirns. Denn es liiiiebt die Routine. Abläufe, die es immer wieder vollzieht, sitzt es irgendwann auf der halben Pobacke ab. Und das erleichtert uns extrem das Leben: Mühelos putzen wir uns die Zähne, schreiben etwas auf, parken rückwärts ein und gehen dieselben Wege. Aber zwangsläufig schleichen sich auch unerwünschte Gewohnheiten ein: der Griff nach den Süßigkeiten, Nasebohren, auf dem Sofa kleben. Nur, wenn wir uns das bewusst machen und uns einen Tritt in den Hintern geben (lassen), können wir das ändern. Und meistens sind wir überrascht, wie viel Spaß es macht, etwas Neues auszuprobieren. Dopamin!

Lachen ist ansteckend

Interessanterweise hat sich gezeigt, dass wir Gesichter, die gerade Spaß haben – sprich: lächeln oder lachen –, besonders attraktiv finden. Sie stecken uns an, wir lächeln ebenfalls und aktivieren damit Muskeln in unserem Gesicht, die über Nervenbahnen Endorphine in unserem Gehirn freisetzen. Lachen kann uns sogar glücklicher stimmen, wenn uns eigentlich gar nicht danach ist! Noch ein Grund, das öfter gemeinsam zu tun. Und positive Gewohnheiten in den Alltag einzubauen. Wie regelmäßige Sporteinheiten oder Date Nights. Apropos Date Nights: Intimität und Sex helfen natürlich auch, Leidenschaft lebendig zu halten. Zum einen durch die Produktion von Oxytocin, zum anderen durch ein Mehr an Testosteron im Blut. Das triggert die Dopaminproduktion. Und beides sorgt für mehr Lust.

Und – auch, wenn es mir sehr zuwider ist, in diesen Kategorien zu denken – die Neurowissenschaft untermauert die Gültigkeit eines Klischees: Die Aktivität von Frauen- und Männergehirnen unterscheidet sich auf typische Weise, wenn sie verliebt sind. Während bei den Herren der Schöpfung Areale aktiver sind, die visuelle Reize verarbeiten, springen bei Frauen vermehrt Bereiche an, die für Aufmerksamkeit, Erinnerungen und Kommunikation zuständig sind. Was uns dazu führt, anzunehmen, dass Männer aller Wahrscheinlichkeit nach tatsächlich mehr auf das Aussehen achten, wenn es um die Liebe geht. Vielleicht, weil sie seit Millionen von Jahren darauf eingefahren sind, ihre Partnerin auf Gesundheit und Gebärfähigkeit abzuchecken. Und dass Frauen es eher auf den Charakter, auf die »inneren Werte«, absehen: Kann der Mann gut für mich und meinen Nachwuchs sorgen? Das einzuschätzen ist deutlich schwieriger und erfordert Aufmerksamkeit, Erinnerungsvermögen und intensive Gespräche. Für die Langzeitzufriedenheit in einer Beziehung könnte das bedeuten: Mädels, zieht euch was Hübsches an zur Date Night, und Jungs, gebt ruhig mal was von euch preis, erzählt, wie es euch geht und was euch bewegt! Ich muss aber hinzufügen: Wenn die Areale bei einem Geschlecht aktiver arbeiten, heißt das nicht, dass sie beim anderen stumm sind. Auch bei uns Mädels essen die Augen mit, und intensive Gespräche sorgen auch bei Kerlen für mehr Nähe. Versteht mich nicht falsch, ich möchte nicht suggerieren, dass wir Frauen uns jetzt ständig hübsch machen und die Männer viel reden müssen. An bestimmten Tagen gibt es nichts Herrlicheres, als sich ungekämmt und in Jogginghosen aneinanderzukuscheln und nichts zu sagen. Diese Art von Intimität ist natürlich wichtig (Oxytocin, Vertrauen, Bindung!) –, und oft finden wir den Partner und die Partnerin genau so am allerschönsten. Aber sich ab und zu Mühe zu geben und Zeit für Besonderes zu nehmen, lohnt sich. Wieder lautet das Ergebnis: mehr Lust!

Ihr merkt, wir streben alle ständig nach Lust und Spaß. Was sich im ersten Moment platt anhört, hat natürlich einen tieferen Sinn. Wir wissen es schon aus »Schmetterlinge im Bauch – Wenn wir total verknallt sind«: Unser Belohnungssystem motiviert uns mit dem Gefühl von Lust zu den Handlungen, die erstens für unser Überleben und zweitens für unsere ständige Weiterentwicklung wichtig sind. Ein Modell aus der Paarwissenschaft mit dem hübschen Titel »Selbstexpansionsmodell« besagt, dass auch unsere Partnerwahl nach genau diesem Mechanismus, nach der Funktionsweise des Belohnungssystems, abläuft. Etwas überspitzt formuliert: Wir wollen jemanden, von dem wir in unserer persönlichen Entwicklung profitieren. Gemäßigter ausgedrückt: Wir wünschen uns jemanden, dessen Fähigkeiten, Vorstellungen und soziales Netzwerk eine Bereicherung für uns darstellen. Und auf romantisch: Wir suchen unsere zweite (bessere?) Hälfte.

Ich glaube, das stimmt: Nur wenn wir in einer Beziehung das Gefühl haben, einander zu ergänzen, gemeinsam »besser zu sein« als allein, sind wir gern dazu bereit, einen Teil unserer Autonomie für das neue Wir aufzugeben. Dann empfinden wir das nicht als einen Verlust von Freiheit, sondern als Erweiterung des Selbst. Die Partnerschaft weitet unseren Horizont, lässt uns Neues entdecken, dazulernen und ein größeres Netzwerk knüpfen. Und das größere Netzwerk eröffnet uns wieder neue Welten, bietet Unterstützung in allen Lebenslagen – und das Schönste: Die Freude geliebter Personen potenziert die eigene. In der Summe eröffnet uns die Partnerschaft so mehr Möglichkeiten, ein vielfältiges, erfolgreiches und erfülltes Leben zu führen. Es mag paradox klingen, aber beide »Ichs« wachsen, wenn sie zu einem »Wir« zusammenschmelzen. Und indem wir auch nach langjähriger Beziehung weiterhin gemeinsam neue und aufregende Dinge unternehmen, entwickeln wir uns zusammen weiter.

Natürlich immer in Abwechslung mit ausreichenden Erholungsphasen, in denen jeder seine eigenen Ziele verfolgen und das Belohnungssystem seine Speicher füllen darf. Phasen, in denen nicht Erotik und Abenteuer, sondern gute Zusammenarbeit, Freundschaft und Fürsorge die Hauptrollen spielen. Oder in denen Probleme auftauchen, Partner Fehler machen, sich ordentlich streiten und dann wieder vertragen dürfen. Gehört natürlich auch alles dazu.

Ich bin der Überzeugung, dass wir, wenn wir unsere eigene Persönlichkeit und gleichzeitig die Beziehung in stetigem Teamwork mit dem oder der Liebsten weiterentwickeln, uns statt Stillstand gemeinsame Herausforderungen suchen, die Chance auf ein dauerhaft funkelndes Liebesnetzwerk in den Köpfen beider Beziehungspartner erhöhen. Und immer wiederkehrende, elektrisierende Adrenalinspitzen in unserem Blut. Dann kann es sie geben, die ewige Liebe. Mit Romantik, Lust und Leidenschaft. Und Oscar Wilde hatte vielleicht doch nicht bei allem recht.

Das gebrochene Herz

Kalter Entzug

»Kann man an Liebeskummer sterben?« Meine Freundin Nina sitzt vor mir im Café, wobei: »Sitzen« ist eigentlich zu viel gesagt. Wie ein Häufchen Elend kauert sie auf ihrem Stuhl, ein Arm liegt schlaff auf dem Tisch, der andere scheint mit letzter Kraft ihren hängenden Kopf zu stützen. Ihre Augen blicken matt, die dunklen Ringe darunter sind so tief, dass ich fürchte, Nina könnte komplett darin verschwinden. Eigentlich will ich lächeln ob ihrer Frage – bei ihrem Anblick beschleicht mich aber die Sorge, dass es tatsächlich möglich ist … Seit Sven sie vor drei Wochen verlassen hat, hat sie abgenommen, ihre Gesichtshaut wirkt fahl, die Haare stumpf. Sie bewegt sich so langsam und kraftlos, als würden schwere Gewichte auf ihren Schultern lasten. Unglaublich, was Liebeskummer mit einer jungen, hübschen Frau anrichten kann!

»Es tut so weh. Ich kann nur an ihn denken, sitze da und starre vor mich hin. Mein Leben hat keinen Sinn mehr.«

O weh, arme Nina. Bringt es etwas, ihr zu erklären, was gerade in ihrem Körper passiert?

Wir wissen: Wenn wir verliebt sind, lässt jeder Gedanke an die angebetete Person die Dopaminraketen in unserem Belohnungssystem nur so krachen. »Ich brauche sie, jeeeeetzt!«, hallt es durch unsere Gehirnwindungen – vermutlich liegt unser Serotoninspiegel etwa auf dem Level eines Patienten mit

jetzt klingel
schon!

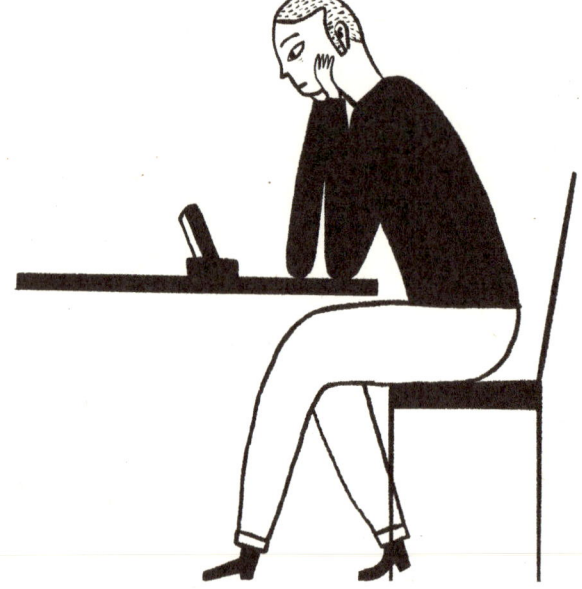

Zwangserkrankung. Das Ergebnis ist: Obsession. Wird die Liebe aber nicht erwidert, plötzlich Schluss gemacht, ist das ein Drama.

»Warum will sie mich nicht?« »Er muss doch sehen: Wir sind füreinander geschaffen!« Wir suchen die ganze Welt nach schicksalhaften Zeichen ab, die uns bedeuten könnten, dass alles ein Irrtum ist, dass sie sicher bald anruft, er ganz bestimmt gleich vor unserer Tür steht. Es kann doch kein Zufall sein, dass das gemeinsame Lied genau jetzt im Radio läuft! Jeder dieser Gedanken entfacht neue Dopaminraketen und damit schmerzendes, stetig wachsendes Verlangen. Können wir es nicht stillen, weil der andere uns einfach nicht mehr will, wird alles noch schlimmer: Zum einen setzt unser Gehirn die glückserfüllenden Opioide nicht frei – das Gefühl der Befriedigung bleibt aus –, stattdessen werden wir unruhig und reizbar. Und zum anderen führt das Warten auf die ersehnte Belohnung – der Kuss der oder des Liebsten – zur Produktion von noch mehr Dopamin. Zusätzlich fahren bestimmte Nervenzellen ihre Aktivität hoch, die zwar selbst kein Dopamin freisetzen, das Belohnungssystem aber weiter dazu antreiben, sodass der Kreislauf des Verlangens noch weiter an Fahrt gewinnt. Es kann ins Unermessliche steigen und mit ihm die leidenschaftliche Verzweiflung. Ich schätze, jeder kennt es: Was wir nicht haben können, wollen wir umso mehr. Amerikanische Wissenschaftler nennen dieses Phänomen *frustration attraction* – also »Attraktion durch Frustration«. Je länger wir unerwidert schmachten, desto größer wird die Liebe für unser Schmachtojekt.

Und desto heftiger werden die körperlichen Reaktionen, die die aus dem Takt geratene Hirnchemie über den Hypothalamus, den Steuermann unseres vegetativen Nervensystems, auslöst. Die liebeskummerkranken Hirnwindungen schreien ihn an: »O Mann, wir müssen diesen Typen zurückbekommen!« »Wir dürfen die Frau nicht gehen lassen! Los, los, tu was, tuuuuu waaaaas!« Voller Panik zieht der Hypothalamus den Abzug an der »Stressachse« (über die lest ihr alles im Kapitel »Wenn das Blut in den Adern gefriert – Angst!«): Adrenalin, Noradrenalin und Cortisol schießen durch unsere traurigen Adern. Uns schlägt das Herz bis zum Hals, wir atmen schneller, schwitzen und zittern. Das Fatale: Stress kurbelt die Dopaminkonzentration in unserem Gehirn noch weiter an, das Verlangen nach dem, was wir nicht haben können, steigt und damit die Stressreaktion – ein Teufelskreis. Und ein grauenhaftes Gefühl. Es macht es uns unmöglich zu essen oder zu schlafen. Viele Verlassene fühlen sich, als würden sie jämmerlich zugrunde gehen.

Also die ganz berechtigte Frage: Kann man an Liebeskummer sterben?

Ihr habt die Parallelen wahrscheinlich längst erkannt, und ja, es stimmt: Biochemisch gleicht der Zustand des Verlassenseins dem eines Kokainjunkies auf kaltem Entzug. Denn wie wir wissen: Stimulierende Drogen missbrauchen die Mechanismen der Liebe. Sie aktivieren unser Belohnungssystem, insbesondere den Nucleus accumbens, und gaukeln uns die Maximalvariante des schönsten Gefühls, das wir kennen, vor. Die perfekte Kombination aus Lust, Glück, Befriedigung, Selbstvertrauen, Angstfreiheit und Sinnerfüllung. Unser Gehirn, jede Zelle unseres Körpers schreit: »Meeeeehr!«, und eine erneute Dosis muss her. Das Problem: Über den Mechanismus der Gewöhnung lässt die Wirkung der Droge bald nach, es muss immer schneller mehr her, Sucht entsteht. Wenn das magische Pulver, die bunte Pille oder offenbar auch der ersehnte Kuss ausbleibt, sind Verzweiflung, Angst und quälender Schmerz das Ergebnis. Untersuchungen von Menschen mit »gebrochenem Herzen« haben das bestätigt: In der funktionellen Magnetresonanztomografie leuchten neben dem Belohnungssystem auch die Inselrinde und der cinguläre Kortex auf. Wir haben sie in den Gehirnen Verliebter kennengelernt, wo sie Emotionen und Rückmeldungen unserer inneren Organe (wie Herzklopfen, Schwitzen und Nervosität) mit kognitiven Informationen verflechten. Sie haben aber noch eine weitere wichtige Funktion: Sie vermitteln Schmerz und Not.

Wie stark Menschen unter einem gebrochenen Herzen leiden und ob sie tatsächlich in diesen suchtähnlichen Teufelskreis geraten, ist individuell sehr unterschiedlich und hängt von vielen Faktoren ab. Alter, Intensität der Verliebtheit, Beziehungsdauer, gemeinsame Kinder, Persönlichkeitsmerkmale ... So kann ein starker, unabhängiger Charakter vor Liebeskummer schützen, während Schüchterne oder Personen mit geringem Selbstwertgefühl oft stärker leiden. Auch Menschen, die während einer Beziehung zu besitzergreifender Liebe neigen, werden nach dem Aus oft intensiver von Liebeskummer heimgesucht als die, die dem anderen von vornherein mehr Freiräume zugestehen.

Männer und Frauen leiden grundsätzlich unterschiedlich. Frauen weinen mehr, haben Schwierigkeiten zu schlafen, essen häufig entweder zu viel oder zu wenig und wollen oft reden, reden, reden. Männer hingegen verschanzen sich lieber, sind allein, greifen häufiger zu Alkohol und Drogen und neigen eher zu aggressivem Verhalten. Diese Unterschiede sind aber vermutlich kulturell bedingt, die Gehirnaktivitäten sind bei Liebeskummer nämlich unabhängig vom Geschlecht die gleichen. Für beide gilt: Die Qual ist real, neurochemisch bewiesen.

Um zu verstehen, WIE quälend das schmerzende Verlangen sein kann, bei Drogen- genau wie bei Liebesentzug, vergegenwärtigen wir uns noch einmal den ursprünglichen Sinn unseres Belohnungssystems: Seine Biochemie soll uns unsere existenziellen Bedürfnisse klarmachen. Es sagt uns, was wir zum Überleben brauchen. Wenn wir dieses Verlangen nicht befriedigen, entsteht nichts Geringeres als das Gefühl, dass uns die Grundlage für unser Überleben fehlt. Dass unsere genetische Zukunft auf dem Spiel steht! Diese Empfindungen, beziehungsweise ihre Entstehung, werden uns zwar so nicht bewusst, erklären aber einen Teil des Elends, das ein Verlassener spürt.

Obendrein arbeiten in den Gehirnen von Menschen, die an einer Trennung leiden, auch die Strukturen mit, die mit Gefühlen familiärer Zuneigung in Verbindung stehen und mit längerer Beziehungsdauer aktiver werden. In dem Maße, wie sie uns Liebe schenken können, verursachen sie nun Schmerzen. Wir wissen: Zugehörigkeit und Zuneigung sind absolute Grundbedürfnisse. Das Gefühl unerwiderter Liebe gleicht daher der existenziellen Verzweiflung, mit der verlassene Babys nach ihren Müttern rufen.

Wie eng die Gefühle Liebe, Trauer und Schmerz neurobiologisch miteinander verknüpft sind, werden wir im nächsten Kapitel, »Von Trauer und Schmerz – Helfer in der Not«, genauer sehen *(Stay tuned!)*. Nur so viel: Unerfüllte Sehnsucht kann sich zu Todesangst aufschaukeln – uns glauben lassen, das Leben habe keinen Sinn mehr.

Da musst du durch: die Liebeskummerphasen

Oft wird Liebeskummer ganz unromantisch in unterschiedliche Phasen gegliedert, genau wie der Prozess der Trauer um den Tod einer nahestehenden Person. Diese Phasenmodelle sind nicht ganz unumstritten, denn es hat sich gezeigt: Trauerprozesse sind individuell sehr unterschiedlich, und Gefühle halten sich nicht an Ablaufpläne oder Reihenfolgen. Die in den Phasen beschriebenen emotionalen Reaktionen können alle auftreten – nacheinander, gleichzeitig oder hin und her wechselnd –, müssen sie aber nicht. Andere Abläufe bedeuten also nicht, dass der Trauerprozess pathologisch ist.

In der ersten Phase möchten Verlassene schlicht nicht wahrhaben, dass die Beziehung vorbei ist. Sie stehen unter Schock – und genauso reagiert der Körper. Er produziert riesige Mengen an Stresshormonen und versucht gleichzeitig, sich vor einem Zusammenbruch zu schützen, indem er Opioide als Schmerz- und Beruhigungsmittel ausschüttet. Dadurch können sich Verlassene fühlen wie in Watte gepackt, als würden sie die ganze Szene von außen betrachten.

Dann lässt der Opioid-Puffer irgendwann nach, die Gefühle brechen schonungslos auf die Verlassenen herein: Wut, Verzweiflung, Fassungslosigkeit, manche entwickeln sogar einen richtigen »Liebes-Hass«. Es gibt kein anderes Gefühl, das so häufig Grund für Tötungsdelikte ist wie die unerwiderte Liebe.

In der dritten Phase versuchen die Trauernden dann oft, zu verhandeln. Von Leidenschaft gebeutelt, geben sie noch einmal alles, um den geliebten Menschen zurückzuerobern. Sie versprechen das Blaue vom Himmel, manchmal bis zur Selbstaufgabe – Hauptsache, sie oder er kommt zurück, manche mutieren sogar zu Stalkern.

Irgendwann kommt dann der Punkt, da merken die Verlassenen und ihre Gehirne: Okay, das war es wirklich. Er kommt nicht zurück. Sie liebt mich nicht. Resignation setzt ein. In dem Moment verpackt das Belohnungssystem seinen Dopaminzündstoff in funkensicheren Kisten und verstaut diese ganz tief in seinem Keller. Die Folge: Dopaminmangel und mit ihm Gefühle von Lethargie und Trauer. Bis zu vierzig Prozent der Herzgebrochenen entwickeln sogar eine handfeste Depression. Das Gleiche passiert übrigens im Tierreich: In einem Versuch mit den monogamen Präriewühlmäusen »klauten« Wissenschaftler den männlichen Nagern ihre Weibchen. Zuerst suchten sie aufgebracht und nervös nach ihren Herzdamen, dann ließen sie sich buchstäblich hängen: Als die Forscher sie mit ihren Schwänzen an einen Stab banden, zappelten und strampelten sie nicht, sondern hingen schlaff herab. Wie Nina auf ihrem Stuhl. Verabreichten die Forscher den Mäusen Antidepressiva, ging es ihnen jedoch schlagartig besser.

Manchen Liebeskummerleidenden geht es sogar so schlecht, dass sie Selbsttötungsgedanken hegen – und sie durchaus wahr machen.

Broken-Heart-Waaas?

Ja, Liebeskummer kann richtig krank machen. Die Stresshormone Adrenalin, Noradrenalin und Cortisol belasten Herz und Gefäße, der Blutdruck steigt, und das Immunsystem wird unterdrückt. So gesellen sich auch gern virale oder bakterielle Infekte zum Unglück der Leidenden.

Und schließlich kann das gebrochene Herz tatsächlich lebensgefährlich sein. Das »Broken-Heart-Syndrom« äußert sich in heftigen Brustschmerzen, Luftnot und Todesangst – genau wie ein Herzinfarkt. Die Betroffenen, meist sind es Frauen jenseits der Wechseljahre, müssen sofort ins Krankenhaus, und hier zeigt sich den Ärzten ein verwirrendes Bild: Auch das EKG sieht nämlich aus wie bei einem Infarkt, und die Blutabnahme liefert ebenfalls infarkttypische Werte. Aber bei der Koronarangiografie, in der Ärzte mit einem Draht in den Herzkranzgefäßen nach Engstellen suchen, die einen Herzinfarkt auslösen, stellt sich heraus: Alles frei, es ist kein Infarkt. Es fühlt sich nur genauso an.

Ganz geklärt sind die Ursachen für dieses Syndrom noch nicht, aber neueste Forschungsergebnisse weisen darauf hin, dass eine Störung des limbischen Systems dahinterstecken könnte. Wir erinnern uns: Das limbische System ist maßgeblich an der Verarbeitung von Gefühlen beteiligt. Durch seine Störung reagiert der Körper nicht mehr adäquat auf heftige, stressauslösende Ereignisse, sondern gerät völlig außer Kontrolle.

Es muss übrigens nicht immer das Ende einer Beziehung dahinterstecken; eine schwere Krankheit oder sogar etwas Positives wie ein Lottogewinn kann ebenso die Symptome des Broken-Heart-Syndroms auslösen. Deswegen wird es auch »Stress-Kardiomyopathie« (also durch Stress ausgelöste Herzmuskelkrankheit) genannt. Ist etwas überwältigend Schönes der Auslöser, sprechen Mediziner auch vom »Happy-Heart-Syndrom«. Aber egal, wie man es nun nennt, aktuell erklärt die Wissenschaft die Entstehung der Symptome wie folgt: In Reaktion auf ein maximal erschütterndes Ereignis aktiviert das gestörte Emotionssystem mit voller Kraft den Hypothalamus, und der feuert die Stressachse ab, woraufhin die Nebennierenrinde gigantische Mengen Stresshormone ins Blut schüttet. Dreimal so viel wie bei einem Patienten mit Herzinfarkt (und schon der bedeutet lebensbedrohlichen Stress!) und 34-mal so viel wie bei einem gesunden Menschen. Damit kann das Herz nicht umgehen und verfällt in eine Schockstarre – die Symptome gleichen einem Herzinfarkt. Wobei dieser deutlich bedrohlicher ist, da er zum Absterben von Herzgewebe führt und damit unser Leben ernsthaft gefährdet. Zwar kann auch das Broken-Heart-Syndrom tödlich verlaufen, aber nur in etwa einem von 25 Fällen. Bei über neunzig Prozent der Patienten bilden sich die Symptome innerhalb weniger Wochen komplett zurück.

Aber auch wenn alles gut ausgeht, begreifen wir: Liebeskummer kann alles im Körper auf den Kopf stellen.

Verliebte, insbesondere unglücklich Verliebte, zeigen ein Verhalten, das gemäß der Definition der WHO ausreichend Kriterien erfüllt, um als Suchterkrankung beziehungsweise Abhängigkeit klassifiziert zu werden. Dazu gehören zum Beispiel der starke Wunsch und/oder Zwang, das Medikament (den Menschen/Sven) zu konsumieren, körperliche Entzugssymptome (»Es tut so weh«), eine verminderte Kontrollfähigkeit bezüglich der Beendigung der Einnahme (»Ich kann nur an ihn denken«), Vernachlässigung anderer Interessen (»Ich starre vor mich hin, mein Leben hat keinen Sinn mehr«) und fortgesetzter Konsum trotz Folgeschäden. Auch wenn wir eigentlich längst verstanden haben, dass er oder sie uns nicht (mehr) will und dass jeder Kontakt die Wunde noch tiefer reißt – wir rufen doch wieder an, fordern doch noch ein Treffen ein –, die Sehnsucht ist einfach zu groß.

Kalter Entzug

Sieht man die Liebe also als eine substanzungebundene Sucht und Liebeskummer als Entzugssymptom, ergibt sich allerdings auch eine Strategie, um Liebeskummer zu überwinden: Es hilft nur der kalte Entzug. Kein Kontakt, keine alten WhatsApp-Nachrichten lesen, nicht auf Fotos starren, dem anderen in den sozialen Netzwerken entfolgen. Und vor allem: *Don't drink and dial!*

Sperrt am besten alles, was euch an die geliebte Person erinnert, weg. Jede Kleinigkeit kann euch retraumatisieren. Das gilt insbesondere für Gerüche. Denn sie sind wie kein anderer Sinneseindruck in der Lage, innerhalb von Millisekunden Erinnerungen wachzurufen. Das liegt daran, dass der Geruchssinn eine direkte Verbindung zu dem Master unseres Gedächtnisses hat: dem Hippocampus. Er ist ebenfalls Bestandteil des limbischen Systems. Alle anderen Sinneseindrücke müssen erst an einer Art Filterstation vorbei: dem Thalamus. Er ist eine der wichtigsten Strukturen in unserem Gehirn. Wie ein Türsteher nimmt er alle Sinneswahrnehmungen des Körpers (außer die des Geruchssinns) auf, sortiert sie und schickt sie zu den richtigen Gebieten der Großhirnrinde, wodurch sie in unsere

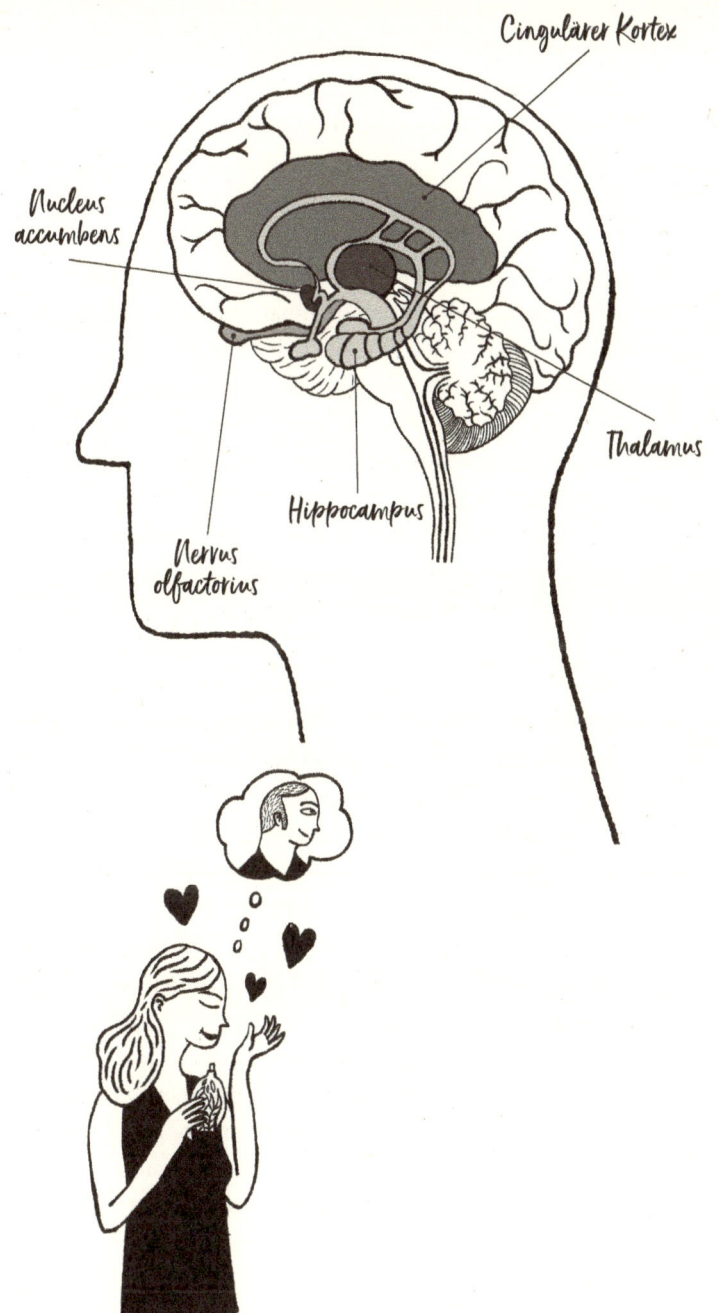

Cingulärer Kortex

Nucleus
accumbens

Thalamus

Hippocampus

Nervus
olfactorius

Wahrnehmung treten. Deswegen wird der Thalamus auch als »Tor zum Bewusstsein« bezeichnet.

Nur Gerüche schießen ungefiltert an ihm vorbei.

Und mit ihnen die gleichzeitig empfundenen Gefühle. Das ist superpraktisch, wenn wir zum Beispiel schnell entscheiden wollen, ob etwas noch essbar oder schon verdorben ist. (Das war besonders zu unseren Zeiten als Jäger und Sammler hilfreich, als noch nicht das Mindesthaltbarkeitsdatum auf die Verpackung gedruckt wurde.) Aber es ist fatal, wenn wir gerade versuchen, jemanden zu vergessen, der uns das Herz gebrochen hat. Schon eine winzige Menge des geliebten Dufts, um genau zu sein: 108 Duftmoleküle reichen aus, um eine der etwa zwanzig Millionen Riechzellen in der Riechschleimhaut unserer Nase zu aktivieren. Sie sind kleine Ausläufer unseres Riechnervs, des Nervus olfactorius, und der ist eine echte Besonderheit: Er ist nämlich eigentlich kein Nerv, sondern ein vorgelagerter beziehungsweise ausgestülpter Teil unseres Gehirns. Er katapultiert den Geruch sofort mitten in unsere Gedächtnisschlaufen und: »Boom!« Plötzlich sehen wir die sehnlichst vermisste Person direkt vor uns, können sie fast spüren. Und der Schmerz ist so real, als hätte sie gerade erst Schluss gemacht.

Also: Weg mit allem, was die Erinnerung weckt!

Und auch wenn das viele Filme auf diesem Planeten zu suggerieren scheinen: Die Heilung für ein gebrochenes Herz liegt *nicht* auf dem Grund einer Flasche Whiskey, in einer Packung Kippen oder einem Fünfliitereimer Eiscreme. Zu solchen »Ersatzdrogen« greifen Verlassene, weil ihr Belohnungssystem immer stärker nach Befriedigung trachtet, weil der geliebte Mensch unerreichbar ist. Für einen kurzen Moment mögen Eiscreme und Co. den Schmerz zwar lindern und die aufgewühlten Gedanken beruhigen, doch führt das Konsumieren derselben vermutlich zur nächsten selbstzerstörerischen Abhängigkeit.

Natürlich darf man in seiner Trauer schwelgen, man sollte weinen, schreien, wenn man will – das gehört zum Verarbeitungsprozess dazu, und niemand kann einem vorschreiben, wie der individuell abzulaufen hat. Wer aber genug hat, kann versuchen, seine Gehirnchemie auf schlaue Art für sich zu nutzen: Bei der Entwöhnung von Drogen kann die *Reward-Replacement*-Therapie funktionieren. Dabei wird die Substanz, für die Abhängigkeit besteht, möglichst durch eine andere Belohnung, konkret: eine lohnenswerte Aktivität, ersetzt. Sport, Musik, Unternehmungen mit Freunden. Sprich: Ablenkung und Spaßhaben! Vielleicht lässt sich das sogar mit einem Gefühl der Genugtuung verbinden: wenn es etwas gibt, worauf Mann/Frau aus Rücksicht auf die Partnerin/den Partner verzichtet hat?

Unternehmungen stimulieren unsere Dopaminproduktion auf positive Art, und im Kreise guter Freunde produziert unser Hypothalamus das Kuschelhormon Oxytocin. Wir wissen: Das beruhigt und lindert Schmerz. Gemeinsam mit lieben Menschen ist die Situation deswegen tatsächlich besser auszuhalten als allein mit Chocolate-Chip-Cookie-Dough-Eiscreme im Arm. Für Menschen mit einem schwachen sozialen Netzwerk gilt: Liebeskummer ist nicht zu unterschätzen! Wenn es auch nach mehreren Monaten allein nicht gelingt, sich zu befreien, oder sogar Selbstmordgedanken aufkommen, ist der Gang zum Therapeuten keinesfalls übertrieben.

Auch Bewegung kann helfen: Denn sie setzt Endorphine, Dopamin und Endocannabinoide frei – ein herrlicher Cocktail aus körpereigenen »Drogen«, der Schmerzen lindern und Glücksgefühle in uns auslösen kann.

Ein interessantes Experiment der University of Colorado zeigt sogar, dass es uns schon dabei hilft, uns besser zu fühlen, wenn wir nur *denken,* dass wir uns etwas Gutes tun. Die Forschenden dort untersuchten Menschen, die gerade von ihren Liebsten

verlassen worden waren, in der funktionellen Magnetresonanztomografie und verabreichten ihnen dazu ein Nasenspray.
Der einen Hälfte Probanden erzählte man, es handele sich um
ein stark wirksames Mittel gegen emotionale Schmerzen und
Kummer, der anderen Hälfte sagten die Wissenschaftler die
Wahrheit: Es war simple Kochsalzlösung. Und siehe da: Der
Gruppe, die das »Schmerzmittel« erhalten hatte, ging es hinterher deutlich besser. Und nicht nur das: Tatsächlich begann in
ihren Gehirnen das zentrale Höhlengrau zu leuchten. Wir kennen das noch aus den liebenden Gehirnen: Es reduziert über
Opioide Schmerzen, die insbesondere bei stark emotionalen
Ereignissen auftreten. Wie Liebeskummer. Wenn wir also etwas
tun, von dem wir auch nur glauben, dass es uns guttut, geht es
uns hinterher wirklich besser!

Liebe dich selbst und
erst dann deinen Nächsten

Es mag etwas esoterisch klingen, aber was am besten gegen
Liebeskummer hilft, ist Selbstliebe. Wer gut zu sich selbst ist,
um seine eigenen Bedürfnisse weiß und sie auch achtet und
(immer wichtig!) auch außerhalb seiner Beziehung ausreichend
Grund zur Freude hat, wird im Fall der Fälle besser mit Liebeskummer fertigwerden. Denn dann kann die Hirnchemie um
andere Dinge kreisen als bloß um die Verflossene – um Selbst-
erhalt und Weiterentwicklung zum Beispiel. Ganz so, wie sich
unser Belohnungssystem das wünscht.

Damit wappnen wir uns auch am ehesten gegen eine »Wie-
derholungstat«. Weil unser Selbstvertrauen gestärkt ist, ist die
Gefahr, sich obsessiv auf einen neuen Partner, eine neue Partnerin zu stürzen, geringer geworden.

Wer weiß, vielleicht ist auch genau das der Grund, die Daseinsberechtigung für Liebeskummer: dass wir uns mit dem, was schiefgelaufen ist, intensiv auseinandersetzen, daraus lernen und daran wachsen. Jedes Unglück können wir als Chance begreifen, gestärkt daraus hervorzugehen. Und schließlich: Welche Rache ist süßer als die, dass der Ex sieht, wie gut es einem doch geht?

Auch wenn es nach einer frischen Trennung unvorstellbar klingt: Die Trauer und die Wut über den Verlust, der Wunsch, den (verlorenen) Schatz zurückzubekommen, und der unendliche Schmerz, ihn und die gemeinsame Zeit verloren zu haben, werden nach und nach vergehen. Die funktionelle Magnetresonanztomografie bei Menschen mit gebrochenem Herzen hat gezeigt: Gehirnareale, die die Zuneigung zum Partner/zur Partnerin widerspiegeln, schrauben ihre Aktivität mit jedem Tag, der nach einer Trennung vergeht, ein klein wenig herunter.

Nina wird über Sven hinwegkommen, die Zeit hilft ihr dabei.

Die schüttelt übrigens gerade mit so etwas wie liebevoller Genervtheit leicht den Kopf.

»Gut, dass die Wissenschaft nicht mit dir Schluss machen kann«, sagt sie. »Du wärst ein Wrack.«

Darüber müssen wir beide lachen. Na also, dann war mein Vortrag wenigstens nicht ganz umsonst.

Von Trauer und Schmerz

Helfer in der Not

Meine geliebte Omi ist heute gestorben.

Diesen Satz habe ich geschrieben und dann ewig angestarrt. Ich kann es noch gar nicht glauben. Mein ganzes Leben lang war sie immer einfach da. Hat unermüdlich mit meinen Geschwistern und mir gespielt, uns in den Urlaub mitgenommen, im Auto mit uns gesungen, Marmelade und rote Grütze mit uns gekocht, Bratäpfel gebacken, uns Süßigkeiten zugesteckt, mit uns getobt, gelacht und uns getröstet.

Sie war der Wahnsinn: liebende Ehefrau und Mutter von fünf tollen Kindern, engagierte Turnlehrerin und leidenschaftliche Entwicklungshelferin. 1983, während einer Reise mit meiner Mutter und meiner Tante nach Pakistan, besuchte sie ein Flüchtlingslager für vor dem Bürgerkrieg in Afghanistan geflohene Familien. Dort lernte sie eine junge afghanische Lehrerin kennen, die jeden Morgen die Kinder aus dem Lager versammelte, um sie zu unterrichten. Die Begegnungen mit diesen Menschen – ihr unfassbares Leid einerseits und ihre grenzenlose Tapferkeit andererseits – berührten auch meine Oma zutiefst. Sie musste ihnen helfen! Also gründete sie im zarten Alter von 59 Jahren den Verein »Afghanistan-Schulen«, um Schulen in Afghanistan zu unterstützen, sammelte Spenden und brachte diese regelmäßig über die Grenze, oft bar um den Bauch gebunden. Mit dem Geld wurden Klassenzimmer errichtet, Lehrer bezahlt und Bücher gekauft. Knapp fünfzig Schulen sind so entstanden, ein Dutzend weitere wurden saniert, ein Ausbildungszentrum kam hinzu – heute lernen Zehntausende Mädchen und Jungen in Afghanistan und Pakistan an diesen Schulen. Für ihr Engagement hat meine Oma reihenweise Preise erhalten, darunter das Bundesverdienstkreuz 1. Klasse, ihre Mitarbeiter in Afghanistan nannten sie »Mama«, und ganz nebenbei war sie meine unglaublich tolle Oma.

Mit neunzig Jahren reiste sie das letzte Mal in den Hindukusch, ihre zur Zweitfamilie gewordenen Vertrauten vor Ort verabschiedeten sich mit den Worten: »Hier beten dreißigtausend Leute für dich!«

Und sie betete zu Hause in Hamburg dafür, dass sie es doch noch einmal in ihr Sehnsuchtsland schaffen würde. Aber eine so weite Reise wäre für den alternden Körper zu anstrengend gewesen. Trotzdem engagierte sie sich bis zuletzt leidenschaftlich für ihren Verein.

Was ich am meisten an meiner Oma bewundert habe, war ihr unglaublicher Wille, ihre unfassbare Disziplin. Sie hat immer eisern für ihre Überzeugungen gekämpft, sich keine Pause gegönnt, stets an das Gute geglaubt. Sicher hat sie auch mal ordentlich gemeckert, aber ihre Nächstenliebe nie verloren, nie aufgehört, an das Gute zu glauben und sich dafür unermüdlich einzusetzen. Auch im Angesicht schwerster Schicksalsschläge hat sie sich immer wieder aufgerappelt, sich nach einem Schlaganfall sogar selbst wieder das Gehen beigebracht. Aufzugeben kam ihr nie in den Sinn.

Und obwohl sie so viel unterwegs war, ununterbrochen zu tun hatte, war sie immer für mich da. Hat mir zugehört, mir Tipps gegeben, mich in den Arm genommen.

Jetzt hat ihr Körper aufgegeben. Und sie ist einfach weg. Ein fast 95 Jahre langes Leben, unzählige Erinnerungen, Wünsche, Gefühle. Einfach weg.

Wenn ein geliebter Mensch stirbt, ist das ein Schock. Man kann es nicht glauben und will einfach nicht wahrhaben, dass man die Person nie wieder berühren, nie wieder mit ihr lachen, nie wieder ihre Stimme hören wird. In Befragungen berichten 75 Prozent der Menschen, der Verlust eines geliebten Menschen sei das Schlimmste, was ihnen jemals widerfahren sei.

Was in solchen Momenten in uns passiert, ist nicht leicht zu erklären. Die komplexe Empfindung »Trauer« zeigt wie keine andere: Unseren Gefühlen lässt sich nicht eine einzige Region unseres Gehirns zuordnen. Sie sind vielmehr Ergebnis eines überwältigenden Zusammenspiels vieler verschiedener Prozesse, die teilweise alle gleichzeitig ablaufen und sich dann wieder abwechseln. Es mischen sich ganz unterschiedliche Gefühle: Trauer, Einsamkeit, Sehnsucht, Schuld, Wut und Erschöpfung mit einem fürchterlichen dumpfen Schmerz.

Pain and the brain

Schmerz fühlen wir, wenn wir uns beim Gemüseschnippeln mit einem scharfen Messer in den Finger schneiden. Wenn Gewebe verletzt wird und Zellen zugrunde gehen. Schmerz nennen wir aber auch das Gefühl, das ein unglückliches, einschneidendes, ja, traumatisches Lebensereignis in uns auslöst. Ganz besonders der Verlust einer geliebten Person – sei es durch eine Trennung oder den Tod – kann tiefe, schmerzende Löcher in unser Innerstes reißen.

Ist es nicht interessant, dass wir, wo uns doch so unterschiedliche Dinge widerfahren, in beiden Fällen von »Schmerz« und »Verletzung« sprechen?

Und wir werden sehen: Die Erklärung dafür liegt in unserem Gehirn.

Dafür muss ich ein wenig ausholen und erklären, wie die

Empfindung »Schmerz« in unserem Gehirn entsteht – nämlich aus der Kombination zweier unterschiedlicher Gefühlskomponenten.

Nehmen wir das Beispiel Gemüseschnippeln: In dem Moment, in dem wir uns mit dem Küchenmesser in den Finger schneiden, realisieren unzählige Schmerzrezeptoren in unserer Haut mit Schrecken: »Aua! Hier sterben Zellen!« Diese Information schicken sie blitzschnell über sensible Nervenfasern ins Rückenmark, wo sie in einem Reflexbogen sofort auf motorische Nerven umgeschaltet werden. Über sie rast der Befehl: »Aaah, Stopp!« zurück in die Muskeln der Arme und Hände – wir lassen das Messer augenblicklich fallen, noch bevor uns die Situation richtig bewusst geworden ist.

Gleichzeitig läuft die Information über die Verletzung weitere Nervenbahnen im Rückenmark entlang zum Thalamus, der sie sortiert an die jeweils zuständigen Gehirnareale weiterschickt. Der sensorische Kortex, also der Teil unserer Herrin Großhirnrinde, der unsere haptische Wahrnehmung verarbeitet, schlüsselt auf, wo der Schmerz genau sitzt (Fingerkuppe, einen Zentimeter lang, zwei Millimeter tief) und welche Qualität er hat (stechend?, dumpf?, brennend!). Und im für die Gefühle essenziellen limbischen System erhält der Schmerz seinen »affektiven Aufkleber«. Sprich: Hier entsteht das negative Gefühl, das Leid, das wir bei Schmerz empfinden.

Die wichtigste Struktur bei dieser leidvollen Empfindung scheint neben der Inselrinde und dem zentralen Höhlengrau der anteriore cinguläre Kortex als Teil der Großhirnrinde zu sein. Eindrücklich zeigt das eine extreme (und deswegen höchst seltene) Therapievariante bei Menschen mit chronischen Schmerzen: Hier wird der anteriore cinguläre Kortex operativ außer Gefecht gesetzt. Auf diese Weise behandelte Patienten können den Schmerz zwar noch immer wahrnehmen und lokalisieren – sie empfinden ihn aber nicht mehr als unangenehm.

Das bringt mich auf den Gedanken: Vielleicht lernen Menschen, die über Feuer oder Glasscherben laufen können, also, den anterioren cingulären Kortex durch die vorbereitende Trance »auszuschalten«?

Andersherum führt ein Defekt im sensorischen Kortex dazu, dass die Betroffenen den Schmerz nicht mehr lokalisieren können, wohl aber noch darunter leiden.

Die korrekte Wahrnehmung von physischem Schmerz funktioniert also über die enge Kooperation von sensorischem Kortex und anteriorem cingulärem Kortex.

Und was passiert, wenn wir seelischen beziehungsweise sozialen Schmerz fühlen? Wenn uns also ein anderer Mensch – oder das Leben – wehtut, ohne dass eine nach außen sichtbare Verletzung entsteht? Bahnbrechende Ergebnisse dazu lieferten Studien von Naomi Eisenberger von der University of California: Die Psychologin ließ Probanden im MRT-Gerät ein Ballspiel am Computer spielen. Ihnen wurde gesagt, sie wären über das Internet mit zwei weiteren Spielern verbunden. Was sie nicht wussten: In Wirklichkeit war da niemand, sie spielten nur mit dem Computer. Zunächst wurden sie von ihren virtuellen Mitspielern lebhaft miteingebunden, dann plötzlich bekamen sie keine Bälle mehr zugeworfen – ihre Teamkollegen schlossen sie aus. Die Probanden waren empört, die Zurückweisung tat ihnen weh. Und siehe da: In ihren Gehirnen begannen dieselben Areale zu arbeiten, die uns die leidvolle Komponente von Schmerz vermitteln, wenn wir uns in den Finger schneiden. Darum werden Inselrinde, anteriorer cingulärer Kortex und zentrales Höhlengrau in dieser Kombination auch »Schmerznetzwerk« genannt (streng genommen gehören noch weitere Strukturen dazu, für uns reicht aber das Wissen über diese drei). Seitdem wurden diese Befunde in zahlreichen Studien bestätigt. In einer dieser Untersuchungen zeigten Wissenschaftler Frauen zum Beispiel Fotos von geliebten Menschen, die kürzlich verstorben waren. Und tatsächlich: Beim leidvollen Gefühl der Trauer leuchtete das »Schmerznetzwerk« in ihren Gehirnen auf.

Körperliche und seelische Schmerzen entstehen also in denselben Gehirnstrukturen und fühlen sich deswegen ganz ähnlich an. Das erklärt, warum wir für die Beschreibung dieser Gefühle das gleiche Vokabular benutzen.

Durch die Überlappung der Netzwerke für sozialen und physischen Schmerz können wir auch erklären, warum wir uns, wenn wir krank sind, nicht nur körperlich schlecht fühlen, sondern uns auch Zurückweisung und traurige Ereignisse stärker zusetzen. Wenn Bakterien oder Viren in unseren Körper eindringen und ihn bedrohen, reagiert er mit der Aktivierung des Immunsystems. Er setzt Signalstoffe frei, sogenannte proinflammatorische Zytokine, die eine Entzündungsreaktion auslösen. Zum einen werden die Eindringlinge so bekämpft, zum anderen erhält der Körper das Signal: »Hör jetzt mal mit allem, was du treibst, auf, du bist krank!« In unseren Gliedern macht sich Erschöpfung breit, und unsere Schmerzschwelle wird herabgesetzt. Der Körper schaltet auf Schongang um, damit wir uns erholen können. Und diese herabgesetzte Schmerzschwelle macht uns zugleich allumfassend empfindlicher. Dinge, die uns sonst vielleicht nicht weiter stören, wiegen auf einmal zentnerschwer.

Jetzt fragt sich vielleicht der eine oder die andere: Kann ich verletzte Gefühle dann nicht auch mit Schmerztabletten behandeln? Und tatsächlich haben Studien gezeigt: Das geht! Eisenberger und ihr Team ließen eine Hälfte der Teilnehmer ihrer Ballspielstudie Paracetamol einnehmen. Unter dem Einfluss des Schmerzmittels tat ihnen der soziale Ausschluss durch ihre Teamkollegen tatsächlich weniger weh als den Teilnehmern, die nur ein Placebo bekommen hatten.

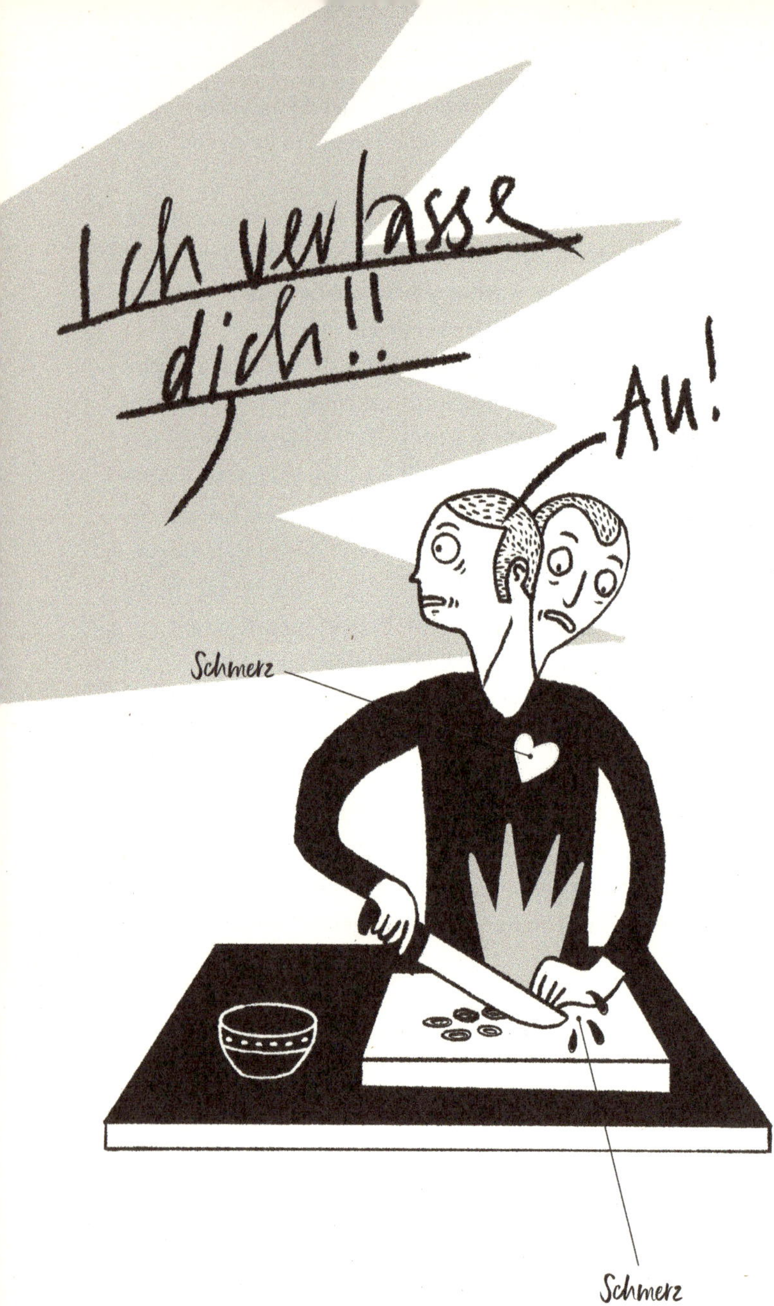
Ich verlasse dich!!
Au!
Schmerz
Schmerz

Zwei Seiten einer Medaille – Liebe und Leid

Die Strukturen des Schmerznetzwerks können uns noch mehr über den genauen Charakter der Trauer, oder besser gesagt: ihre Gefühlsfarbe, erzählen. Denn während sie auf der einen Seite ihrer »Aktivitätsskala« schmerzvolles Leid vermitteln, sind sie auf der anderen Seite zuständig für das wunderschöne Gefühl zwischenmenschlicher Zuneigung. Das bedeutet: Erfüllte Liebe und Zuneigung sind die eine, Schmerz und Trauer die andere Seite der gleichen Medaille.

Aber wie kann es sein, dass dieselben Gehirnareale so gegenteilige Gefühle vermitteln?

Die Erklärung ist etwas komplex und Ergebnis jahrzehntelanger Forschung. Und dementsprechend hochinteressant. Vor allem der renommierte Neurobiologe Jaak Panksepp, der der Erforschung von Gefühlen den Namen »affektive Neurowissenschaften« gab und sie damit zu einem eigenen Forschungszweig erhob, untersuchte diesen Zusammenhang in zahlreichen Studien. (Ein brillanter, leidenschaftlicher Wissenschaftler. Schaut euch mal seine TED-Talks auf YouTube an!)

Um den Zusammenhang von Schmerz, Trauer und Liebe zu verstehen, müssen wir wissen: Die Strukturen unseres Schmerznetzwerks sind Teil unseres körpereigenen Opioidsystems. Und das haben wir bereits kennengelernt: Seine Strukturen tragen zahlreiche Rezeptoren auf ihrer Oberfläche, an die Opioide – egal, ob körpereigene oder synthetische – binden können. Die Folge: Schmerzen, Angst und Stress lassen nach, uns durchströmt ein herrliches Gefühl von Geborgenheit und Sicherheit.

Die Bedeutung dieses mächtigen Gefühls hat Panksepp in Tierstudien gezeigt: Er trennte Küken von ihrer Mutter, woraufhin sie anfingen, panisch zu schreien. Verlassenwerden ist für sie gleichbedeutend mit dem Tod – allein können sie nicht überleben –, dementsprechend herzzerreißend waren ihre Rufe.

Panksepp fand heraus, dass während der Schreie das Schmerz-netzwerk in ihrem Kopf aktiv war. Gab er den Küken daraufhin Opioide und nahm sie in die Hand, verstummten ihre Schreie augenblicklich, sie senkten beruhigt den Schnabel und kuschel-ten sich vertrauensvoll in seine Hand. Der Schmerz des Ver-lassenseins ließ nach. Das bedeutet: Dank der Opioide durch-strömte sie nichts Geringeres als Liebe und Geborgenheit. Wir haben das Gleiche im Kapitel »Auf Wolke 7 – Das ist wahre Liebe« bereits festgestellt: Wenn Mütter Fotos ihrer Babys be-trachten, schüttet das zentrale Höhlengrau Opioide aus. Die Folge sind eben Gefühle tiefster Zuneigung.

Ergebnisse wie diese hat Panksepp in einer faszinieren-den Theorie zusammengefasst, die besagt: Unsere Bindungs-gefühle werden (neben Oxytocin) über das Opioidsystem in unserem Gehirn gesteuert – genau wie unsere Schmerzen. Das bedeutet, Schmerz- und Bindungssystem überlappen sich in unserem Opioidsystem.

Für Panksepp erklärt das, warum Opioide so stark abhängig machen: Gemeinsam mit Oxytocin und wenigen weiteren Bo-tenstoffen vermitteln diese Substanzen die wichtigsten Gefühle, die wir kennen: familiäre Liebe und Geborgenheit.

Und sozialer Schmerz, insbesondere der Schmerz durch den Verlust einer geliebten Person – Trennungsschmerz –, ist eben die Umkehr dieser wunderschönen Gefühle. Denn in dem Maße, in dem körperliche Nähe zu einem geliebten Menschen Opioide in unserem Gehirn freisetzt und uns Liebe erfahren lässt, sinkt die Opioidkonzentration ab, wenn wir nicht lieb gehabt werden. Oder wenn wir einsam sind. Ich bin mir sicher, während der Coronapandemie und den Social-Dis-tancing-Zeiten habt ihr das alle gespürt: Der (unfreiwillige) Ver-zicht auf Kontakte – Einsamkeit – tut weh und löst Unruhe in uns aus. Das Schmerznetzwerk wird aktiv, und unser Gehirn erkennt sofort: »Oh, oh, hier wird uns gerade ein Schaden zugefügt, wir müssen etwas unternehmen!« In der nächsten Sekunde rasen Stresshormone durch unsere Adern – Sehnsucht und rastloses Unbehagen machen sich breit. Wir sind niedergeschlagen und reizbar, oft können wir uns nicht mehr richtig konzentrieren.

Die evolutionäre Funktion dahinter: Das Leid der Einsamkeit schürt in uns die Motivation, die Nähe anderer Menschen zu suchen und Bindungen aufzubauen. Unser Gehirn weiß: Wir brauchen sie zum Überleben wie Nahrung und Wasser. Werden diese Bedürfnisse nicht gestillt, empfinden wir Trauer und Schmerz, es kann Panik ins uns aufsteigen oder sich gar eine Depression daraus entwickeln.

Wirklich erschreckende Erkenntnisse in diesem Zusammenhang liefern Erfahrungen mit Opioidabhängigen. In Anlehnung an Panksepps Theorie über die Rolle von Opioiden in sozialen Beziehungen wird diskutiert, ob Opioide eine noch verheerendere Wirkung auf die sozialen Beziehungen der Süchtigen haben könnten als andere Drogen. Laut dieser Hypothese injizieren sich Opioidabhängige nämlich mit der synthetischen Droge so viel »Zuneigung«, dass sie schlicht kein Bedürfnis mehr nach menschlicher Liebe verspüren. Sie ziehen ihrer echten Familie, ihren wahren Freunden, die chemische Substanz vor, glauben, niemanden zu brauchen, und zerstören rücksichtslos ihre Partnerschaften. Nur wenn der andere auch abhängig ist, wird die Beziehung toleriert. Man teilt die Sucht, Zärtlichkeiten und Sex werden in der Regel aber auch hier durch die Droge ersetzt. Bezeichnenderweise enden solche Partnerschaften meist, sobald einer der beiden von den Opioiden weggekommen ist. Liebende Familienväter werden zu eiskalten Zombies, abhängige Mütter verweigern ihren Neugeborenen den Hautkontakt, intensive Blicke und das Spiel. So vernachlässigt haben die Kleinen keine Chance auf eine normale psychische, emotionale und soziale Entwicklung.

Extra-Wissen: Die Opioidkrise

Meiner Meinung nach erscheint vor diesem Hintergrund die verheerende Opioidkrise in den USA noch viel dramatischer. Dieses fürchterliche Unglück nahm seinen Ursprung, als die New Yorker Pharmafirma Purdue Pharma 1995 das Betäubungsmittel »Oxycontin« als Schmerzmedikament auf den Markt brachte – ein Opioid mit hohem Potenzial für Abhängigkeit und Missbrauch. Anstatt ausreichend vor diesen verheerenden Nebenwirkungen zu warnen, priesen die Hersteller (darunter mehrere große Pharmafirmen) die Droge an, als sei sie ein ungefährliches Wundermittel gegen Schmerzen. Patienten mit Rückenschmerzen und Gelenkproblemen sowie jungen, verletzten Sportlern sollen sie Rabattcoupons angeboten haben, und verschreibende Ärzte sollen sie mit millionenschweren finanziellen Zuwendungen bedacht haben. Die Betroffenen suchten ihre Ärzte immer wieder mit der Bitte um neue Tabletten auf, bis ihnen das Geld ausging. Schließlich kauften sie auf dem Schwarzmarkt oder griffen zu billigeren, noch süchtiger machenden Alternativen: Heroin und Fentanyl. Innerhalb kürzester Zeit wurden so Millionen Menschen der Mittelklasse abhängig, Existenzen ruiniert, schließlich starben (und sterben) die Menschen wie die Fliegen an Überdosierungen. So hat dieses unglaubliche Verbrechen der Pharmaindustrie laut der US-Gesundheitsbehörde bereits über 400 000 unschuldige Menschen das Leben gekostet (pro Jahr sind das mehr Tote durch Opioide als durch Verkehrsunfälle) und dazu geführt, dass alle 15 Minuten ein Neugeborenes mit Entzugssymptomen auf die Welt kommt. Wir sehen: Unser Opioidsystem kann eine Macht über uns entfalten, mit der wir lieber nicht spielen wollen.

Die Überlappung von Schmerz- und Bindungssystem scheint also zu erklären, warum der Tod eines geliebten Menschen uns so quälend schmerzt. Auch für die entzugsähnlichen Leiden des gebrochenen Herzens könnte sie eine weitere Begründung liefern. Dafür, dass Verlassene und Hinterbliebene beschreiben, der Verlust fühle sich an, als wäre ihnen ein Teil ihres Selbst entrissen worden.

Lernen durch Schmerz

So schlimm er sich auch anfühlt, Schmerz ist eine immens wichtige Empfindung. Denn wenn wir uns schneiden, schreit er: »Hey, stopp! Messer weg!«, und lehrt uns: »Mann, pass nächstes Mal besser auf! Das kann dich sonst einen Finger kosten.«

Er ist unser körpereigenes Warnsystem, damit wir schmerzauslösende Situationen sofort beenden und sie in Zukunft meiden.

Auch während der Heilung besitzt Schmerz durchaus einen Sinn: Er lässt uns eine Schonhaltung einnehmen, wir bewegen den verletzten Finger möglichst wenig, um ihn vor weiterer Traumatisierung zu schützen.

Und evolutionär gesehen ist es ebenfalls durchaus sinnvoll, dass Verlassenwerden wehtut: Wir kommen als kleine, hilflose, noch nicht fertige Wesen auf die Welt. Wir sind darauf angewiesen, unser Überleben hängt davon ab, dass sich jemand um uns kümmert, uns füttert und beschützt. Wir haben mittlerweile begriffen: Für uns Menschen sind soziale Bindungen nicht weniger wichtig als die Luft zum Atmen. Deswegen liegt es nahe, dass sich das Bindungssystem in unserem Kopf im Lauf der Evolution dicht an unser Schmerzsystem angeschmiegt hat. Von dem leiht es sich sozusagen die Sprache der Schmerzen, wenn eine wichtige soziale Bindung zu zerbrechen droht. Und um den Schmerz zu lindern, am besten zum Versiegen zu bringen, versucht es, den Verlust zu verhindern, der unsere Existenz gefährdet.

Den heftigsten Schmerz spüren wir, wenn es kein nächstes Mal gibt. Wenn ein geliebter Mensch gestorben ist und wir ihn nicht zurückholen können – selbst wenn wir alles dafür geben würden.

Über den gleichen Mechanismus, wenn auch weniger heftig, kann aber auch ein schlimmer Streit mit einer geliebten Person schmerzen, eine Trennung oder der Verlust der Arbeitsstelle. Das Signal, das dahintersteht, ist: »Vorsicht! Das darf auf keinen Fall häufiger passieren! Denk mal kurz darüber nach, was hier gerade schiefgelaufen ist – und mach es beim nächsten Mal besser!«

Wut tut gut

Noch ein weiteres Phänomen könnte durch die enge Verbindung von Schmerz- und Bindungssystem erklärt werden: Nämlich, dass wir manchmal, wenn wir uns ausgegrenzt, verlassen oder traurig fühlen, wütend werden.

Wir haben festgestellt: Schmerz dient uns als Warnsystem, um aus bedrohlichen Situationen auszubrechen. Geht es nur darum, schnell das Küchenmesser fallen zu lassen, ist keine große Aktivität vonnöten. Stellen wir uns aber vor, wir befinden uns im Kampf mit einem Säbelzahntiger und seine Krallen haben bereits eine tiefe Wunde in unseren Arm gerissen, geht es plötzlich um Leben und Tod. In Reaktion auf den Schmerz schaltet der Körper darum blitzschnell in den Kampfmodus, Aggression ist jetzt eine Überlebensstrategie.

Möglicherweise ist Wut in Reaktion auf verletzte Gefühle also die Konsequenz daraus, dass sich das Bindungssystem im Lauf der Evolution huckepack auf dem Schmerzsystem entwickelt hat. Je tiefer und schwerer die Verletzung, desto stärker die Reaktion. Es leuchtet ein: Wir werden wütend auf die Person, die uns wehgetan hat – auch wenn wir sie eigentlich lieben. Verfluchen die höhere Macht, die Schuld daran hat, dass jemand nicht mehr da ist. Oder wir projizieren unsere Wut auf Unschuldige, zum Beispiel Freunde, die uns eigentlich helfen wollen.

Wut zu spüren, wenn wir traurig sind, ist also völlig normal. Es ist sogar gut. Sie ist ein Verteidigungs- und ein Verarbeitungsmechanismus.

Trauer ist keine Krankheit

Ich habe es schon gesagt: Das komplexe Gefühl »Trauer« ist ein Zusammenwirken ganz unterschiedlicher Phänomene in unserem Körper, die wir noch nicht alle kennen. Weitere Erklärungsansätze für die physiologischen Grundlagen von Trauer liefern vor allem Untersuchungen zu Depressionen – wobei Trauer und Depression unter keinen Umständen gleichzusetzen sind. Trauer ist eine natürliche Reaktionsweise, die zu unserem Leben dazugehört, die eine wichtige Funktion hat und die wir nach einer variablen Dauer auch wieder bewältigen. Depression ist eine Krankheit, die einer Behandlung bedarf.

Trauernde sind üblicherweise »schwingungsfähig«. Das heißt, sie können trotz des Verlustes auch schöne Gefühle erleben und in bestimmten Aktivitäten Trost finden. Sie sind in der Lage, sich eine »Auszeit« von der Trauer zu nehmen, um ihren Alltag zu meistern. Menschen mit Depressionen hingegen gelingt das nicht – sie leiden an einer dauerhaften Niedergeschlagenheit, ihre Gedanken kreisen häufig unaufhörlich um negative Inhalte, und sie können sich nicht allein aus diesem Zustand befreien. Sie fühlen sich antriebslos und leer, manchmal nahezu gefühllos. Typisch für eine Depression sind außerdem massive Selbstzweifel und das Abwerten der eigenen Person – das erleben Trauernde in der Regel nicht, denn sie beziehen die Situation nicht so sehr auf sich.

Trotz dieser Unterschiede wird vermutet, dass Trauer und Depression gemeinsame körperliche Prozesse zugrunde liegen.

In diesem Zusammenhang viel diskutiert wird die Rolle des als »Glückshormon« bekannten Serotonins. Tatsächlich ist das kleine Molekül kein Hormon, sondern ein Neurotransmitter – vermittelt also Informationen zwischen Nervenzellen. Es beeinflusst unglaublich viele grundlegende psychologische wie physiologische Prozesse.

Eine Störung des Serotoninsystems wird mit schlechter Stimmung und Traurigkeit in Zusammenhang gebracht, mit einer erhöhten Aktivierung unserer Stressachse, unruhigem Schlaf, Aggression, einer gestörten Regulation von Hunger und unserer Körpertemperatur und einem verminderten Sexualtrieb sowie einer Zunahme von Angst- und Zwangsgefühlen.

Der genaue Zusammenhag zwischen Serotoninkonzentration in unserem Gehirn und unserer Stimmung ist allerdings alles andere als geklärt. Insbesondere der weitverbreitete Glaube: »Viel Serotonin macht glücklich, zu wenig traurig«, ist so nicht zutreffend. Dazu aber mehr im »Extra-Wissen« zu Depressionen (unten) und im Kapitel »Luftsprünge machen – Was ist wahres Glück?«.

Extra-Wissen: Depression

Ende der Sechzigerjahre kam die Hypothese auf, Serotoninmangel sei ursächlich für Depressionen.

Tatsächlich sind Medikamente, die den Abbau des Serotonins zwischen Nervenzellen verhindern und damit die Serotoninkonzentration im Gehirn erhöhen, eine gängige Therapie bei Depressionen. Die Wirksamkeit dieser sogenannten Serotonin-Wiederaufnahmehemmer ist allerdings nicht zweifelsfrei bewiesen, und sie lindern nur bei höchstens jedem zweiten Patienten mit Depression die Symptome. Den größten Anteil an dieser

Linderung hat erwiesenermaßen der Placeboeffekt – wobei dieser die Heilung anerkanntermaßen unterstützt.

Bis wir gänzlich verstanden haben, wie Depressionen entstehen und warum die Serotonin-Wiederaufnahmehemmer (oder Antidepressiva) so inkonstant wirken, werden noch einige Studien ins Land gehen müssen. Bis dahin ist lediglich klar: Ein einzelnes Molekül kann nicht dafür herhalten, die Entstehung, den Verlauf und die Behandlung dieser schweren Erkrankung zu erklären.

Höchst interessant (aber ebenfalls nicht abschließend geklärt) ist die Beteiligung unseres Belohnungssystems an Depressionen. Eigentlich klingt es logisch: Wenn es Probleme beim Zünden seiner Dopaminraketen gibt, sind wir nicht mehr in der Lage, Freude zu empfinden. Wissenschaftler nennen dieses Phänomen »Anhedonie«. Den Zusammenhang bestätigen Studien von Prof. Thomas Schläpfer am Universitätsklinikum Freiburg. Er testet ein neues Behandlungsverfahren bei schweren, therapieresistenten Depressionen, das erstaunlich nah mit den Versuchen von Olds und Milner aus dem ersten Kapitel verwandt ist: Über kleine, in den Schädel der Patienten gebohrte Löcher werden winzige Elektroden in ihr Gehirn geschoben, wo sie Strukturen des Belohnungssystems stimulieren. Das erlangt dadurch seine »alte Form« zurück – mit beeindruckendem Effekt. Schläpfer schildert die Auswirkungen wie ein kleines Wunder: Menschen, die jede Hoffnung auf Linderung aufgegeben hatten, weil in der Vergangenheit alle Therapieversuche gescheitert waren, berichteten nur wenige Minuten nach der erfolgreichen Operation von einer deutlichen Besserung all ihrer depressiven Symptome. Aktuell untersucht das Team um Schläpfer in weiteren Studien, ob die Behandlung gängige Praxis werden kann.

Ganz offensichtlich überschwemmt die Trauer den Hirnstamm und den Hypothalamus, die Hand in Hand unsere ganz grundlegenden körperlichen Abläufe steuern: das Herz-Kreislauf-

System, die Atmung, Essen und Schlafen. Je nachdem, wie ausgeprägt die Trauer ist (und das ist sie besonders, wenn jemand uns sehr Nahestehendes gestorben ist), kann das alles durcheinandergeraten: Wir schlafen schlecht, haben keinen Appetit mehr, fühlen uns kraftlos, und das Herz wird »schwer«. Im nächsten Moment können uns Wut und Unruhe übermannen, wir halten es zu Hause nicht mehr aus, rennen rastlos umher. Manche fühlen sich auch wie erstarrt, unfähig, die einfachsten Alltagshandlungen wie sich waschen oder sich anziehen zu bewältigen. Oder haben ein belastend schlechtes Gewissen, wenn sie über den Tod einer intensiv pflegebedürftigen Person sogar ein Stück weit erleichtert sind. Dazu kreisen dann permanent die gleichen Gedanken im Kopf, wie es bei mir der Fall ist: *Hätte ich Omi häufiger anrufen sollen? Hat sie gewusst, wie lieb ich sie habe?*

Der Prozess der Trauer

Wer sich schon einmal mit Trauer beschäftigt hat, weiß, dass sie formell oft in bestimmte Phasen gegliedert wird. Sie sind der Versuch, diesem überwältigenden, alles durcheinanderwirbelnden Gefühl eine Form zu geben, um besser mit ihm umgehen zu können. Das bekannteste Modell der Trauerphasen stammt von der Psychiaterin Elisabeth Kübler-Ross. Sie hat beobachtet, dass Sterbende verschiedene Phasen durchleben, um den nahenden Tod zu akzeptieren – und übertrug dieses Modell auch auf die Hinterbliebenen. Es ist uns im Kapitel »Das gebrochene Herz – kalter Entzug« schon begegnet. Kübler-Ross zufolge beginnt der Trauerprozess damit, dass man den Tod nicht wahrhaben will: Das ist die Phase der Verleugnung. Es folgt der Abschnitt, in dem Gefühle hemmungslos auf einen einströmen und zugelassen werden: Verzweiflung, Trauer, Wut. Dann schließt sich die Phase der Verhandlung an (»Ich würde alles tun, um nur

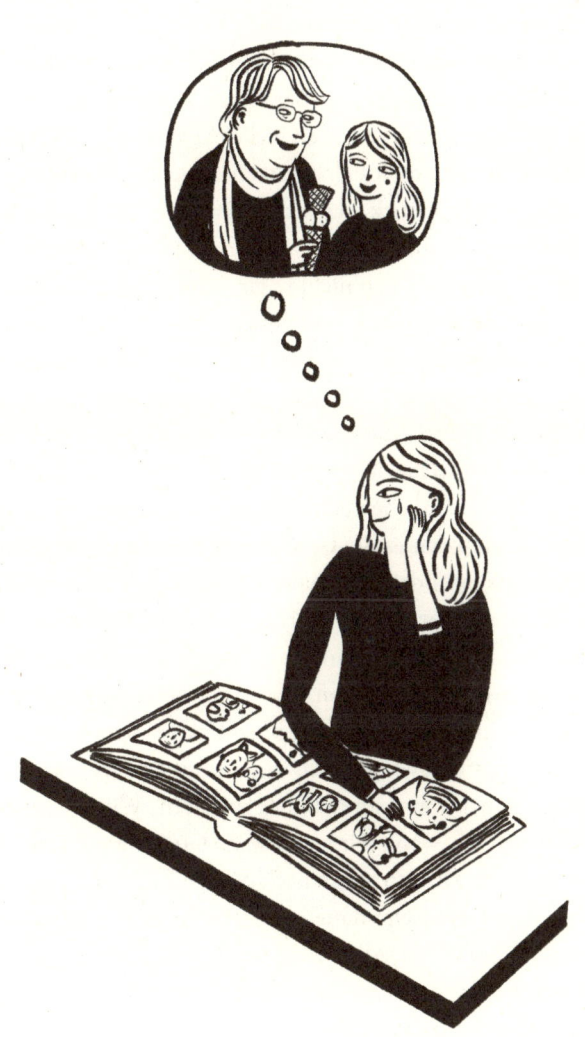

noch einen Tag mit Omi zu haben. Sie noch einmal umarmen, ihr noch einmal sagen, wie wichtig sie mir war.«). Die nachfolgende Phase der Akzeptanz ist die, in der Trauernde schließlich die Umstände hinnehmen oder mit dem Geschehenen abschließen. Es gelingt nun, mit einer neuen Sicht auf sich selbst und die Welt wieder ins Leben zurückzukehren. Solche Modelle können einem helfen zu verstehen, wie der eigene Trauerprozess abläuft und an welchem Punkt man sich vielleicht gerade (noch) befindet. Allzu eng sollte man sich daran aber auch nicht orientieren oder sich gar unter Druck setzen lassen, wenn es bei einem selbst ganz anders ist. Denn (das ist schon beim Liebeskummer angeklungen): Trauer lässt sich nicht in ein »One size fits all«-Gefäß pressen, sondern verläuft individuell. Wie lange bestimmte Trauerphasen andauern, wie häufig sie sich abwechseln und wann ein Trauerprozess sich abgeschlossen anfühlt, hängt von der eigenen Vorgeschichte, der Schwere des auslösenden Ereignisses, dem kulturellen Hintergrund, der eigenen Gesundheit und auch der persönlichen Fähigkeit ab, mit Unerwartetem umzugehen. Auch wenn es die Gesellschaft manchmal suggeriert: Einen »normalen« oder »optimalen« Umgang mit Trauer gibt es nicht. Es kommt vor, dass Trauernde sich schuldig fühlen oder komisch beäugt werden, wenn sie nicht permanent von schweren Gefühlen erdrückt werden, sondern es auch Momente gibt, in denen es ihnen plötzlich besser geht. Aber ganz wichtig zu wissen ist: Zur Trauer gehören auch positive Gefühle! Zum Beispiel, wenn wir uns an Schönes erinnern. Wie meine Geschwister und ich, wenn wir bei unseren Großeltern übernachtet haben, jeden Morgen gleich nach dem Aufwachen in ihr Bett gekrabbelt sind und Opi dann schon Tee gekocht und braune Kuchen vorbereitet hat. Alle zusammen machten wir es uns zwischen den Kissen gemütlich, wir Kinder tunkten unsere Kekse in den Tee, um uns anschließend den süßen Matsch fröhlich glucksend auf unseren Zungen zergehen zu lassen – auch wenn

Omi das gar nicht mochte, weil das oft unschöne braune Flecken auf der Bettwäsche hinterließ: »Das sieht aus, als hätte jemand ins Bett gemacht!«

Es waren Momente des puren Glücks, der Unbeschwertheit, und ich lächele gerade jetzt, in diesem Moment, wenn ich daran denke.

In schweren Zeiten positive Gedanken und Emotionen zuzulassen, ist keinesfalls unnormal oder gar verwerflich, sondern geradewegs heilsam. Denn Trauer kostet viel Kraft, sowohl für den Trauernden als auch für Beistehende. Und keiner könnte den Zustand dauerhaft aushalten. Gemeinsam in schönen Erinnerungen zu schwelgen, sich abzulenken und auch mal zu lachen, kann extrem erleichtern und Momente der Erholung ermöglichen.

Mit der Zeit mischen sich dann hin und wieder auch Gedanken an die Zukunft dazu. Die Lust, wieder voll am Leben teilzunehmen, die Gesellschaft anderer zu suchen und sich neuen Herausforderungen zu stellen.

Der Wechsel zwischen diesen vielfältigen schweren und schönen Gefühlen findet sich in einem weiteren anerkannten Modell der Trauerforschung wieder: Dem sogenannten Dualen Prozessmodell der Trauerbewältigung. Es besagt, dass Trauernde zwischen zwei »Gefühls-Polen« hin- und herwechseln: dem »verlustorientierten« und dem »wiederherstellungsorientierten Pol«. Beide sind wichtig: Auf der verlustbezogenen Seite richten die Trauernden den Blick nach innen und setzen sich mit ihrem Schmerz, ihren Sehnsüchten und Erinnerungen auseinander. So kann der Verlust akzeptiert und die Beziehung zur verstorbenen Person neu definiert werden. Auf der wiederherstellungsorientierten Seite schauen die Trauernden nach vorn: organisieren den Alltag neu, finden neue Lebensperspektiven und knüpfen Kontakte.

Indem Trauernde zwischen diesen Polen hin- und herschwingen, und zwar jeweils im eigenen, individuellen Tempo, werden sie sowohl der Verarbeitung als auch der Neuorientierung gerecht. So kann jeder den Weg in ein neues Leben ohne den verstorbenen Menschen finden, auf seine eigene Weise.

Dazu gehört, selbst zu entscheiden, wann man die hinterbliebenen Dinge wegräumt, ob man Stücke behält, was man wegwirft. Ob man über den Verlust sprechen oder allein damit zurechtkommen möchte. Ob man sich ablenken oder zu trauriger Musik in seinen Gefühlen schwelgen mag.

Traurige Musik kann übrigens sehr heilsam sein. Nicht umsonst finden sich regelmäßig herrlich triefende Schmachtfetzen auf den obersten Plätzen der Charts. Es gibt Momente, da ist es einfach wunderbar, sich sentimentale Schnulzen reinzufahren und die aufsteigenden Gefühle leidenschaftlich zu genießen.

Music was my first love

Der Frage, warum das so ist, widmete sich ein Forscherteam aus Berlin. 772 Personen füllten umfassende Online-Fragebogen aus, nach deren Auswertung die Forschenden feststellten, dass es meist nicht Trauer ist, die Menschen beim Hören solcher Art von Musik verspüren, sondern Nostalgie. Während wir in Schmonzetten schwelgen, erinnern wir uns an schöne Erlebnisse mit geliebten Menschen und erfreuen uns daran. Das können Momente ganz losgelöst von der Musik sein, wie Tee und braune Kuchen im Bett der Großeltern, aber auch solche, die wir explizit mit einem Song in Verbindung bringen. Höre ich zum Beispiel Lieder von *Coldplay,* die auf einem herrlichen Roadtrip durch Spanien in Dauerschleife liefen, kann ich fast den Sand zwischen den Zehen spüren, das Meer rauschen und meine Geschwister im Auto zur Musik mitgrölen hören.

Musik löst also eine ganze Reihe komplexer, positiver Gefühle in uns aus, wie Friedlichkeit, Zärtlichkeit, Sehnsucht und Ehrfurcht. Und sie spendet Trost. Wenn wir gerade niedergeschlagen oder einsam sind, kann traurige Musik wie eine Art Ventil funktionieren, durch das wir Kummer und Stress ablassen können (das funktioniert bei fröhlicher Musik übrigens tatsächlich nicht so gut). Studien haben gezeigt: Menschen, die sehr empathisch und emotional eher dünnhäutig sind, hilft das Hören von trauriger Musik ganz besonders gut.

Trauer ist ein intensives, überwältigendes, manchmal erdrückendes Gefühl. Aber sie ist keine Krankheit. Sie ist eine wichtige Empfindung mit all ihren Facetten und Phasen. Sosehr sie auch wehtut – sie zeigt uns, wie sehr wir geliebt haben und geliebt wurden. Sie macht uns klar, worauf es im Leben ankommt, und wofür es sich zu kämpfen lohnt.

Und schließlich ermöglicht sie es uns, unsere Gefühle neu zu ordnen, einen Verlust zu verarbeiten und zu lernen, mit einer veränderten Lebenssituation zurechtzukommen. Sie umzuwandeln, auf dass sie für uns passt und uns vom Schmerz genesen lassen kann. Dabei müssen Akzeptanz und Nachvorneschauen nicht bedeuten, eine verstorbene Person zu vergessen oder ganz loszulassen. Das funktioniert sowieso nicht. Denn dass die Person existiert und beeinflusst hat, wer wir sind, lässt sich nicht auslöschen. Stattdessen müssen wir ohne sie und mit dem Verlust leben lernen. Dafür gilt es heute sogar ausdrücklich als hilfreich, weiterhin mit der verstorbenen Person in Verbindung zu bleiben. Eine neue Beziehung zu ihr aufzubauen. In unserer Karte zu Omis Tod steht:

»*Du bist nicht mehr da, wo du warst.*
Aber du bist überall, wo wir sind.«

Eine kurze Einführung in unser Gehirn

Unser gesamtes Leben – unsere Wahrnehmung, unser Denken, unser Fühlen und Erinnern, die Steuerung unserer Bewegungen und unsere Körperfunktionen –, alles basiert auf dem fein abgestimmten Zusammenspiel von unglaublichen 86 Milliarden Neuronen in unserem Gehirn. Die Nervenzellen in unserer Wundermaschine verschicken ununterbrochen Informationen in Form von elektrischen Impulsen – wie Kabel. In ihrem Inneren produzieren sie Botenstoffe, sogenannte Neurotransmitter, zum Beispiel Serotonin, Dopamin oder Noradrenalin. Wird eine der Nervenzellen durch den elektrischen Impuls einer anderen stimuliert, setzt sie die winzigen Neurotransmitter-Moleküle an ihrem Ende frei. Diese schweben durch einen nur wenige Nanometer breiten Spalt bis zur Nachbarzelle und docken dort an speziellen Rezeptoren an. Daraufhin entsteht in der Nachbarzelle ein Strom, ganz so, als hätte ein Blitz eingeschlagen. Dieser elektrische Impuls saust durch sie hindurch und sorgt an ihrem anderen Ende wieder für die Freisetzung von Neurotransmittern, die das Signal wiederum zur nächsten Zelle bringen. So wird die Information immer weitergetragen – von Zelle zu Zelle, vom Kopf bis zum großen Zeh.

Bis unser Gehirn die gigantische Wundermaschine wurde, die es heute ist, hat es eine unglaubliche Entwicklungsgeschichte durchgemacht. Sie begann vor etwa 650 Millionen Jahren, als aus den sehr simplen Nervensystemen der Tierwelt erste Gehirne entstanden.

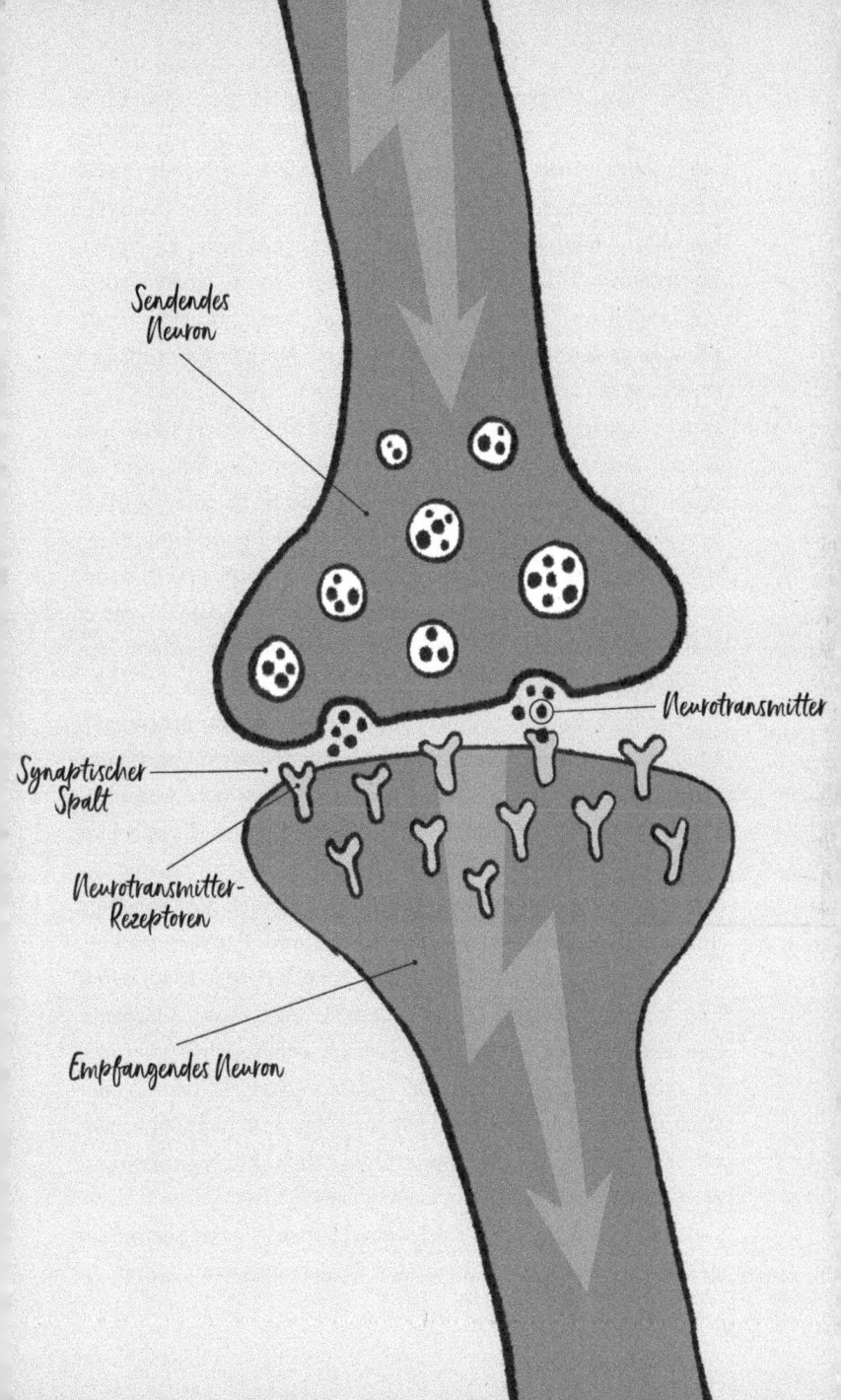

Sendendes Neuron

Neurotransmitter

Synaptischer Spalt

Neurotransmitter-Rezeptoren

Empfangendes Neuron

Bis heute liegen die phylogenetisch ältesten Strukturen unseres Gehirns tief in seinem Inneren. Wir können sie uns vorstellen wie die Grundfesten eines Hauses – sie sind für die primitiven Basisfunktionen zuständig. Im Lauf der Evolution hat die »Architektin« Natur auf diesen Grundfesten immer neue Räume und Flügel errichtet, bis irgendwann ein Prachtbau entstanden war. Je weiter außen Gehirnbereiche liegen, desto phylogenetisch jünger sind sie und desto komplexere Aufgaben erledigen sie.

Am tiefsten Punkt im Gehirn, direkt an der Spitze des Rückenmarks, befindet sich der Hirnstamm. Er hat sich vor etwa 500 Millionen Jahren entwickelt und ist bei allen Wirbeltieren vorhanden. Er kontrolliert lebenserhaltende Funktionen wie Atmung, Herzschlag und Nahrungsaufnahme und ist damit so etwas wie der »Hauptschalter« unseres Gehirns. Wenn er Schaden nimmt, bricht das ganze »Gehirnsystem« in sich zusammen, das Lebewesen stirbt.

Oberhalb des Hirnstamms, aber ebenfalls tief im Inneren des Prachtbaus Gehirn, befindet sich die »Etage« der subkortikalen (also unter der Hirnrinde gelegenen) Strukturen, Ansammlungen aus Nervenzellen, sogenannte Kerne oder Kerngebiete. Zu ihnen gehören die Strukturen des limbischen Systems, das vor etwa 300 Millionen Jahren entstand, als sich die Säugetiere entwickelten. Es ist für Empfindungen und Triebe zuständig, die das soziale Verhalten der Säugetiere ermöglichen: Sorge um den Nachwuchs, Angst, Liebe, Lust, Lernen und Gedächtnis. Allerdings wissen wir heute, dass noch weitere Hirnstrukturen an diesen Vorgängen beteiligt sind. Anders als man früher dachte, haben diese ihren Ursprung nämlich nicht in einem einzelnen Gehirngebiet, sondern entstehen durch ein kompliziertes Zusammenspiel ganzer Netzwerke.

Unsere komplexesten Fähigkeiten haben wir vor allem dem gewaltigen Ausbau der äußersten Schicht unseres Gehirns zu

Anteriorer cingulärer Kortex

Großhirnrinde

Cingulärer Kortex

Thalamus

Präfrontaler Kortex

Area tegmentalis ventralis

Orbitofrontaler Kortex

Hypothalamus

Hypophyse

Locus caeruleus

Amygdala

Hippocampus

verdanken: der Großhirnrinde. Sie ist für viele der Fähigkeiten zuständig, die wir als urmenschlich empfinden, wie Sprache, logisches Denken und Vorstellungskraft. Ihr beeindruckendes Wachstum begann vor etwa 100 Millionen Jahren – damit ist sie der evolutionsgeschichtlich jüngste Teil des Gehirns, gleichzeitig aber auch der am weitesten entwickelte. Obwohl die Großhirnrinde nur 1,5 bis 4,5 Millimeter dünn ist, enthält sie etwa 20 Milliarden Nervenzellkörper. Damit sie alle hineinpassen, hat sich die Gehirnoberfläche walnussartig in Röllchen zusammengestülpt.

Die Großhirnrinde lässt sich in vier Lappen unterteilen: Vorne liegt der Frontal- oder Stirnlappen, der an der Planung, Durchführung und Beurteilung von Handlungen beteiligt ist. Sein vorderster Abschnitt, der präfrontale Kortex, ist so etwas wie die »Chefetage« unseres Gehirns. Als oberste Instanz ist er für die Kontrolle von Aufmerksamkeit, Handlungen und Emotionen zuständig. Oben mittig befindet sich der Parietal- oder Scheitellappen. Er koordiniert die unterschiedlichsten Sinneseindrücke und Gedächtnisinhalte. Der Temporal- oder Schläfenlappen bildet den seitlich und nach unten gelegenen Abschnitt des Kortex. Er hilft uns beim Hören, Erinnern, beim Erkennen von Gegenständen und Gesichtern sowie bei der Verarbeitung von Gefühlen. Der Okzipital- oder Hinterhauptslappen liegt ganz hinten und verarbeitet vor allem visuelle Reize – ist also für das Sehen zuständig.

Eine Besonderheit stellen der anteriore cinguläre Kortex und die Inselrinde dar. Beide sind zwar Teile der Hirnrinde, liegen aber im Inneren des Gehirns und werden zum limbischen System gezählt – somit sind auch sie maßgeblich an unseren Emotionen beteiligt.

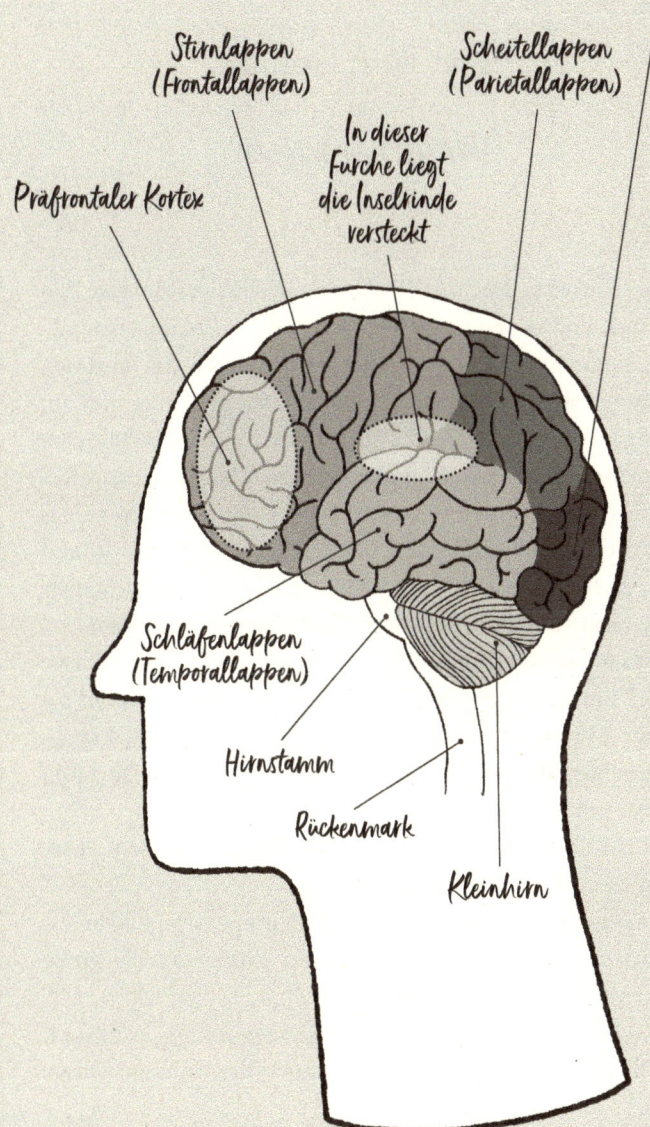

Hinterhauptslappen
(Okzipitallappen)

Stirnlappen
(Frontallappen)

Scheitellappen
(Parietallappen)

In dieser
Furche liegt
die Inselrinde
versteckt

Präfrontaler Kortex

Schläfenlappen
(Temporallappen)

Hirnstamm

Rückenmark

Kleinhirn

Es ist zum Heulen

Warum wir weinen

Es ist dunkelste Nacht, tiefschwarze Wolken verhängen den Himmel, und es regnet in Strömen. »Mama! Maaaaamaaaa!« Eine dünne Stimme hallt immer wieder durch das trostlose, steinerne Tal. Der kleine Brontosaurus Littlefoot irrt umher, auf der Suche nach seiner Mutter. Sie hat ihm vor wenigen Minuten in einem spektakulären Kampf gegen einen Tyrannosaurus Rex das Leben gerettet. Schwer verletzt liegt sie jetzt am Fuße eines gigantischen Vulkans und stöhnt. Littlefoot entdeckt sie und rennt erschrocken auf sie zu. Herzzerreißende Musik liegt über der ganzen Szene: »Whispering Winds« von James Horner.

»Mama, steh auf!«, ruft Littlefoot.

»Ich bin nicht sicher, ob ich das kann, Littlefoot«, stöhnt die Mutter. Mit aller Kraft versucht sie, ihren schwachen Körper aufzurichten, sackt aber wieder in sich zusammen. »Doch, du kannst, steh auf!« Der kleine Saurier ist verzweifelt.

»Mein lieber, süßer Littlefoot, ich werde bei dir sein, auch wenn du mich nicht sehen kannst.«

»Was meinst du damit? Ich kann dich immer sehen, Mama!«, schluchzend drückt er seinen kleinen Körper an die große Schnauze der geliebten Mutter.

»Littlefoot, lass dich von deinem Herzen führen, es flüstert, also hör gut hin …«, haucht die Dinosaurierdame mit letzter Kraft.

»Mama? Mamaaaa!!!«, schreit Littlefoot, die Tränen laufen

aus seinen großen, traurigen Augen über die kleine Saurier-schnauze.

Und auch mir kullern jetzt die Tränen über die Wangen. Die Szene aus »Ein Land vor unserer Zeit«, die mir als Kind das Herz gebrochen hat, macht mich heute noch genauso fertig. *(Note to Self*: Genauso wenig, wie du bescheuerte Koordinationsübungen im Café machen solltest, solltest du hier die traurigste Filmszene deiner Kindheit offenbaren …)

Ich weiß nicht, ob ihr die Szene kennt oder ob sie euch auch so erwischt (ihr könnt sie youtuben!) – das Gefühl aber kennt ihr garantiert: Es fühlt sich flau an in der Magengegend, die Brust wird eng, und die Kehle schnürt sich zu. Unwillkürlich ziehen sich die Augenbrauen zusammen und die Mundwinkel nach unten, das Kinn zittert, und die Augen füllen sich mit Tränen. Sie zu unterdrücken, fällt unfassbar schwer, bei dem Versuch wird die Kehle noch enger, kann richtig schmerzen. Und dann geht es los: Wir weinen. Manchmal laufen die Tränen in Strö-men die Wangen hinunter, während der restliche Körper in Stil-le verharrt, manchmal schüttelt uns die Trauer, wir schluchzen hemmungslos, und der ganze Körper bebt.

Aber warum weinen wir? Welchen Sinn haben Tränen?

Tränen lügen doch

Tatsächlich sind wir die einzigen Lebewesen auf dieser Welt, die weinen. Die also aufgrund von Emotionen Tränen vergießen. Wir kennen zwar »Krokodilstränen« – die haben aber, entgegen früherer Annahmen, gar nichts mit Gefühlen zu tun. Den rie-sigen Echsen läuft beim Fressen ein Sekret aus den Augen, weswegen die Menschen früher dachten, sie hätten Mitleid mit ihren Opfern, auf denen sie gerade genüsslich herumkauten.

Das erschien äußerst fies. Daher die Redewendung »Krokodils-tränen weinen«, wenn jemand Mitgefühl heuchelt.

Heute ist klar: Das ist Quatsch. Krokodile haben kein Mitleid mit ihren Opfern, stattdessen scheinen ihnen Tränen aus den Augen zu kullern, weil der kräftige Oberkiefer auf eine Drüse hinter den Augen drückt, wenn die Tiere ihn zum Fressen weit aufsperren (so ähnlich wie bei uns, wenn wir ausgiebig gäh-nen).

Auch bei uns sind Tränen nicht immer emotionaler Natur – wir unterscheiden drei verschiedene Arten: basale, reflektorische und emotionale Tränen. Sie alle werden größtenteils in der Tränendrüse produziert, die im äußeren oberen Rand der Augenhöhle sitzt. Durch winzige Gänge wird die Tränenflüssig-keit zu den Innenseiten der Lider und auf die Augenoberfläche gebracht, von wo aus sie der Lidschlag über den gesamten Aug-apfel verteilt. Überschüssige Tränenflüssigkeit gelangt über das obere und das untere Tränenpünktchen am inneren Augen-winkel in den Tränensack, der zwischen Auge und Nase liegt, und fließt von dort über den Tränennasengang in die Nase. Das erklärt, warum wir uns häufig schnäuzen müssen, wenn wir weinen.

Die basalen Tränen bestehen aus Elektrolyten, Proteinen, Zucker und antibakteriellen Enzymen – also einem körpereige-nen Antibiotikum – und werden nonstop produziert. Sie halten den Augapfel feucht, ernähren ihn, reinigen ihn von Fremdkör-pern wie kleinen Staubkörnern, wehren Erreger ab und sorgen für eine höhere Sehschärfe, indem sie Unebenheiten in der Hornhaut ausgleichen.

Reflektorische Tränen vergießen wir immer dann, wenn die sensiblen Rezeptoren auf unserer Hornhaut unserem Gehirn melden: »Autsch, da ärgert mich was!« Sei es eine Wimper, Wind oder Zwiebeldämpfe (wusstet ihr, dass dieses raffinierte

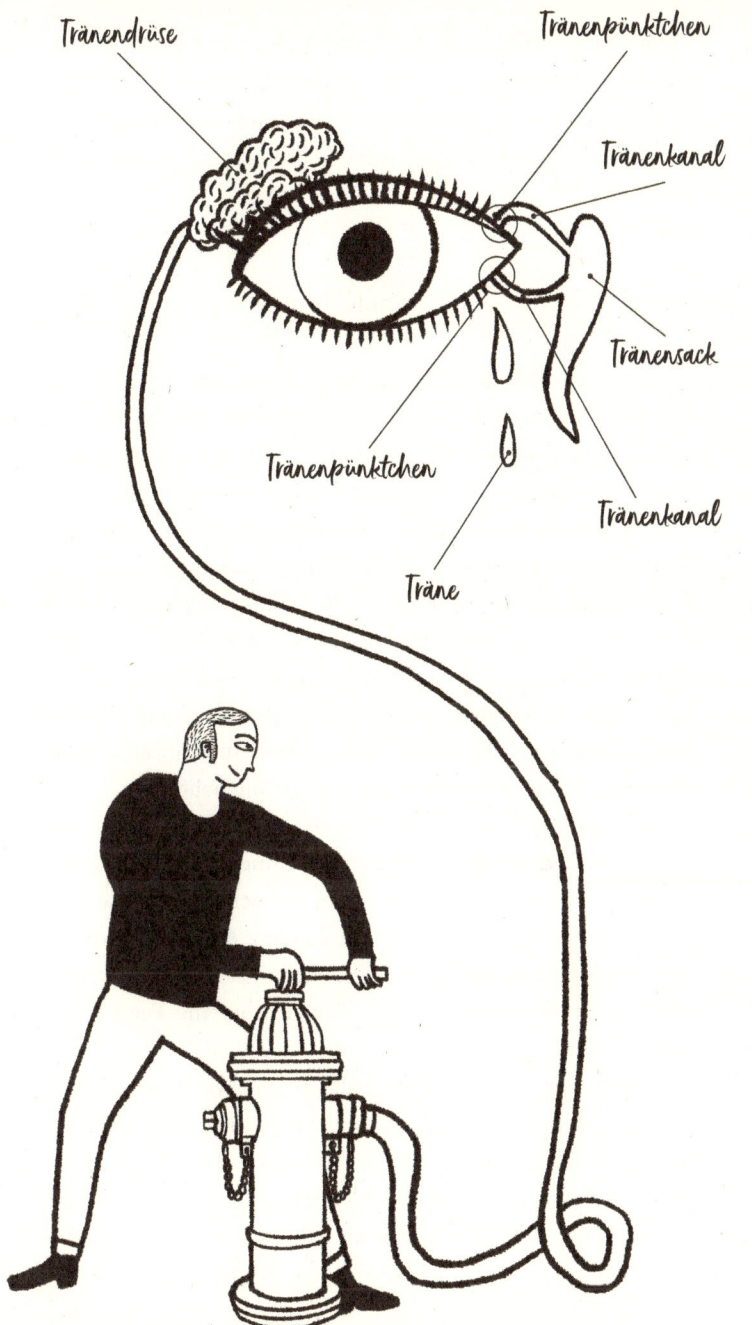

Tränendrüse

Tränenpünktchen

Tränenkanal

Tränensack

Tränenpünktchen

Tränenkanal

Träne

Gemüse die Dämpfe produziert, um sich vor Fressfeinden zu schützen? Ein faszinierender Schutzmechanismus …). Das Gehirn reagiert blitzschnell und lässt die Tränendrüsen anpassen, wie viel Flüssigkeit nötig ist, um den Störenfried aus dem Auge zu schwemmen.

Emotionale Tränen

Wenn wir aus emotionalen Gründen weinen, setzt die Tränendrüse der Flüssigkeit größere Mengen an Proteinen, Mangan und Kalium bei sowie die Hormone Serotonin und Prolaktin. Was diese veränderte Zusammensetzung bewirken soll, wissen wir bisher nicht. Aber klar ist: Die emotionalen Tränen sind die, die uns von allen anderen Lebewesen unterscheiden.

Allerdings: Auch wenn Tiere keine Tränen vergießen, zeigen viele von ihnen ein Verhalten, das wir als äquivalent zu unserem Weinen auffassen können: Trennt man neugeborene Säugetiere oder Vögel von ihren Eltern, stoßen sie herzzerreißende Schreie aus. Es ist gut möglich, dass diese Schreie und unser Weinen einen gemeinsamen evolutionären Ursprung haben.

Dabei weinen auch wir nicht von Geburt an. Neugeborene können zwar basale und reflektorische Tränen produzieren, und genauso schreien sie ab Tag eins, um auf sich und ihre Bedürfnisse aufmerksam zu machen – eine andere Art der Kommunikation haben sie schlicht nicht. Es dauert aber etwa vier bis acht Wochen, bis ihnen emotionale Tränen über die Pausbacken kullern können.

Anders als Tiere, die nur als Babys »wein-äquivalent« schreien (wenn wir das lebenslange Winseln von Hunden mal außen vor lassen), behalten wir Menschen das Weinen auch als Erwachsene bei. Aber es verändert sich: Während in der Kindheit das laute Schluchzen im Vordergrund steht, weinen wir mit zunehmendem Alter immer leiser, manchmal auch ganz stumm – Tränen gehören aber immer dazu. Zuerst weinen Jungen und Mädchen gleich viel, ab dem 13. Lebensjahr verschiebt sich dann das Geschlechterverhältnis. Frauen weinen für den Rest ihres Lebens häufiger, länger und aufgrund vielfältigerer Ursachen als Männer. Außerdem unterscheiden sich die Gründe für das Weinen: So weinen Frauen eher während eines Streits und vor Rührung, Männer eher wegen positiver Ereignisse – zum Beispiel beim Sieg der geliebten Fußballmannschaft.

Ein Grund dafür übrigens, dass Männer in traurigen Situationen weniger weinen, scheint Testosteron zu sein: Das männliche Geschlechtshormon ist nämlich ein Gegenspieler der emotionalen Tränen. (Was Testosteron sonst noch alles kann – und was nicht –, werden wir in »Ich raste aus! – Kochende Wut« erfahren.) Das könnte auch erklären, warum junge Väter, deren Testosteronlevel ja sinkt, schneller gerührt sind als »Nicht-Väter«.

Auch unsere gesellschaftliche Erziehung spielt hier hinein: Seit Mitte des 20. Jahrhunderts wird Jungen erklärt, sie müssten stark und mutig sein – Tränen entlarvten sie als »Schwächlinge«. Genauso hat unsere Sozialisation uns gelehrt, dass Frauen ihre Emotionen nach außen tragen. Diese »Regeln« weichen sich zwar langsam auf, noch sitzen sie aber tief und prägen unser Verhalten.

Unabhängig vom Geschlecht gibt es unzählige weitere Einflussfaktoren, die bestimmen, wie schnell oder wie heftig jemand weint. Jeder bewertet Ereignisse vor dem Hintergrund seiner eigenen Situation schließlich anders. Da spielen Erfahrungen, Ziele und Wünsche hinein, aber auch Gesundheit, Hormone, Erschöpfung, das soziale Netzwerk und das konkrete Setting der Situation. Auch die Kultur ist entscheidend: Während wir in

Westeuropa selbst bei Beerdigungen lieber leise und beherrscht weinen, ist es zum Beispiel in einigen chinesischen Familien Tradition, lauthals zu schreien und zu klagen, teilweise mit Unterstützung von gebuchten Schauspielern, die besonders laut weinen.

Egal, wie verschieden das Drumherum auch ist, fest steht: Menschen auf der ganzen Welt weinen.

Trotz der Universalität des Phänomens wissen wir (noch?) nicht, ob es so etwas wie eine »Weinschwelle« gibt und was bei ihrem Erreichen im Gehirn genau abläuft. Weinen ist ein wahnsinnig komplexer Vorgang, in dem unterschiedlichste Gehirnareale aktiv werden. Das Schmerz- und Bindungssystem vermittelt das Gefühl der Trauer, Strukturen im Hirnstamm und das Kleinhirn koordinieren die körperlichen Vorgänge. Eine zentrale Rolle beim Weinen spielen die Amygdala und das zentrale Höhlengrau im Hirnstamm. Wir wissen: Die Amygdala verknüpft sozial relevante Reize mit Emotionen. Mit ihrer Hilfe erkennen wir zum Beispiel emotionale Gesichtsausdrücke und deuten komplexe soziale Interaktionen anderer. Sie hilft uns, zu entscheiden: Ist diese Situation zum Heulen?

Das zentrale Höhlengrau kennen wir als wichtige Struktur des Opioidsystems, das Schmerzen unterdrücken und Zuneigung vermitteln kann. Darüber hinaus ist es aber auch an verschiedenen motorischen Reaktionen beteiligt: beim Sprechen, bei der Koordination von Fluchtreflexen und eben beim Weinen. Übermannt uns die Trauer, erhält das zentrale Höhlengrau von der Amygdala die Info: »Heulen!« Schwupp, setzt es die komplexe Weinmaschinerie in Gang: Über den Hirnstamm aktiviert es fünf unserer zwölf Hirnnerven, die daraufhin für ein wahnsinnig komplexes Zusammenspiel unserer Gesichts-, Atem- und Stimmbandmuskulatur sorgen. Das Ergebnis: Wir

verziehen das Gesicht, die Tränen kullern, und ein herzzer-
reißendes Schluchzen ertönt aus unserer Kehle.

Extra-Wissen: Schlafmangel und Weinen

Ihr kennt bestimmt alle das Phänomen, dass wir bei Schlafmangel näher am Wasser gebaut haben. Ich zumindest bin viel
schneller traurig, wenn ich erschöpft bin. Und auch bei kleinen
Kindern ist gut zu beobachten: Sind sie müde, kann jede
Kleinigkeit zum Drama mutieren. Das liegt daran, dass zu wenig
Schlaf die Verbindung zwischen dem präfrontalen Kortex
(ihr wisst: Chefetage der Großhirnrinde) und der Amygdala
schwächt. Ersterer hat Letztere normalerweise unter Kontrolle
und zügelt ihre Aktivität. Sind wir und unser präfrontaler Kortex
aber durch Müdigkeit geschwächt, wird die Amygdala stärker.
Jetzt reichen Kleinigkeiten, und wir haben unsere Gefühle nicht
mehr so gut unter Kontrolle wie sonst. Die Amygdala macht
quasi einen Alleingang zum zentralen Höhlengrau, und die
Weinmaschinerie im Hirnstamm legt deutlich schneller los, als
wenn die Großhirnrinde ausgeschlafen ist.

Während all das passiert, wird also auch die Tränendrüse aktiviert, und zwar durch Nervenfasern, die zum Parasympathikus
gehören. Das ist der Teil unseres autonomen Nervensystems,
der den Körper in einen Zustand der Entspannung versetzt.
(Ihn und seinen Gegenspieler, den Sympathikus, werden wir im
Kapitel über Angst genauer kennenlernen.) Das macht insofern
Sinn, als wir uns beim Weinen am ehesten nach Hause aufs Sofa
zurückziehen, dass die Tränen am einfachsten laufen, wenn wir
unsere Ruhe haben. Um es zu verdeutlichen, führe ich mal das
Gegenteil an: Wäre ein Todfeind hinter uns her, müssten wir
fliehen oder kämpfen. Tränen im Auge würden dann echt

stören. Darum fährt der Parasympathikus in so einem Fall seine Aktivität runter, und der Sympathikus, also der Teil unseres autonomen Nervensystems, der Energie für Flucht- und Aggressionsverhalten bereitstellt, schaltet auf »Kampfmodus« – die Tränenproduktion lässt nach.

Aber wir kennen wahrscheinlich alle die äußerst unangenehme Situation, dass wir die Tränen ausgerechnet in Stresssituationen, in denen wir WIRKLICH NICHT weinen wollen, nicht zurückhalten können. Zum Beispiel beim Streit mit dem Chef, den wir definitiv lieber mit aktivem Sympathikus austragen würden als im kuscheligen Parasympathikusmodus.

Parasympathikus: Tränen an!, Sympathikus: Tränen aus! – so einfach ist es … aber leider nicht. Stattdessen sind beide Teile unseres autonomen Nervensystems permanent parallel aktiv, in einem Moment überwiegt der eine, wenige Sekunden später der andere.

Der Sympathikus übernimmt an erster Stelle, wenn uns die Trauer in die Magengrube trifft: »O Mann, das wirft mich aus der Bahn!« Klar: Das ist purer Stress. Uns schlägt das Herz bis zum Hals, wir atmen schneller und werden zittrig. Vermutlich ist der Sympathikus auch schuld am Kloßgefühl im Hals: Für die schnellere Atmung weitet sich die Kehle, gleichzeitig bahnt sich ein Schluchzen an – je stärker wir es unterdrücken wollen, desto schlimmer das Kloßgefühl. »Na toll, jetzt geht es los: Ich muss heulen!« Und dann mischt sich der Parasympathikus ein: Unsere Fassade bricht, die Tränen kullern.

Das Hin und Her und Auf und Ab der beiden Systeme schüttelt uns emotional so richtig durch. Was am ehesten hilft: möglichst ruhig in den Bauch atmen – das hemmt den Sympathikus, Herzfrequenz und Blutdruck beruhigen sich.

Kurz gesagt: Weinen bedeutet primär Stress.

Weinen als Katharsis und Reinigung?

Tja, aber wozu jetzt dieser ganze Aufwand? Warum weinen wir?

Spoiler: Wir wissen es nicht! Eine weitverbreitete Theorie ist, Weinen sei eine Art Katharsis. Baue emotionale Spannungen ab, verbessere die Stimmung und fördere sogar unsere Gesundheit. Freud vermutete schon 1895, Weinen fungiere als Ventil, durch das unser Körper emotionale Energie ablassen könne, die ihn sonst krank machen würde.

Hundert Jahre später sorgte eine biochemische Abwandlung dieser Theorie für Aufsehen: Wissenschaftler stellten die These auf, die Tränendrüsen würden genau wie die Nieren unser Blut filtern und es von Stresshormonen und giftigen Abfallstoffen säubern, die unser Wohlbefinden einschränkten. Studien konnten diesen Mechanismus jedoch nicht belegen, und auch der Katharsiseffekt gilt mittlerweile als widerlegt – zumindest als generelles Phänomen. Ob jemand sich durch Weinen besser fühlt oder nicht, hängt von unzähligen Faktoren ab – von dem auslösenden Ereignis (ist es ein Problem, das wir lösen können, oder ist eine echte Katastrophe über uns hereingebrochen?), dem persönlichen Zustand und dem sozialen Netzwerk der trauernden Person (fühle ich mich stark und habe jemanden, der sich um mich kümmert, oder bin ich müde, gestresst und ganz allein?), Reaktionen umstehender Menschen (liebevolles Kümmern oder verständnisloses Kopfschütteln).

Die meisten Menschen jedoch fühlen sich trotz Weinens erst besser, wenn sich das zugrunde liegende Problem gelöst hat.

Belegt ist mittlerweile, dass Menschen, die nicht weinen, keinen gesundheitlichen Schaden davontragen. Damit meine ich nicht, dass man Emotionen unterdrücken sollte – das kann durchaus krank machen –, aber wenn man einfach nicht weinen kann, ist das völlig okay.

Dass trotzdem viele glauben, sie würden sich durch Weinen besser fühlen, rührt vermutlich daher, dass glücklicherweise meist jemand da ist, der sie in den Arm nimmt und sie tröstet oder gemeinsam mit ihnen trauert. Dann ist aber die Nähe zu der anderen Person ausschlaggebend (ihr wisst, dann strömen Oxytocin und Endorphine durch unsere Gehirnwindungen) und nicht die kullernden Tränen.

Die Sprache der Tränen

Heute wird vielmehr vermutet, dass emotionale Tränen der zwischenmenschlichen Kommunikation dienen. Dass sie eine Art eigene Sprache sind, mit der wir stumme Botschaften senden. Womit wir wieder beim Anfang des Kapitels wären: Möglicherweise hat sich unser Weinen aus dem Hilfeschrei der Tierbabys entwickelt.

Wie keine andere Spezies pressen wir aber beim Schreien aus Trauer die Augen zu. Denkbar ist, dass ursprünglich diese kräftige Kontraktion des Musculus orbicularis oculi, also des Muskels, der die Augen ringförmig umgibt, die Augen zu Tränen gereizt hat. Dieser Theorie nach hat sich die zunächst zufällige Tränenproduktion im Lauf der Evolution als Vorteil erwiesen und sich in der Folge automatisch an das Schreien gekoppelt (mehr über diesen Mechanismus der Kopplung zweier Verhaltensweisen lernen wir noch im Kapitel »Wenn das Blut in den Adern gefriert – Angst!«).

Dieser Vorteil könnte in der starken Signalkraft emotionaler Tränen liegen. Sie vermitteln dem Gegenüber unmissverständlich: »Hilfe, ich brauche eine Auszeit! Und Trost!« Ich habe es im Kapitel »Trauer und Schmerz – Helfer in der Not« bereits erwähnt: Wir Menschen sind als Babys auf Hilfe von außen angewiesen wie kein anderes Tier. Während Affenbabys sich an ihre Mütter krallen, wenn die wild durch die Baumwipfel jagen, und Gänseküken ihren Eltern über weite Strecken hinterherwatscheln, sind Menschenbabys viele Monate lang nicht in der Lage, sich auch nur ansatzweise vom Fleck zu bewegen. Sie haben nichts anderes als ihre niedlichen Gesichter und großen Augen – und eben ihr tränenreiches Schluchzen –, um die Erwachsenen dazu zu bringen, sich um sie zu kümmern.

Mütter können den Schrei ihres Babys übrigens genau von dem anderer Kinder unterscheiden und hören anhand der Frequenz, was dahintersteckt. Sind es Schmerzen, muss ich blitzschnell reagieren? Oder geht es nur darum, demnächst mal die Windel zu wechseln? (Gut möglich, dass auch Väter das können – das wurde bisher nur nicht untersucht. Bis zur Gleichberechtigung ist es eben noch ein langer Weg …)

Selbst wenn wir so weit sind, dass wir sprechen und laufen können, brauchen wir die Erwachsenen noch – und Weinen kann eine mächtige Waffe sein, um andere für unsere Bedürfnisse einzuspannen. Das gilt in jedem Alter. Denn die klare Botschaft lautet: »Es geht mir schrecklich, bitte schont mich und helft mir!« Und dass das zieht, haben wissenschaftliche Studien bewiesen: Zum Beispiel zeigten Psychologen den Probanden in einem Experiment zwei Fotos derselben weinenden Personen. Nur hatten sie bei einem der Bilder die Tränen jeweils wegretuschiert. Und siehe da: Diese Gesichter wirkten auf die Probanden sofort ausdrucksloser. Sie zeigten deutlich mehr Mitgefühl mit den Menschen, denen die Tränen sichtbar über die Wangen liefen. Außerdem halfen die Tränen den Probanden dabei, den Zustand der abgebildeten Personen deutlich als Trauer zu erkennen. Den Gesichtern ohne Tränen ordneten die Betrachter auch Nachdenklichkeit oder Verwirrung zu.

Israelische Wissenschaftler sind in einer Studie zu dem Ergebnis gekommen, dass die Signalkraft von Tränen sogar über die sichtbare Ebene hinausgeht. So scheinen Tränen von Frauen bei Männern zu einem verminderten Testosteronspiegel und einer geringeren Aktivität des Belohnungszentrums zu führen. Die Folge: Die Frauen wirken auf sie weniger attraktiv. Möglicherweise sollen die »weiblichen« Tränen also signalisieren: Ich habe gerade echt keine Lust auf Sex, aber nimm mich gern mal in den Arm.

Weinen kann viele verschiedene Botschaften senden. Die häufigste lautet: »Hilfe!« Denn meist ist die zugrunde liegende Emotion – sei es Trauer, Wut oder Mitgefühl – so stark, dass sie uns überwältigt. Außerdem können Tränen sagen: »Du liegst mir am Herzen«, »Ich hab dich vermisst«, »Es tut mir leid«, »Hör auf!« und sogar »Danke« oder »Wow!« – denn wir weinen auch, wenn wir dankbar oder gerührt sind, zum Beispiel, weil jemand sehr mutig oder altruistisch gehandelt hat. Wir zeigen damit sozusagen, dass wir sozial erwünschte Verhaltensweisen sehr schätzen.

Gefühle im Wettstreit

Außerdem kommt es natürlich vor, dass wir vor Glück weinen. Aber: Welchen Sinn mögen Freudentränen haben?

Eine der wenigen Untersuchungen dazu kam zu dem Ergebnis, dass sie ein Versuch unseres Gehirns sind, intensive Gefühle wieder in den Griff zu bekommen. Denn wir weinen nicht etwa vor Freude, weil uns jemand Blumen mitgebracht hat. Das ist nett, haut uns aber nicht komplett aus den Latschen. Nein, Freudentränen kullern in extrem emotionalen Situationen – wie bei der Geburt eines Kindes. Wenn uns ein Erlebnis vor Freude und Glück schier überwältigt. Dann versucht das Gehirn verzweifelt, die Fassung zurückzuerlangen. Um

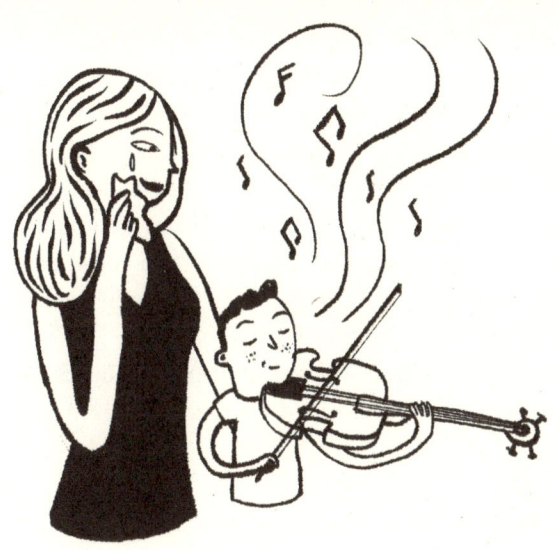
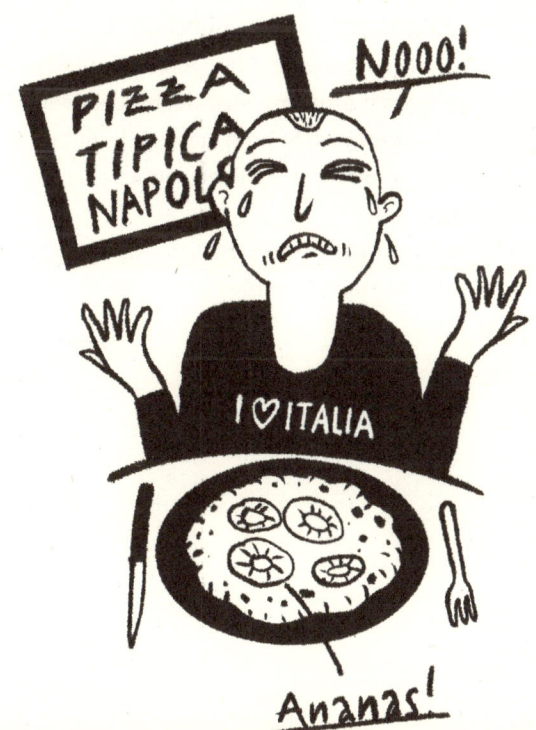

gegenzusteuern, greift es deswegen nach der Emotion auf dem anderen Ende der Skala. In diesem Fall: zu Trauer. Das Ganze kann darum auch andersherum passieren. Es kommt vor, dass wir auf einer Beerdigung nervös zu lachen anfangen. Oder dass wir ein Baby (jetzt Piepsstimme:) *»sooooo süß!!«* finden, dass wir es auffressen wollen. Diesen widersprüchlichen Reaktionen liegen die auf schlau sogenannten dimorphen, also zweigestaltigen Gefühle zugrunde – und die scheinen uns zu helfen, zu emotionaler Balance zurückzufinden.

Und schließlich senden auch Freudentränen eine Botschaft: »Hier passiert gerade etwas, das kann ich einfach nicht in Worte fassen.«

Weinen ist also eine eigene Sprache, deren Grammatik und Satzbau die Wissenschaft noch entschlüsseln muss. Was sicher ist: Sie ermöglicht es uns, universell verständliche, hoch emotionale Botschaften zu übermitteln. Tränen sorgen für Empathie und stärken unsere Beziehungen. Vermutlich haben emotionale Tränen einen großen Anteil daran, dass wir Menschen uns zu einer hochsozialen Spezies entwickelt und als solche einen großen evolutionären Vorteil gegenüber allen anderen Lebewesen haben.

Außer den Dinosauriern. Die waren emotional mindestens so auf der Höhe wie wir.

Wenn das Blut in den Adern gefriert

Angst!

Stell dir vor, du bist auf einer Party. Der Abend war wirklich cool, aber du musst morgen früh aufstehen, und jetzt willst du nach Hause. Damit dich keiner umstimmen kann (»Ooooch komm, bleib doch noch ein kleines bisschen, nur noch EIN Lied!«), schleichst du dich einfach raus – und machst dich auf den Weg nach Hause. Draußen ist es stockdunkel, eine mondlose Nacht, und fies kalt. Igitt. Du entscheidest dich für eine Abkürzung: den Weg durch die Schrebergärten. Den kennst du seit deiner Kindheit – sollte also auch nachts kein Problem sein –, doch schnell stellst du fest: Im Dunkeln sieht irgendwie alles anders aus, viel unheimlicher. Große Büsche lehnen sich über den Zaun, Vogelscheuchen wiegen sich im Wind, und je weiter du in die Schrebergartensiedlung vordringst, desto dunkler wird es – es gibt keine Laternen. Schließlich kannst du die Hand vor Augen kaum sehen, und weil der Boden immer unebener wird, kannst du nur langsam gehen, musst dich vorsichtig mit den Füßen vorwärtstasten. Was war das? War da jemand? Du hältst den Atem an und lauschst angestrengt in die Dunkelheit. Aber es ist still. So still, dass du das Blut in deinen Ohren rauschen hörst. Aber dann, plötzlich: *Knack!* Ein paar Meter entfernt hinter einer Hecke zerbricht ein Stock. Du zuckst zusammen, das Herz springt dir fast aus der Brust. Dann hörst du irgendwas, nein, *irgendwen* mit schweren, schnellen Schritten auf dich zukommen. Noch bevor du einen klaren Gedanken fassen kannst, nimmst du die Beine in die Hand und rennst um dein Leben. So schnell bist du noch nie gelaufen. Bis jemand hinter dir ruft:

»Heeeeyy, warte, ich bin's doch nur!« Die Stimme kennst du. Es ist ein Freund. Ein furchtbar witziger Freund.

»Mann, bist du schnell. Ich wollte dich doch nur ein bisschen erschrecken. Hast dich heimlich aus dem Staub gemacht, hm? – Ich auch, hehe. Komm, wir gehen zusammen, allein durch die Gärten ist doch blöd.«

»Idiot!«, entfährt es dir – auch wenn du eigentlich ganz froh bist, dass ihr zu zweit weiterlauft.

»Hehe, haste ein kleines bisschen Schiss gehabt, was?«, fragt er grinsend.

Kleines bisschen? Von wegen. Das war Todesangst.

Nein, streng genommen war das »Todesfurcht«. Denn während wir die Begriffe »Angst« und »Furcht« im alltäglichen Sprachgebrauch zwar meist synonym verwenden, werden sie in der Wissenschaft häufig voneinander getrennt. Furcht wird dann als die Reaktion auf eine konkret erfassbare Gefahr beschrieben. Sie richtet sich also gegen etwas Bestimmtes, das von außen kommt – eine Schlange, das Fliegen, den Idioten hinter der Hecke. Angst ist in Abgrenzung dazu eher diffus, richtet sich gegen etwas Unbestimmtes und kommt häufig aus unserem Innern. Zum Beispiel die Angst davor, dass eines Tages jemand in unsere Wohnung einbrechen oder dass es in unserer Nähe einen Terroranschlag geben könnte. Der Begriff »Angst« leitet sich vom lateinischen *angustia* ab, was »Enge« oder »Beklemmung« bedeutet – und die Emotion damit ziemlich gut beschreibt. Sie kann ganz plötzlich in uns aufsteigen, ohne dass es einen objektiven Auslöser dafür gibt. Darum ist es auch etwas einfacher, mit Furcht umzugehen als mit Angst. Bei Ersterer kennt man den Feind und kann ihm aktiv begegnen (wir werden sehen, wie das geht). Mit unbestimmten Ängsten umzugehen ist viel schwieriger. Deswegen ist Furcht auch meist von kürzerer Dauer als Angst.

Ich finde zwar, es macht Sinn, sich die genannten Charakteristika von Furcht und Angst einmal zu vergegenwärtigen, denn dadurch werden beide Gefühle etwas greifbarer. Allerdings ist die definitorische Trennung weder in der Wissenschaft noch im deutschen alltäglichen Sprachgebrauch konsequent möglich (im Englischen ist es einfacher: fear = Furcht, und anxiety = Angst), deswegen unterscheide ich im Weiteren nicht immer haarscharf zwischen Furcht und Angst. Ihre körperlichen Reaktionen werden weitestgehend über die gleichen Signalwege und Hormone vermittelt, sie fühlen sich fast gleich an, und sie haben die gleiche überlebenswichtige Funktion: Sie sind evolutionär tief in uns verankerte Warn- und Schutzsysteme, die uns dabei helfen, Situationen zu vermeiden, die Schmerz, Verletzung und Tod zur Folge haben könnten. Wie diese Gefühle in uns entstehen, warum sie manchmal »falschliegen« und auf welch vielfältige Weise sie uns helfen, wollen wir uns jetzt anschauen.

Die Alarmanlage in unserem Kopf

Wie wir schon wissen, ist der Mainplayer bei der Furchtreaktion in unserem Gehirn die Amygdala, deswegen widmen wir uns ihr jetzt noch einmal intensiver. Erste beeindruckende Hinweise auf ihre Funktion lieferten die Experimente von Heinrich Klüver und Paul Bucy. Die beiden Neurowissenschaftler der University of Chicago führten in den 1930er-Jahren spektakuläre und ziemlich brutale Versuche an Rhesusaffen durch, um die Grundlagen tierischen Verhaltens zu erforschen. Heute würde vermutlich keine Ethikkommission der Welt ähnlich martialische Versuche

erlauben. Klüver und Bucy öffneten die Affenschädel der anäs-
thesierten Tiere und entfernten ihnen mit präzisen Schnitten
beide Schläfenlappen – große Teile des Gehirns, die direkt hinter
den Ohren sitzen und die Mandelkernkomplexe sowie die Hip-
pocampi (die Gedächtniszentralen) beherbergen.

Nach erfolgreicher OP und dem Wiederverschließen des
Schädels holten die Wissenschaftler die Tiere aus der Narkose
und beobachteten ihr Verhalten. Die Primaten begannen bald,
sich hochgradig seltsam zu benehmen: Hatten sie Menschen
vorher ängstlich und wütend angefaucht, kümmerte deren Nähe
sie plötzlich nicht mehr – sie waren handzahm. Selbst eine lebensgefährlich giftige Schlange bestaunten und befummelten
die Affen ohne jeden Funken von Furcht oder Aggression. Und
sie zeigten weitere Auffälligkeiten: Die Tiere schauten sich die
Dinge um sich herum immer wieder an, als könnten sie sich
nicht mehr erinnern, sie jemals zuvor gesehen zu haben, und
steckten sich alles Mögliche in den Mund. Sie versuchten, die
wahllos ergriffenen Gegenstände über den Geschmack oder
durch Lutschen zu identifizieren. Und in einem Wahn von Hy-
persexualität sprangen sie jeden Artgenossen an, der ihren Weg
kreuzte – völlig egal, ob Männchen oder Weibchen. Sie waren
nicht mehr in der Lage, normale Beziehungen zu ihren Artgenossen aufrechtzuerhalten, und wurden binnen kürzester Zeit
von der Gruppe isoliert.

Die Affenexperimente erregten in der Wissenschaft großes
Aufsehen, und der Symptomkomplex erhielt den Namen
»Klüver-Bucy-Syndrom«.

Später mehrten sich die Hinweise darauf, dass die meisten
Auffälligkeiten in der Verhaltensweise der Affen auf die Zerstö-
rung der Amygdalae zurückzuführen war.

Verlieren die Mandelkerne bei Menschen ihre Funktion, ist
ihr Sozialverhalten meist nicht so stark gestört wie bei den Affen. Aber auch sie erleiden typische Einschränkungen: Sie sind

emotional abgestumpft und haben Schwierigkeiten, sich an Ereignisse zu erinnern, die intensive Gefühle hervorrufen. Vor allem aber sind sie nicht mehr in der Lage, adäquat auf Furcht einflößende Reize zu reagieren. Es wirkt, als wären sie frei von Furcht und Angst – und sie können diese Emotionen auch in den Gesichtern anderer Personen nicht ablesen.

Jahrzehnte der Forschung haben gezeigt: Die Amygdala ist an vielen Stellen unseres emotionalen Erlebens beteiligt. Ihre Hauptaufgabe scheint aber darin zu bestehen, die Situation um uns herum zu evaluieren und, wenn nötig, Furcht, Angst oder Aggression in uns auszulösen. Sie ist also so etwas wie die Alarmanlage in unserem Gehirn.

Für unser heutiges Wissen darüber, wie diese Alarmanlage funktioniert, waren die Arbeiten des Wissenschaftlers Joseph LeDoux von herausragender Bedeutung. Seit mehr als dreißig Jahren erforscht er an der New York University die Biologie der Furcht und hat die populärste Hypothese über ihren »Schaltkreis der Furcht« im Gehirn aufgestellt:

Wenn das »Knack!« im dunklen Schrebergarten ertönt, sausen die Schallwellen in unser Ohr, werden hier von winzigen Sinneszellen in Elektrizität umgewandelt und vom Hörnerv über den Thalamus an die für die weitere Verarbeitung zuständigen Gehirnbereiche weitergeleitet.

Und dann jagt uns das Geräusch eigentlich zweimal Furcht ein: Das erste Mal geht unfassbar schnell, es dauert nur wenige Millisekunden. Die »Knack!«-Information rast nämlich über eine direkte Verbindung vom Thalamus zur Amygdala. Die realisiert sofort: »Oh, oh, da könnte einer im Gebüsch sitzen, der gefährlich ist!«, und schreit daraufhin den Steuermann unseres vegetativen Nervensystems, den Hypothalamus, an: »Gefahr! Feuer frei!« Der zieht augenblicklich den Abzug an der Stressachse und aktiviert den Sympathikus. Wir wissen schon: Das ist der Teil unseres autonomen Nervensystems, der für die Kampf-oder-Flucht-Reaktion zuständig ist und all unsere Kräfte mobilisiert. Gleichzeitig schickt das Gehirn die Information »Schreck!« beziehungsweise »Freeze!« an unsere Muskeln: Wir zucken zusammen wie ein kleines Wiesel, unterbrechen augenblicklich jede andere Aktivität und fokussieren unsere ganze Aufmerksamkeit: *Was ist hier los?*

Das Ganze passiert, bevor wir überhaupt geschnallt haben, dass wir uns fürchten.

Diesen schnellen Weg der Furcht beschreibt sein Entdecker LeDoux als *»quick and dirty«*. Er ist beeindruckend schnell, aber in seiner Eile auch fehleranfällig – hin und wieder löst er einen Fehlalarm aus. Zum Beispiel, wenn wir uns wahnsinnig erschrecken, weil da jemand an unserer Balkontür zu sein scheint – beim genauen Hinsehen ist es aber nur der Vorhang, der im Wind weht.

Weil der Thalamus die Fehleranfälligkeit des *»quick and dirty«*-Wegs kennt, schickt er die Geräuschinformation auch noch über eine *»High Road«*, eine differenziertere Verarbeitungsschlaufe, direkt zur Herrin unseres Bewusstseins, der Großhirnrinde. Dann evaluiert die Chefin höchstpersönlich die Situation und zieht dafür eingehende Informationen aller Sinnesorgane sowie Erinnerungen aus den Gedächtniszentralen des Gehirns hinzu. Sprich, sie checkt ab: Was sehen, hören, riechen wir? Und können wir die Brisanz dieser Situation anhand früherer Erlebnisse abschätzen? Der präfrontale Kortex, der für die Planung unserer Handlungen zuständig ist, wird schließlich die Verantwortung für die Situation übernehmen und entscheiden: Ist das jetzt gefährlich oder nicht, und wie genau reagieren wir?

Hätte er jetzt schon begriffen, dass uns nur ein furchtbar witziger Freund erschrecken will, hätte er der Amygdala zugerufen: »Okay, Entwarnung, da hockt nur ein Idiot hinter der

Hecke.« Er hätte den Sympathikus gebremst, den Alarm abgeblasen. Vielleicht hätten wir dann noch erleichtert gelacht. (So läuft es, wenn unser Gehirn im Balkonbeispiel den Verbrecher mittels »*High Road*« als Vorhang enttarnt.)

In den Schrebergärten ist es aber einfach zu dunkel, um die Situation genau zu erfassen, und es donnern bereits schwere, schnelle Schritte auf uns zu – da muss der präfrontale Kortex denken: »Okay, das hier ist ernst!« Die Info schickt er sofort zur Amygdala. Das ist der Moment, in dem uns die Furcht das zweite Mal erreicht, jetzt ganz bewusst. Mittlerweile sind seit dem »Knack« etwa 150 bis 300 Millisekunden vergangen (ja, das ist immer noch verdammt schnell).

»Aaaahh, weiter feuern, nichts wie weg hier!«, schreit die Amygdala. Damit sieht sich der Hypothalamus darin bestätigt, alles auf »Gefahr!« geschaltet zu haben, und startet den Turbogang in unserer »Gefahr!-Reaktion« (beim US-amerikanischen Tesla wäre das der »Insane-Button«, beim deutschen BMW der »Fahrerlebnisschalter« …).

Bisher habe ich es nur am Rande erwähnt: Die Aktivierung des Sympathikus und das Auslösen der »Stressachse« durch den Hypothalamus finden immer gleichzeitig statt. Das sind die »zwei Systeme unserer Stressreaktion« (siehe Grafik). Der Sympathikus katapultiert den »Weg hier!«-Befehl in Highspeed über das Rückenmark bis ins Innere der Nebennieren. Diese kleinen Organe sitzen wie Mützchen auf dem oberen Pol unserer Nieren und sind DER Produktionsort für Stresshormone. Jetzt schütten sie Adrenalin und Noradrenalin ins Blut.

Und wenn der Hypothalamus die »Stressachse« aktiviert, meint das das Losschießen einer regelrechten Hormonkaskade. Den Anfang macht das Corticotropin-Releasing-Hormon, kurz CRH. Es düst vom Hypothalamus zur Hypophyse, welche daraufhin das adrenocorticotrope Hormon, kurz: ACTH, ins Blut

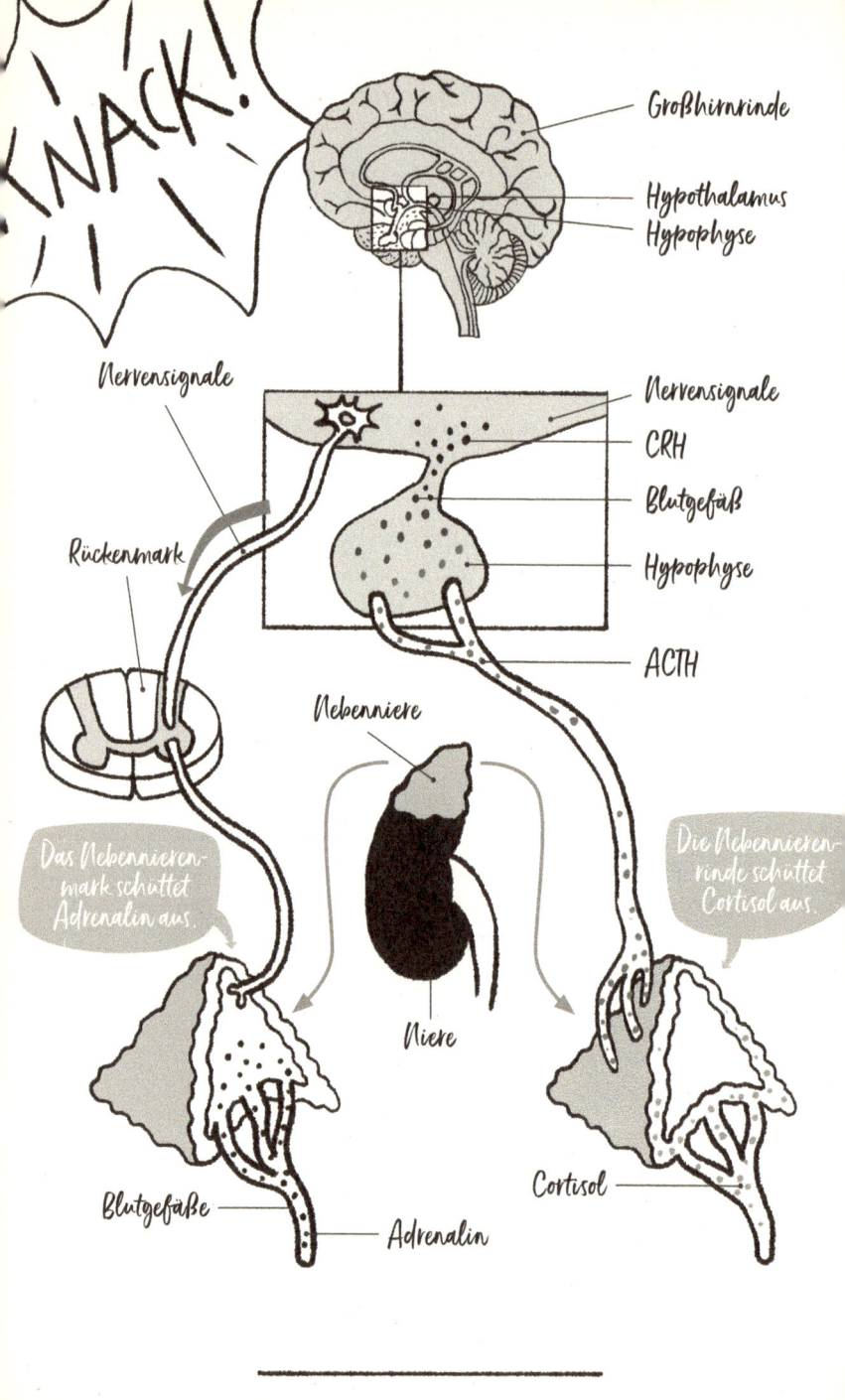

pumpt. Die Namen dieser Hormone wirken furchtbar sperrig, aber sie weisen alle auf das gemeinsame Endziel der Kaskade hin: Cortisol aus der Rinde (Rinde = Kortex) der Nebennieren (Glandula adrenalis) freizusetzen.

Dieser Cocktail aus Adrenalin, Noradrenalin und Cortisol schießt jetzt durch unsere Adern und lässt das Herz schneller schlagen, den Blutdruck steigen, die Atmung hochfrequenter werden. Für mehr Energie wird Fett aus den Fettzellen und Zucker aus der Leber rekrutiert. Das Blut aus unwichtigen Anhängseln des Körpers wird zusammen mit diesen Nährstoffen in die Muskeln gepumpt, damit wir schnell rennen und, wenn nötig, kämpfen können. Sie sind so kräftig angespannt, dass der Kiefer und die Hände zittern können. Außerdem weiten sich unsere Pupillen, wir versuchen, so viele Informationen wie möglich durch sie aufzunehmen: *Wer oder was ist da im Busch? Wo kann ich in dieser Dunkelheit hinrennen?*

Gleichzeitig drosselt der Parasympathikus, also der Teil unseres autonomen Nervensystems, der für Ruhe und Erholung zuständig ist, zügig seine Aktivität. Dadurch werden sämtliche Körperfunktionen, die wir gerade nicht benötigen, wie Verdauung, Sexualtrieb oder Immunabwehr, heruntergefahren. Deswegen kann es sein, dass uns schlecht vor Aufregung wird und wir uns übergeben müssen. Genauso können Blase und Darm uns nachdrücklich signalisieren, dass sie bitte entleert werden wollen. Vielleicht auch mehrmals.

Außerdem sorgt der Körper jetzt vor für den Fall, dass etwas schiefgeht: Die Stresshormone machen uns schmerzunempfindlicher und ermöglichen eine schnellere Blutgerinnung, falls wir uns verletzen sollten. Wahrscheinlich kommt daher auch die Redewendung: Einem gerinnt oder gefriert das Blut in den Adern, die wörtlicher zu nehmen ist, als man vielleicht dachte.

Furcht macht uns zur Maschine

Furcht macht uns also zu einer Maschine. Wir vergessen alles Unwichtige, es geht nur noch darum, unsere Haut zu retten. Welche Strategie wir dafür wählen – primär, ob wir uns verstecken, fliehen, kämpfen oder uns lieber sofort tot stellen, basiert auf im Lauf der Evolution fest eingefahrenen Mustern. Sie ist das Ergebnis der Risikoevaluation unseres Gehirns: Wie groß ist die Gefahr? Hat der Feind mich schon gesehen? Kann ich noch fliehen? Habe ich zur Not im Zweikampf eine Chance?

Generell entscheidet sich unser Gehirn am liebsten für Verstecken oder Fliehen, denn hier besteht ganz einfach das geringste Verletzungsrisiko. Ist ein potenzieller Todfeind uns aber schon so nah, dass ein Entkommen unmöglich ist, oder führt einfach kein Weg daran vorbei, einen Machtkampf mit einem Rivalen auszutragen, lautet der Befehl von oben: »Fäuste hoch, auf in den Kampf!« Jetzt wird es deutlich gefährlicher, im Extremfall geht es um Leben und Tod – also wird die Erregung im Körper noch ein Stück hochgefahren. Und schließlich gibt es den Moment, in dem alles zu spät scheint: Wir schauen einem übermächtigen Gegner plötzlich direkt ins Gesicht, die Flucht ist unmöglich, der Kampf zwecklos. Dann erreicht das Stresslevel im Körper ein Ausmaß, das uns schlicht überwältigen kann. Im Tierreich greift das Gehirn in solchen Momenten verzweifelt zum Äußersten: tot stellen. Der Körper erstarrt – denn er weiß instinktiv: manche Fressfeinde reagieren primär auf die Bewegung von Beutetieren. Auch bei uns Menschen kommt diese extreme Reaktion vor: Eine abgestufte Variante dieser »Angststarre« erleben wir zum Beispiel auf dem Zehnmeterbrett im Schwimmbad, wenn wir plötzlich wie angewurzelt stehen bleiben und nicht mehr in der Lage sind, einen Fuß vor- oder zurückzusetzen.

Eine weitere Reaktion auf wahnsinnig hohen Stress stellt die

»Synkope«, medizinisch für »kurze Bewusstlosigkeit«, dar. Die Erregung in uns führt über einen noch nicht ganz geklärten Mechanismus zu einer schlagartigen, überschießenden Aktivierung des Parasympathikus: Die Herzfrequenz sinkt, die Blutgefäße weiten sich, der Blutdruck fällt ab, und die Knie werden weich. Dann wird das Gehirn nicht ausreichend mit Sauerstoff versorgt – wir fallen in Ohnmacht. Das passiert einigen von uns, wenn ihnen Blut abgenommen werden soll (meiner Erfahrung nach vor allem Männern) oder sie ihre angebetete Lieblingsband auf der Bühne erleben dürfen.

Als anderes Extrem soll es Menschen geben, die in Ausnahmesituationen superheldenmäßige Kräfte entwickeln – dann heben sie Autos hoch und kämpfen mit bloßen Händen gegen Bären. Dieses Phänomen wird »Hysterische Kraft« oder auf Englisch *Hysterical strength* genannt. Wissenschaftlich ist diese ominöse Kraft nicht untersucht (allein der Versuchsaufbau ist schwer vorstellbar), aber schaut mal in die Qellenangaben im englischen Wikipedia-Eintrag von *Hysterical strength* – da gibt es echte Gänsehautgeschichten!

Better safe than sorry

Die Alarmanlage in unserem Kopf ist ständig scharf gestellt. Sie evaluiert die Situation um uns herum nonstop und nimmt über den »*quick and dirty*«-Weg sogar Gefahren wahr, die unserem Bewusstsein entgehen. Das haben zahlreiche Untersuchungen gezeigt. In einer fMRT-Studie beispielsweise wurden Probanden nacheinander Bilder von ängstlichen und fröhlichen Gesichtern auf einem Computerbildschirm präsentiert. Diese Bilder blitzten für nur 33 Millisekunden auf – zu kurz, um sie bewusst wahrzunehmen. Nach jedem so flüchtig dargebotenen

Bild bekamen die Probanden zusätzlich für drei Sekunden ein neutral blickendes Gesicht gezeigt. Dieses war das einzige, an das sich die Betrachter hinterher bewusst erinnern konnten. Trotzdem reagierten ihre Amygdalae auf die ängstlichen Gesichter mit erhöhter Aktivität, die sich beim Anblick der fröhlich blickenden Menschen wieder herunterschraubte. Dass unserer Alarmanlage einfach nichts entgeht, zeigten auch beeindruckende Versuche mit einem kortikal blinden Patienten. Sein visueller Kortex, also der Teil der Großhirnrinde, der unsere »Sehinformationen« verarbeitet, war durch Schlaganfälle beidseits zerstört worden. Das machte ihn, trotz gesunder Augen, praktisch blind. In ihrem Experiment legten die Forschenden dem Patienten trotzdem Fotos vor. Zuerst solche von Männern und Frauen, die neutral blickten. Er konnte sie nicht unterscheiden. Aber im zweiten Schritt mischten sie Bilder von angsterfüllten Gesichtern darunter und baten ihn, die Stimmungen der abgebildeten Personen zu erraten. Und jetzt kommt's: Er lag meistens richtig! Die fMRT-Bilder seines Gehirns zeigten: Die Amygdala war die Instanz, die für ihn »sah«.

Selbst in einer Flut von ganz unterschiedlichen Bildern filtert die Amygdala die gefährlichen Objekte blitzschnell heraus. Ihre Verarbeitung hat neutralen Stimuli gegenüber ganz offensichtlich Priorität.

Logisch: Für unser Überleben ist nichts so wichtig, wie potenzielle Gefahren sofort zu entdecken und angemessen zu handeln.

Am schnellsten läuft die Registrierung Furcht einflößender Objekte ab, wenn wir bereits Angst haben oder uns gruseln. Dann erhöht unser Gehirn die Aufmerksamkeit und stellt die Sinne verdammt scharf. Die Amygdala scannt die Umgebung noch akribischer, und der Hypothalamus legt schon mal den Finger an den Abzug der Stressachse. Sollte dann tatsächlich ganz plötzlich eine akute Bedrohung auftreten, sind wir optimal vorbereitet: Die-Kampf-oder-Flucht-Reaktion wird noch schneller ausgelöst als aus Entspannung und Ruhe heraus. Das kennt ihr alle aus Krimis: Wenn Musik und Kameraführung ihn schon effektvoll ankündigen, springt man beim plötzlichen Auftritt des Mörders noch höher von seinem Sessel auf.

Diese dauerhafte Alarmbereitschaft beweist, wie wichtig Furcht für unser Überleben ist. Sie ist die unmittelbare Ausdrucksform unseres instinktiven Überlebenswillens. Klar, wir erschrecken uns über den »*quick and dirty*«-Weg auch oft »umsonst«, und das mag lästig wirken. Tatsächlich ist unsere Alarmanlage aber absichtlich darauf ausgelegt, häufiger falsch zu reagieren als im entscheidenden Moment gar nicht. Denn für unser Überleben ist es definitiv besser, hin und wieder einen Quickstart des Sympathikus runterzubremsen, als erst einer echten Gefahr unvorbereitet ins Gesicht zu sehen und dann ins Gras zu beißen.

Unsere Superkraft: Furcht

Ohne Furcht wären wir nicht da, wo wir heute sind. Unsere Vorfahren wären von Bergen gestürzt oder von Bären aufgefressen worden.

Und auch heute sorgt Furcht weiterhin für den Erhalt unserer Art: Sie lässt uns eine stark befahrene Straße sicher überqueren, auf unsere Kinder aufpassen und auch weiterhin nicht von Bergen (von Hochhäusern, aus Fenstern) kippen.

Die Evolution hat schlicht die Menschen herausgefiltert, die vorsichtig sind. Meist führen sie ein gesünderes Leben und gehen weniger Risiken ein. Drastisch formuliert: Die Mutigen sterben zuerst. Wir können Furcht also als echten Vorteil schätzen und sogar stolz auf sie sein.

Extra-Wissen:
Verschwörungserzählungen
– und warum das menschliche Gehirn
auf sie hereinfällt

Ein Phänomen, das eng mit Angst verknüpft ist, und aktuell (im Oktober 2021) eine große Relevanz besitzt, sind Verschwörungserzählungen.

Einige von euch fragen jetzt vielleicht: »Hä, heißt das nicht Verschwörungstheorien?« Tatsächlich sprechen Forschende in dem Zusammenhang lieber von Verschwörungserzählungen oder -mythen. Denn *Theorien* sind Aussagen oder Vermutungen, die in einem wissenschaftlichen Prozess hergeleitet wurden. *Verschwörungserzählungen* hingegen können zwar einzelne korrekte Aspekte beinhalten – genau das macht einen großen Teil ihrer Anziehungskraft aus –, die Verknüpfung dieser und die davon abgeleiteten Schlussfolgerungen hält aber einer wissenschaftlichen Analyse nicht stand. Die Begriffe »Erzählung« oder »Mythos« werden den Geschichten demnach eher gerecht.

Um zu verstehen, warum Menschen an Verschwörungserzählungen glauben, müssen wir wissen: Sie haben stets eine Funktion für diejenigen, die an sie glauben – und sie erfüllen ganz grundlegende menschliche Bedürfnisse.

Verschwörungserzählungen haben nämlich immer dann eine Chance in einem Kopf, wenn dieser von Angst geplagt ist oder einen Kontrollverlust erfährt. Hierzu ein Beispiel: Eine

Pandemie übernimmt die Regie. Schlagartig stellt sie unser ganzes Leben auf den Kopf, und wir sind ihr – vermeintlich hilflos – ausgeliefert. Ein klassischer Kontrollverlust. Diesen Zustand erträgt unser Gehirn nicht und löst deshalb eine riesige Stressreaktion aus. Wir werden unruhig und reizbar – die biologische Funktion hinter diesem Mechanismus: Wir sollen all unsere Kräfte mobilisieren, um irgendwie die Kontrolle zurückzuerlangen. Dafür stellt sich unser Gehirn folgende Fragen: Wie bin ich hierhergekommen? Und: Wie komme ich hier wieder raus?

Dann spielen verschiedene Vorlieben unseres Gehirns eine Rolle. Erstens: Leider mag es einfache und emotionale Erklärungen. Letzteres sieht man zum Beispiel daran, dass sich krasse Fake News im Netz breiter und schneller verbreiten als »langweilige« Wahrheiten. Na klar: Einfache Erklärungen ermöglichen (scheinbar) eine schnelle Abhilfe – egal, wie komplex die Ausgangslage ist. Zweitens: Unser Gehirn ist darauf getrimmt, nachvollziehbaren Mustern zu folgen. Und das aus einem evolutionsbiologisch bewährten Grund: Waren unsere Vorfahren in der Savanne unterwegs und spürten plötzlich einen dunklen Schatten über sich, hat am ehesten derjenige überlebt, der dachte: »Aaaah, ein Feind!« Denn dieser hat sich daraufhin kampfbereit umgedreht oder ist gerannt, was das Zeug hält. Derjenige aber, der immer bloß dachte: »Och, da schiebt sich bestimmt nur 'ne Wolke vor die Sonne«, wurde gefressen. Das heißt, das Erkennen von Mustern hat sich evolutionär als überlebenswichtig durchgesetzt. Deshalb orientieren wir uns auch heute noch an Mustern – sehen sie nur manchmal eben auch dort, wo gar keine sind (z. B. Gesichter in Steckdosen). Schicksalhafte Zufälle sind schwer zu akzeptieren. Ganz besonders, wenn ihr Auslöser etwas so Kleines ist wie ein mit bloßem Auge nicht zu erkennendes Virus. Wir sind Sinnsuchende, wollen eine tiefere

Bedeutung – und kommen besser zurecht, wenn es eine griffige Erklärung gibt, die möglichst auch eine klare Handlungsanweisung mitliefert.

Verschwörungsmythen erfüllen genau diese Bedürfnisse unseres Gehirns: Sie bieten einfache, emotionale Erklärungen, die einleuchtenden Mustern folgen. Ihr gängiges Muster lautet: Jemand hat das Ganze eingefädelt, weil er oder sie davon profitiert. Meist sind es »die da oben«, die Böses im Schilde führen, die die Menschheit unterwerfen oder sogar vernichten wollen. (Das Virus ist nicht zufällig mutiert und auf den Menschen übergesprungen, nein! Bill Gates hat es absichtlich erschaffen, um die Menschheit mithilfe eines Mikrochips in der Impfung zu kontrollieren!) Das Schöne daran: Jetzt hat man einen Endgegner, auf den man mit dem Finger zeigen, den man bekämpfen kann. So können diejenigen, die daran glauben wollen, die Rolle des unschuldigen Opfers einnehmen, und gleichzeitig stilisieren sie sich zum tapferen Helden. Sie allein haben die Wahrheit erkannt und nehmen den Kampf gegen die korrupte Elite auf. Dieses Narrativ fühlt sich – zumindest für eine gewisse Zeit – gut an. Denn dadurch scheint sich in der Situation ein tieferer Sinn zu offenbaren, und unser Gehirn meint, es hätte die Kontrolle zurückerlangt.

Obendrein können Verschwörungsmythen ein drittes Bedürfnis erfüllen: Wir alle sehnen uns nach Bestätigung und Anerkennung. Und in Verschwörungserzählungen finden daran glauben Wollende genau das: Gleichgesinnte, die sie unterstützen, sie loben, die ihre Posts liken und ihnen bestätigen: SIE sind einzigartig, SIE wissen, was in Wirklichkeit gerade vor sich geht, und SIE werden die Welt retten. Diese Dynamiken können sie in einen regelrechten »Radikalisierungsstrudel« reißen: Es werden nur noch Ansichten akzeptiert, die in das eigene Weltbild passen – die Algorithmen der sozialen Medien spülen ihnen auch nur noch diese in ihren Feed – und alle Außenstehenden werden zu kriminellen Lügnern deklariert. Am Ende lassen sich Anhängende von Verschwörungsmythen kaum noch mit wissenschaftlichen Argumenten erreichen. Kurzum: Verschwörungserzählungen sind oftmals der Versuch des Gehirns, sich vor Überforderung durch Unsicherheit zu schützen, sich nicht mehr allein und ausgeliefert, sondern geborgen und stark zu fühlen.

Tja. Nur was tun, wenn jemand uns Nahestehendes Verschwörungsmythen verfallen ist und sich geradewegs radikalisiert hat?

Ein echtes Patentrezept gibt es nicht. Aber ein paar hilfreiche Tipps: Zuallererst sollten wir kruden und radikalen Ideen zumindest widersprechen – auch, wenn wir sie vielleicht nicht sofort faktisch widerlegen können. Einfach, damit die Vertreterinnen und Vertreter dieser Ideen sie nicht ohne Gegenwind immer lauter in die Welt posaunen und andere mit sich in den Strudel reißen können. Denn je häufiger wir bestimmten Erklärungen begegnen, desto eher neigen wir dazu, sie zu glauben. Außerdem ermutigt Widerspruch andere, Lügen und gefährliche Halbwahrheiten ebenfalls nicht einfach stehen zu lassen.

Was meist nicht funktioniert, ist Faktenbingo. Zumindest nicht mit Fremden und schon gar nicht online. Verschwörungsgläubige sind in Gruppen sozialisiert, die ihnen einen Lebenssinn und Geborgenheit bieten. Dagegen können wir als Außenstehende nicht anstinken – egal, wie wasserdicht fundiert unsere Argumente sind. Damit konfrontiert, reden sich die »Gläubigen« meist nur noch weiter in Rage, sehen sich darin bestätigt, dass die Gesellschaft sie nicht ernst nimmt, und werden noch militanter in ihren Ansichten.

Wenn man aber das persönliche Gespräch suchen möchte, gilt es, sich im Vorfeld gut zu informieren und sich viel Zeit zu nehmen. Statt direkt in Konfrontation zu gehen, sollte man sich die Sorgen und Behauptungen erst anhören und dann behutsam hinterfragen. Dabei kann es auch helfen, der Person Informationsmaterial zu schicken – nützliche Links, Podcasts oder Videos zum Thema. Das gibt ihr die Möglichkeit, sich ganz in Ruhe damit zu beschäftigen. In Einzelfällen kann es auch ratsam sein, sich Hilfe bei speziellen Beratungsstellen zu suchen.

Was wir dringend versuchen sollten, ist Prävention. Ich bin der festen Überzeugung, dass eine transparente Bereitstellung von Informationen und eine Wissenskommunikation auf Augenhöhe wichtige Beiträge dazu leisten können, zu verhindern, dass jemand einem Verschwörungsmythos verfällt.

Und Untersuchungen zeigen: Es scheint zu helfen, im Vorfeld vor möglichen Verschwörungserzählungen zu warnen: »Achtung, jemand wird behaupten, die Impfung mache unfruchtbar – dafür gibt es wissenschaftlich aber nicht den geringsten Anhaltspunkt.« Allerdings ist es natürlich unmöglich, allen kruden Ideen, die im Internet entstehen, vorauszueilen. Vermutlich wird es Verschwörungserzählungen immer geben, und der Umgang damit wird gerade in unserer digitalisierten Welt eine große und wichtige Herausforderung bleiben.

Besondere Verantwortung kommt uns allen als Familienmitgliedern, Freundinnen und Freunden zu. Denn wenn jemand bereits in einem Verschwörungsmythos gefangen ist, ist er oder sie nur für nahestehende Personen zu erreichen. Sie sind es, die in einem offenen Gespräch versuchen müssen herauszufinden: Welche Funktion erfüllt der Verschwörungsmythos für diese Person? Wo liegt vielleicht das wahre Problem, und kann man es lösen?

So kann es vielleicht gelingen, der Person in der realen Welt mehr Halt zu geben – sodass sie sich nicht mehr an einen bösen Endgegner klammern muss.

Wovor fürchten wir uns?

Aber wer oder was entscheidet, wovor wir uns fürchten?

Dafür sind verschiedene Mechanismen zuständig. Eine wichtige Unterscheidung ist die von angeborenen und erworbenen Ängsten.

Die angeborenen Ängste funktionieren, ohne dass wir ihrem Auslöser schon mal begegnet sind. Sie haben sich über die Evolution fest in unseren Genen verankert und sind einfach da. Dazu gehören die Furcht vor großen Höhen, vor Raubtieren oder auch der Dunkelheit.

Die erworbenen Ängste hingegen erlernen wir erst, und das funktioniert über den Mechanismus der klassischen Konditionierung. Sprich: die Verbindung eines Auslösers mit einer eindrücklichen Erfahrung. Den Entdecker dieser Form des Lernens kennt ihr sicher (okay, vielleicht nicht seinen Vor-, aber bestimmt seinen Nachnamen): Iwan Petrowitsch Pawlow. In einem seiner bekanntesten Versuche gewöhnte er einen Hund daran, vor jeder Fütterung einen Klingelton zu hören. Nach wenigen Ton-Fütterungs-Kopplungen begann die Speichelproduktion dieses »pawlowschen Hundes« schon unmittelbar mit Ertönen des Klingelns – selbst wenn er daraufhin kein Futter bekam. Das heißt, ein ursprünglich neutraler Stimulus (der Klingelton) war plötzlich in der Lage, eine Reaktion (Sabbern) hervorzurufen, die vorher nur durch einen tatsächlich bedeutungsvollen Reiz (die Nahrung) ausgelöst worden war.

Wenn Wissenschaftler Furcht im Labor untersuchen, geht das immer über den Schritt der Furcht-Konditionierung. Joseph LeDoux war hier DER Vorreiter – zum Beispiel hat er den »Schaltkreis der Furcht« auf diese Weise entdeckt. Sein Prototyp-Experiment funktioniert wie folgt:

Einer Ratte in einem Käfig wird ein lauter Ton vorgespielt, und direkt im Anschluss erhält sie einen Elektroschock in ihr

Füßchen. Klar: Das arme Tier erstarrt vor Schreck. Meistens reicht schon eine einmalige Kopplung dieser beiden Reize, und die Ratte verfällt in eine Angststarre, sobald der Ton erneut erklingt. Selbst wenn man ihr keinen Elektroschock mehr verpasst – der Ton flitzt blitzschnell vom Thalamus zur Amygdala, und die schreit auf: »Gefahr!« Daraufhin speichert das Gehirn die Kombination aus »Ton und Elektroschock« als gefährlich ab – und plötzlich fürchtet die Ratte einen eben noch bedeutungslosen Stimulus.

Genauso lernen auch wir Menschen, uns zu fürchten: Erleben wir im Flugzeug einmal heftige Turbulenzen, kann das zu genereller Flugangst führen – selbst wenn wir Fliegen vorher schön fanden. Nach einem Besuch bei der Zahnärztin, deren schmerzhafte Untersuchung vom unangenehmen Geräusch des Bohrers begleitet wurde, kann uns schon das alleinige Ertönen des Bohrgeräuschs ängstigen. Ich kenne Mediziner, die bei einem bestimmten Telefonklingelton in Schweiß ausbrechen, weil ihr Diensttelefon sie mit der gleichen »Melodie« regelmäßig aus dem Nachtschlaf riss und zu Notfällen rief. Und ich weiß noch genau, wie mir als Kind die Angst den Rücken hochkroch, wenn meine Eltern mich nicht mit »Julchen« riefen, sondern stattdessen ein strenges »Juuuuliiaaaaa!« in mein Zimmer drang. Das verhieß selten etwas Gutes.

Wir sehen: Weil unser Gehirn weiß, wie wichtig Furcht für unser Überleben ist, speichert es Erfahrungen, die uns geängstigt haben, sehr schnell äußerst löschresistent ab. Sowieso scheint unser Gehirn emotional aufgeladene Erinnerungen zu priorisieren. Wir alle erinnern uns intensiv an unseren ersten Kuss (meiner war schrecklich), unseren Hochzeitstag (der war wunderbar), einen schönen Urlaub (immer toll) – meist ein Leben lang. Davon, was in der Zeit davor oder danach passiert ist, haben wir meist keinen blassen Schimmer mehr.

Die entscheidende Rolle beim Abspeichern solcher emotionalen Erlebnisse spielt – tadaaa – wieder die Amygdala: Je stärker sie durch ein Erlebnis aktiviert wird, desto lebendiger und anhaltender ist die Erinnerung daran.

Kann das Gehirn Zeitlupe?

Ich habe mich gefragt, ob es auch ein neurobiologisches Korrelat dazu gibt, dass Schreckerlebnisse in Zeitlupe abzulaufen scheinen.

Kennt ihr das? Ich erinnere mich zum Beispiel noch genau an einen Autounfall, der sich direkt vor meinen Augen ereignete, als ich ungefähr zehn war. Wir fuhren auf der Autobahn hinter einem dunkelblauen Käfer in einen Baustellenabschnitt, es regnete, und die Sicht war schlecht. Der Käfer fuhr viel zu schnell, er schoss nur so durch die abgesteckten Schlängelkurven. So schnell, dass es ihn schließlich direkt vor uns von der Fahrbahn haute.

Ich sehe vor meinem inneren Auge noch genau, wie er sich – für mein Gefühl in Zeitlupe – mehrfach überschlug. So habe ich auch schon einen Fernseher im Schneckentempo von einer Kommode fallen sehen.

Wäre unser Gehirn dazu in der Lage, auf Zeitlupe umzustellen, würde das bedeuten, dass es in Schreckmomenten mehr Bilder pro Zeiteinheit verarbeiten müsste. Was erklären könnte, warum wir uns so detailgetreu an diese Momente erinnern. Kann das sein?

Tatsächlich habe ich eine Studie gefunden, die genau diese Fragestellung untersucht hat: Ihre wissenschaftlichen Autoren ertüftelten einen komplizierten Versuchsaufbau und ließen die Teilnehmenden im Dienste der Forschung Bungee springen: für den nötigen Nervenkitzel. Sie waren mit einer Digitaluhr ausgestattet, deren Ziffern in einer so schnellen Frequenz aufblinkten und wieder erloschen, dass das normale Auge sie nicht wahrnehmen konnte. Der Gedanke: Wenn die Gehirne der Teilnehmenden beim Sprung in die Tiefe tatsächlich auf Slo-Mo umstellen würden, könnten sie die aufblinkenden Zahlen erkennen. Befragten sie die Teilnehmenden hinterher, gaben zwar alle an, dass ihnen ihr eigener Sprung deutlich länger vorgekommen war als die Sprünge der anderen, die sie beobachtet hatten. Die Ziffern auf ihren Uhren hatten sie aber nicht lesen können. Sprich: Leider ist unser Gehirn nicht in der Lage, auf Zeitlupe umzustellen.

Vermutlich stecken zwei andere Mechanismen dahinter, dass uns emotionale Momente länger vorkommen: Erstens treibt die Amygdala unser Gehirn in aufwühlenden, insbesondere beängstigenden Situationen zu höchster Aufmerksamkeit an. Und je erregter es ist, desto detailreicher nehmen wir unsere Umwelt wahr. Logisch: Wenn ein Säbelzahntiger hinter uns her ist, wollen wir ihn um keinen Preis aus den Augen verlieren. Durch diese hochgradig fokussierte Aufmerksamkeit nehmen wir den Moment also besonders intensiv wahr. Und zweitens katapultiert die Amygdala all die aufgesaugten Informationen detailgetreu in unseren Hippocampus, der sie dann zur sicheren Verwahrung ins Langzeitgedächtnis schickt.

Das Ganze verfolgt den Sinn, dass wir ähnliche Situationen beim nächsten Mal entweder meiden oder besser auf sie vorbereitet sind.

Positiv emotional aufgeladene Ereignisse wollen wir ebenfalls erinnern: zum Beispiel den Fund einer ergiebigen Nahrungsquelle, den besten Kaffee im Kiez ... Das hat einen einfachen Grund: In der Regel sind die positiven Erlebnisse die, die unserem Organismus guttun. Die, die satt und zufrieden, gut gelaunt und stolz machen. Und dass unser Gedächtnis quasi endlose Speicherkapazitäten hat, wir potenziell immer dazulernen können, ist unserem Überleben natürlich extrem zuträglich.

Extra-Wissen: »Warum die Zeit scheinbar immer schneller vergeht«

Übrigens steckt hier vermutlich auch die Erklärung für ein Phänomen, das ihr garantiert alle kennt: Dass die Lebensjahre immer schneller zu vergehen scheinen, je älter wir werden. Wenn wir noch klein sind, empfinden wir sämtliche Erlebnisse als aufregend – weil sie neu sind. Der erste Tag in der Schule, das erste Mal Schlittschuhfahren, die erste große Reise. Die aufregenden ersten Male werden vom jungen Gehirn in höchster Auflösung abgespeichert – das dehnt die Zeit. Hattet ihr früher nicht auch das Gefühl, dass zwischen zwei Weihnachtsfesten mindestens drei Jahre vergingen? Heute scheinen es eher drei Monate zu sein … Je älter wir werden, desto weniger Neues erleben wir, große Teile des Alltags werden zur Routine. Trotzdem bleibt es dabei: Neues scheint langsamer zu vergehen. So fühlt sich der Hinweg zu einem neuen Ort länger an als der Rückweg, die ersten Tage im Urlaub vergehen langsamer als die letzten, das zweite Kind scheint schneller zu wachsen als das erste.

In der Rückschau auf Erlebtes passiert noch einmal etwas Interessantes: Momente, in denen nicht viel passiert, wie das Warten im Stau, dehnen sich im Jetzt in unerträgliche Länge (Kinder auf dem Rücksitz: »Wann sind wir eeeendlich daaaa?«). Im Nachhinein betrachtet, erinnern wir uns aber kaum daran – die unbedeutende Zeit nimmt in unserem Gedächtnis keinen Raum ein. Anders ist es mit Phasen, in denen wir viel erleben. Ein Jahr, in dem wir viel unternommen und Neues gemacht haben, scheint währenddessen zwar vorbeizurasen, im Nachhinein fühlt es sich aber länger an als Episoden im Leben, die von Eintönigkeit und Routine geprägt waren.

Was zeigt uns das? Wenn ihr die Zeit in eurer Wahrnehmung etwas dehnen wollt, plant aufregende Aktivitäten, stellt euch Herausforderungen und unternehmt Neues!

Lampenfieber, Angstschweiß und Co.
Was soll der Mist?

Wir haben verstanden: Das Empfinden von Furcht und die Kampf-oder-Flucht-Reaktion sind überlebenswichtige Prozesse. Aber was ist mit den Momenten, in denen uns das Herz bis zum Hals schlägt und der Angstschweiß in Strömen rinnt, ganz ohne dass unser Leben in Gefahr ist? Wir alle kennen das: Wenn wir ein Referat oder eine Rede halten, eine Prüfung schreiben oder ein wichtiges Gespräch führen müssen. Wenn wir Lampenfieber haben. Es sind Situationen, in denen wir gut performen und selbstsicher rüberkommen wollen – da können wir eine zittrige, piepsige Stimme und Schweißflecken unter den Achseln mal so überhaupt nicht gebrauchen. Auch evolutionär will mir die Sinnhaftigkeit dieser Reaktionen nicht wirklich einleuchten. Wozu also eine augenscheinlich so übertriebene Angstreaktion auf eine doch harmlose Situation? Was soll der Mist?

Eine Erklärung dafür könnte das Überlappen unserer beiden Schmerzsysteme, die wir im Kapitel »Von Trauer und Schmerz – Helfer in der Not« kennengelernt haben, liefern. Wir erinnern uns: Schmerz ist – wie Furcht – dazu da, um Situationen, die unsere körperliche Unversehrtheit gefährden, zu beenden. Dass wir wegrennen, das Raubtier bekämpfen oder die Hand von der heißen Herdplatte ziehen. Und dafür brauchen wir Energie, die vom Sympathikus bereitgestellt wird. Wir haben außerdem gesehen: Physiologischer Schmerz wird von denselben Gehirnarealen verarbeitet wie sozialer Schmerz. Sozialer Schmerz soll uns wiederum davor bewahren, Dinge zu tun, die für uns lebenswichtige soziale Beziehungen schädigen könnten. Und das macht Situationen, in denen wir vor ein Publikum treten, ein Gespräch mit der Chefin haben oder dem Liebsten etwas beichten müssen, auf einmal sehr bedeutsam, denn: Wir setzen uns der Bewertung durch für uns wichtige Personen aus. Mögliche negative soziale Folgen – das Publikum lacht, die Chefin entlässt uns oder der Liebste macht Schluss – bewertet das Gehirn über den gleichen Mechanismus, mit dem er den Säbelzahntiger bewertet: Sie sind eine Bedrohung für unsere Unversehrtheit.

Die körperliche Reaktion auf all diese Situationen ist: *Insane-Button on*. Die Stresshormone werden ausgeschüttet, und alles schaltet auf »Energie bereitstellen!«. Die Intensität der körperlichen Reaktion entspricht dabei dem Maß an Erregung, das die Situation in uns auslöst. Typischerweise haben wir Herzklopfen, unsere Hände zittern, die Knie werden weich, und das Blut wird in die zum Rennen oder Kämpfen wichtigen Körperteile gepumpt – das Herz, die Lungen, die Muskeln. Das Blut nimmt auch die Wärme mit dorthin – deswegen kriegen wir umgangssprachlich und ganz wörtlich oft »kalte Füße« (und Hände), wir frösteln. Und noch etwas passiert: Wir fangen an zu schwitzen. Warum eigentlich? Was soll dieser Angstschweiß?

Wir sind uns darüber (mal wieder) noch nicht hundertprozentig im Klaren. Aber es gibt (wie immer) Theorien.

Eine Funktion des Schwitzens ist klar: Wenn wir mittendrin im Kampf-oder-Flucht-Modus stecken, also schon wie die Bekloppten vor dem Idioten hinter der Hecke davonrennen oder ihn verhauen, verbrauchen unsere Muskeln Energie. Dadurch wird Wärme frei. Damit wir trotzdem unsere Körpertemperatur konstant halten (sonst droht Lebensgefahr, einfach alles in uns ist hitzesensibel!), geben wir sie über den Schweiß ab. Das kennt ihr alle vom Sport.

Aber der Angstschweiß rinnt doch ab der ersten Sekunde der Schreckreaktion – und auch, wenn wir, anstatt zu rennen wie die Bekloppten, ganz still am Rednerpult stehen. Die Theorie dahinter: Weil der Körper weiß, dass er gleich im Kampf um Leben und Tod unglaublich viel Energie verbrauchen wird, kühlt er schon mal vorsorglich runter. Und die verminderte Hautdurchblutung (das Blut ist ja gerade in wichtigere Organe abberufen worden) sorgt dafür, dass Angstschweiß sich kalt anfühlt.

Und: Angstschweiß hat eine kommunikative Funktion. Er beinhaltet Pheromone – also Duftstoffe, die anderen Lebewesen auch über weite Distanzen hinweg oder durch die Dunkelheit signalisieren können: »Aaaaangst!!« So können Artgenossen gewarnt oder zu Hilfe gerufen werden. Wenn ein Mensch Angstschweiß riecht, werden in seinem Gehirn tatsächlich Areale aktiv, die für soziale Gefühle und Empathie zuständig sind. Je nach Menge der aufgenommenen Pheromone können diese die Stressreaktion des Senders direkt auf den Empfänger übertragen: Dann wird auch Letzterer nervös oder sogar ängstlich.

Faszinierend, oder?

Manch einer von euch wird jetzt wahrscheinlich sagen: »Nein, nervig!« Und hat damit auch nicht ganz unrecht.

Motivation statt Angst

Ob faszinierend oder nervig – ich habe drei Tipps für euch, die in Momenten zermürbender Nervosität helfen können. 1. Akzeptiert die Erregung in eurem Körper als etwas Gutes und gebt ihr einen neuen Namen. Klingt erst mal komisch, aber es geht! Und zwar, indem ihr das Gefühl neu bewertet und ihm einen positiven »Aufkleber« verpasst. Wenn ihr auf eine Bühne treten sollt, um eine Rede zu halten, sagt euch nicht: »Mein Herz klopft vor Angst!« Sondern: »Mein Herz klopft, weil mein Körper gerade all seine Energie bereitstellt, damit ich gleich mein Bestes geben kann.« Sagt euch nicht: »Ich bin ängstlich«, sondern sprecht laut aus: »Ich bin motiviert!«, oder sogar: »Ich bin begeistert!« Und verbannt Sätze wie: »Das wird bestimmt schrecklich!« Überzeugt euch stattdessen: »Das wird geil!« Versuche zeigen, dass durch diese Neubewertung der Angst uns der Nervenkitzel sogar positive Energie geben kann, statt uns einzuschüchtern. Dann können wir uns effektiver konzentrieren, kommen selbstbewusster rüber und liefern bessere Ergebnisse. 2. Die Atmung kann dabei helfen, die Angst positiv zu kanalisieren. Das mag trivial klingen, aber wir können unseren Gemütszustand und sogar unsere Gesundheit über eine bewusste Atmung beeinflussen – genauer gesagt: über eine bewusste *Aus*atmung. Denn während der Ausatmung verlangsamt sich unser Herzschlag, das beruhigt. In der Psychosomatik hat sich die 4–6–10-Regel bewährt: Versucht mal, vier Sekunden lang tief in den Bauch ein- und sechs Sekunden lang auszuatmen, das ganze zehn Minuten lang. Diese Atemtechnik signalisiert dem Hypothalamus: »Hey, hier ist alles cool, wir können uns entspannen.« Der verschiebt daraufhin die Aktivität unseres autonomen Nervensystems zugunsten des Parasympathikus. Die Herzfrequenz, der Blutdruck und die Muskelspannung nehmen ab, der Stress lässt nach.

3. Wenn ihr euch immer noch unwohl fühlt: Zappelt mal so richtig ab! Furcht rekrutiert Energie im ganzen Körper, die staut sich auf – also rausstrampeln! Ihr könnt vor einer Prüfung, einer Rede oder einem Vorstellungsgespräch kurz an ein stilles Örtchen verschwinden und hüpfen, den Kopf, den Kiefer und die Arme schütteln – und ihr werdet sehen, das fühlt sich gut an. Aber das Wichtigste ist: Macht euch klar, dass die Vorgänge in eurem Körper nur euer Bestes wollen, sie sind tatsächlich gut für euch. Stresshormone machen nämlich wach, konzentriert und leistungsfähiger, sogar kreativer! Sie sind es im Übrigen auch, die uns den Tritt in den Hintern und ran an den Schreibtisch verpassen, wenn die Deadline für ein Projekt oder eine Prüfung naht. Sie helfen uns, Herausforderungen zu meistern und daran zu wachsen. Ohne sie wäre das Leben ziemlich langweilig.

Die Furcht vor Spinnen

Ich möchte noch einen besonderen Fall mit euch besprechen: die Furcht vor Spinnen. Es ist die weltweit am weitesten verbreitete spezifische Phobie, und leider bin auch ich betroffen. Klar weiß ich, dass die Krabbelviecher mir nichts können. Dass giftige Spinnen weltweit extrem selten und in Deutschland schlicht nicht existent sind. »Die haben viel mehr Angst vor dir als du vor ihnen«, haben meine Eltern immer versucht, mich zu beruhigen. Tja, hat alles nix geholfen. Wenn so ein Vieh mir zu nahe kommt, ist so was von Insane-Button-Mode angesagt.

Aber warum ist die unbegründete Furcht vor Spinnen so weit verbreitet?

Das diskutieren Wissenschaftler seit Langem, und eine Studie des Max-Planck-Instituts Leipzig hat kürzlich einen entscheidenden Hinweis geliefert. In dieser wurden sechs Monate alten Babys nacheinander Bilder von Blumen, Fischen, Spinnen und Schlangen gezeigt und ihre physiologischen Reaktionen darauf gemessen. Ergebnis: Beim Anblick von Spinnen und Schlangen weiteten sich die Pupillen der Kleinen – ein klarer Fall von Kampf oder Flucht! Weil davon auszugehen ist, dass Furcht in diesem zarten Alter noch nicht erlernt worden ist, zeigt das: Der Respekt vor Spinnen und Schlangen ist uns *angeboren*. Vierzig bis sechzig Millionen Jahre lang haben wir mit diesen (damals wirklich) potenziell gefährlichen Kriechtieren zusammengelebt – die Furcht vor ihnen hat sich im Lauf der Evolution tief in unsere Gene eingefressen. Kommen weitere ungünstige Faktoren hinzu, wie die genetische Veranlagung zu einer hyperaktiven Amygdala oder Eltern, die einem Kind panische Reaktionen vorleben (ab jetzt, liebe Eltern: Nie wieder Angst vor Spinnen zeigen!), kann sich eine echte Angststörung beziehungsweise Phobie entwickeln. Besonders spannend finde ich die Theorie, dass auch unsere Gesellschaft zu diesen »un-

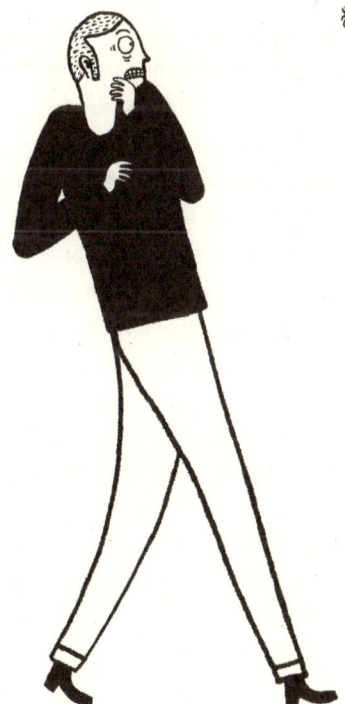

Buh!!!

günstigen« Faktoren gehört. Denn sie suggeriert kleinen Jungs, dass sie sich mit Spinnen auseinandersetzen und sie cool finden müssen. Sie dürfen schließlich keine Ängste zeigen. Die lernen in der Folge dann tatsächlich, dass man sich vor Spinnen nicht zu fürchten braucht. Kleine Mädchen hingegen haben sich nicht mit Krabbelvieh abzugeben und lernen so auch nicht, eine potenzielle Furcht vor ihm zu überwinden. Vielleicht ist das einer der Gründe dafür, dass neunzig Prozent der Spinnenphobiker Frauen sind.

Change the mind and you change the brain

Wie im Fall einer handfesten Spinnenphobie (so schlimm ist es glücklicherweise bei mir nicht!) kann also eine ungünstige Kombination von prädisponierenden Faktoren dazu führen, dass Furcht und Angst sich verselbstständigen. Dass die Amygdala in eigentlich ungefährlichen Situationen – wie in der engen U-Bahn oder an der Supermarktkasse – plötzlich Alarm auslöst. Dann zieht der Hypothalamus nervös seine Waffen, haut auf den Insane-Button und schießt mit Kanonen auf Spatzen (oder Spinnen …). Das Gemeine daran: Der Betroffene weiß, dass die Intensität seiner Reaktion der situativen Gefahr nicht angemessen ist, kann sie aber trotzdem nicht bremsen. Schließlich kontrolliert der Mensch nicht mehr die Angst, sondern die Angst den Menschen.

Wenn Ängste überwältigende Ausmaße annehmen, sie den Alltag einschränken oder dazu führen, dass man bestimmte Situationen meidet, sollte man sich Hilfe holen. Denn man kann lernen, mit Ängsten umzugehen und sich von ihnen zu befreien.

Dabei kann uns ein bestimmter Bereich in unserem Gehirn helfen, wie unter anderem Wissenschaftler aus Kalifornien belegt haben. Sie untersuchten unterschiedlich ängstliche Menschen per fMRT-Scanner, während die Probanden eine Art Gruselfilm sahen. Im Anschluss befragten sie die Personen, wie intensiv sie sich gefürchtet hatten, und korrelierten die Antworten mit den MRT-Bildern. Sie stellten fest, dass neben der Amygdala eine weitere Struktur maßgeblich für die Intensität der Angstreaktion verantwortlich war: der präfrontale Kortex. Wir kennen ihn aus dem Schrebergarten: Er kombiniert die emotionale Bewertung einer Situation mit unseren Erinnerungen und ist damit entscheidend an unserer Handlungsplanung, also der Reaktion auf einen Furchtauslöser, beteiligt. Die Probanden, die sich weniger gefürchtet hatten, wiesen eine höhere Aktivität des präfrontalen Kortex auf. Offenbar half dieser Teil der Großhirnrinde ihnen dabei, ihre Furcht zu regulieren.

Und jetzt haltet euch fest: Wir können den präfrontalen Kortex trainieren und damit tatsächlich unser Gehirn verändern! Indem wir uns unseren Ängsten stellen und ihnen den Schrecken nehmen. Das Motto lautet: »*Change the mind and you change the brain.*«

Genau das ist das Prinzip der Konfrontationstherapie.

Nehmen wir zum Beispiel einen Spinnenphobiker. Durch fMRT-Studien ist belegt: Der Anblick des Achtbeiners führt zu einer Überaktivierung der Amygdala und damit zum Insane-Button-Modus. In der Konfrontationstherapie kann der Betroffene jetzt Schritt für Schritt lernen, sich einer Spinne zu nähern, sie irgendwann sogar zu berühren. Das heißt, in einer sicheren Umgebung und unter Anleitung eines Psychotherapeuten merkt er: Anders als es sich zunächst für ihn anfühlt, steigert sich die emporsteigende Panik nicht ins Unermessliche, sondern erreicht ein Plateau und fällt dann wieder ab. Die Furcht verschwindet, obwohl die Spinne noch da ist.

Und der Spinnenphobiker lernt, dass er keine Angst vor ihr haben muss.

Wird eine konditionierte Furcht auf diese Art bewältigt, spricht man von »Extinktion«. Allerdings ist dieser Begriff irreführend, denn hier wird kein Verhalten gelöscht, sondern aktiv ein neues erlernt. Pawlow, der das Prinzip des Extinktionslernens als Erster beobachtet hat, sprach nie von Löschen, sondern von Hemmung beziehungsweise Abschwächung der Reaktion auf einen erlernten Reiz. Bei der Übersetzung vom Russischen ins Englische machte aber jemand *extinction* draus – was schließlich ins Deutsche übernommen wurde.

Erfolgreiches Extinktionslernen kann man in der fMRT-Untersuchung des Gehirns tatsächlich sehen: Es aktiviert den präfrontalen Kortex, der die Amygdala hemmt. Ein Zeichen dafür, dass die Chefetage wieder die Kontrolle übernimmt. Und der Hippocampus speichert ab, dass Furcht nicht länger nötig ist. Taucht jetzt ein vormals gefürchteter Reiz wieder auf, zum Beispiel die Spinne, führt diese veränderte Interaktion in der entsprechenden Situation zwischen dem präfrontalen Kortex, der Amygdala und dem Hippocampus zu einer Unterdrückung der ursprünglichen Furchtreaktion. Das zeigt: Der Patient hat gelernt, die Furcht zu kontrollieren. Er hat *sie* jetzt im Griff – nicht mehr andersherum.

Und in Gesellschaft funktioniert Extinktionslernen sogar noch besser – zusammen mit einem Leidensgenossen oder einfach jemandem, dessen Hand man halten kann. Das dann ausgeschüttete Oxytocin wirkt auf den präfrontalen Kortex und unterstützt ihn bei der Angstregulierung.

Das Konfrontationsprinzip könnt ihr auch auf kleine Alltagsängste übertragen. Ich hatte zum Beispiel früher Hemmungen, Telefonate mit fremden Menschen offizieller Einrichtungen (Ämter, Behörden …) zu führen – insbesondere dann, wenn mir jemand dabei zuhören konnte. Als Journalistin im Großraumbüro nicht gerade von Vorteil. Also habe ich mich zuerst allein zu Hause hingesetzt und mich in dieser sicheren

Umgebung immer wieder überwunden. Als ich merkte: »Hey, die Leute beißen gar nicht durchs Telefon, stattdessen tut es total gut, Gespräche nicht aufzuschieben, sondern wichtige Dinge sofort zu klären«, konnte ich mich auch problemlos ins Großraumbüro setzen. Je häufiger wir uns trauen, unsere Angst zu überwinden, desto einfacher wird es – früher verhasste Dinge können sogar plötzlich Spaß machen.

Ein Wermutstropfen des Extinktionslernens ist, dass es anfällig für Störungen ist. Denn wie gesagt: Das alte Verhalten – das gilt für alles (!), was wir irgendwann mal gelernt haben: Furcht, ein (unliebsamer) Tick, eine Sucht – ist nicht löschbar. Das gilt zum Beispiel auch fürs Schreibenlernen. Wenn Kinder erst nur nach Gehör schreiben, bedeutet es hinterher eine große Anstrengung für sie, sich die richtige Rechtschreibung anzugewöhnen. Verinnerlichtes verschwindet nicht einfach wieder. Wir können uns nur entscheiden, aktiv ein neues Verhalten zu erlernen. Leider reichen oft kleine Erinnerungen an das ursprüngliche aus, und schon flitzt das Gehirn wieder den gewohnten Weg entlang.

Nicht aufgeben!

Die größte Herausforderung für das Durchhalten einer neu erlernten Strategie ist die Konfrontation mit dem alten, gewohnten Kontext. Zum Beispiel kann sich der therapierte Spinnenphobiker in der Praxis seines Therapeuten pudelwohl und todesmutig fühlen, steigt er aber in seinen eigenen Keller hinab, holen ihn die Ängste wieder ein, und alles ist beim Alten. Das macht es so schwierig, einen mühselig durchgestandenen Rauchstopp auch in der Lieblingskneipe oder einem emotional aufwühlenden Moment (»Boah, jetzt erst mal 'ne Kippe!«) durchzuhalten. Auch das ist konditioniertes Verhalten. Um es zu durchbrechen, sind oft mehrere Anläufe nötig, und wir alle wissen: Neues Lernen ist harte Arbeit. Aber sie lohnt sich! Denn durch Training können wir unser Gehirn verändern, tatsächlich neue Verbindungen zwischen Nervenzellen aufbauen. Ein Vorgang, der »Neuroplastizität« genannt wird. Das funktioniert in jedem Alter, sprich: Es ist nie zu spät, um oder etwas Neues dazuzulernen.

Vielleicht hilft euch dieses Wissen dabei, einen Vorsatz durchzuhalten und auch nach Rückschlägen nicht aufzugeben: Jeden Versuch würdigt euer Gehirn mit einem biologischen Korrelat: mit grazilen Synapsen, die aus Nervenzellen heraussprießen wie zarte Triebe aus einer Pflanze.

Wenn sich nicht sofort dauerhafter Erfolg einstellt, liegt das nicht etwa an einer Charakterschwäche, sondern schlicht an der Funktionsweise unseres Gehirns. Daran, dass der alte Weg eine asphaltierte, eingefahrene Straße ist, in die abzubiegen ein blinder Automatismus geworden ist.

Statt frustriert aufzugeben, müssen wir es noch mal versuchen. Mit ausreichend Pflege werden die zarten Triebe zu kräftigen Pflanzen, stark genug, Asphalt zu durchbrechen und den neuen Weg dauerhaft zu ebnen.

Extra-Wissen: »Aufschieberitis« und warum es doch auf die Größe ankommt

Wie sehr Angst unser alltägliches Verhalten beeinflusst, ist das Ergebnis eines feinen Zusammenspiels verschiedener Gehirnareale. Super spannend dabei ist die Rolle des anterioren cingulären Kortex. Wir kennen ihn schon, er gehört zum präfrontalen Kortex und ist daran beteiligt, eine Situation zu bewerten und in Abwägung der Vor- und Nachteile eine Handlung einzuleiten. Und er ist dazu in der Lage, die Aktivität der Amygdala und damit unsere Emotionen zu modulieren. Das hat unter anderem eine Studie gezeigt, die sogenannte Prokrastinierer, also Menschen, die herausfordernde Aufgaben ständig bis zur letzten Sekunde aufschieben, mit »Machern« verglich. Also Personen, die alle Hemmungen unterdrücken und einfach mit der verhassten Aufgabe loslegen. Es zeigte sich: Prokrastinierer verfügen sowohl über eine größere Amygdala als auch einen verminderten Einfluss auf sie durch den anterioren cingulären Kortex. Vermutlich haben sie deswegen größere Angst vor eventuellen negativen Konsequenzen ihrer Handlungen und können diese schlecht kontrollieren. Also drücken sie sich möglichst lange davor, etwas anzugehen.

Interessant finde ich in diesem Zusammenhang die Ergebnisse aus Studien, in denen Neurowissenschaftler aus London untersuchten, wie die Größe der Amygdala und des präfrontalen Kortex mit politischer Gesinnung korreliert. Sie stellten fest, dass unter ihren Probanden die Menschen eine konservative politische Einstellung hatten, die über eine recht große Amygdala verfügten. Die Teilnehmer mit einer kleineren Amygdala und dazu einem größeren anterioren cingulären Kortex waren hingegen Liberale. Und wie wir gelernt haben, ist Letzterer ein Bereich unserer Großhirnrinde, mit dem sie Angst regulieren kann.

Ob hier ein ursächlicher Zusammenhang besteht, kann diese Studie allein allerdings nicht beantworten – dazu wären Langzeitbeobachtungen nötig. Trotzdem passen ihre Ergebnisse zu denen vorangegangener psychologischer Untersuchungen, die gezeigt haben: Konservative Wähler reagieren oft heftiger auf bedrohliche oder negative Reize als liberal Eingestellte.

Angst macht erfinderisch

Jetzt haben wir uns viel mit Ängsten (beziehungsweise Furcht) beschäftigt, die mit konkreten Erlebnissen im Alltag zu tun haben. Die uns helfen sollen, eine bestimmte Handlung einzuleiten, um uns aus unangenehmen Situationen zu befreien. Die moderne Welt konfrontiert uns aber immer häufiger mit Herausforderungen, bei denen die evolutionär fest in uns verankerte »Kampf-oder-Flucht-Reaktion« nicht wirklich weiterhilft. Dann nämlich, wenn uns Ängste heimsuchen, deren auslösende Gefahren viel schwerer greifbar sind, die wie dunkle Schatten über uns hängen und denen wir nur schwer proaktiv begegnen können. Weil sie weit in der Zukunft liegen und deswegen (noch) hypothetisch sind – »Werde ich in der Rente genug Geld haben?«, »Was, wenn ich mal krank werde?«. Oder weil uns die Gefahren einfach zu groß und komplex erscheinen, um – vor allem von uns allein – gelöst zu werden: der drohende Klimawandel, ein möglicher Börsencrash, die Entwicklung des Mietpreises.

Verrückt ist, dass uns oft außergewöhnliche, seltene Bedrohungen viel mehr ängstigen als die bekannten, konkreten Gefahren des Alltags. So kann die Angst vor extremistischen Anschlägen zum Beispiel viel extremer sein als die Angst davor, mit dem Handy am Steuer einen tödlichen Unfall zu verursachen. Manche fürchten sich extrem vor sehr seltenen Nebenwirkungen einer Impfung, rauchen aber täglich Zigaretten, deren vielfache schädliche Wirkung statistisch bestens belegt ist. An den Folgen des Rauchens sterben jährlich über 120 000 Personen in Deutschland. Das sind mehr als die Bilanz von Aids, Terroranschlägen, Verkehrsunfällen, Mord und Selbstmord zusammengenommen. Für die Corona-Impfung zeigte sich nach millionenfacher Verabreichung hingegen keine erhöhte Sterblichkeit. Aber auf Statistik springt unser Gehirn schlicht nicht so intensiv an wie auf Emotionen. Und die werden vom Außerordentlichen geweckt. Zumindest, solange wir es als außerordentlich wahrnehmen. Denn – wir erinnern uns an den Effekt der Habituation – irgendwann schocken uns manche Gefahren, so spektakulär ihr Auslöser auch mal gewesen sein mag, doch nicht mehr. Das Coronavirus zum Beispiel ängstigte uns Anfang 2020, als es sich aus China unaufhaltsam nach Westen ausbreitete, im italienischen Bergamo für dramatische Bilder von nächtlichen Leichentransporten sorgte und schließlich vor unserer Haustür ankam, so sehr, dass die Gesellschaft bereit war, zum Schutz das ganze öffentliche Leben lahmzulegen. Aber unabhängig davon, dass das Virus nichts an Gefährlichkeit einbüßte, nahm die Angst vor dem Virus schon bald stetig ab – und zwar lange, bevor eine wirksame Impfung gefunden worden war. Wiederholte Warnungen von Virologinnen und Epidemiologen vor der zweiten oder dritten Welle wurden oft nicht mehr ernst genommen. Es ist wie das Ergebnis der Konfronationstherapie: Wiederholte Exposition ohne negative Folgen führt zur Gewöhnung und die Angst nimmt ab. All das zeigt, unsere Angstreaktion ist längst nicht immer kongruent zur auslösenden Gefahr.

Eine besonders quälende, manchmal geradezu lähmende Angst kann die vor falschen Entscheidungen sein. Welchen Beruf soll ich wählen? Welchen Partner, welchen Wohnort? Was will ich wirklich, wo beuge ich mich vielleicht nur gesellschaftlichen Erwartungen?

Aber auch Entscheidungs- und Zukunftsängste können wir versuchen, durch Konfrontation zu entschärfen. Nämlich indem wir uns möglichst detailgetreu ausmalen, welche Konsequenzen eine falsche Entscheidung hätte oder wie schlimm es wirklich wäre, im Alter nicht ausreichend Rente zu bekommen. Im ersten Fall merken wir vielleicht: »Hey, die Entscheidung ist keine Einbahnstraße, wenn mir der Studiengang / die Stadt / die Frau / der Mann nicht gefällt, kann ich später noch mal wechseln!«, das heißt, die Angst könnte bei genauem Hinfühlen kleiner werden. Und im zweiten Fall kann die konkrete Vergegenwärtigung einer armen Zukunft den gleichen Effekt haben wie die Konfrontation eines Phobikers mit einer Spinne: Die Angst wird zwar erst größer, erreicht aber bald ein Maximum und flacht dann wieder ab. Außerdem kann das »Durchleben in Gedanken« die Angst konkreter, greifbarer machen – und so können wir besser mit ihr zurecht kommen.

Und schließlich hilft es wieder, uns zu vergegenwärtigen, im Angesicht welcher Themen uns Angst heimsucht. Dann wird erneut klar, sie hat eine wichtige Funktion: Sie zwingt uns zur Auseinandersetzung mit uns selbst und mit den langfristigen Konsequenzen unserer Handlungen. Das ist mühsam und unangenehm, aber die Angst hilft uns, innezuhalten und herauszufinden, wer wir sind, was wir wirklich wollen und wie unser Leben aussehen soll. Sie ermöglicht es uns, langfristige Strategien auch gegen gewaltig erscheinende Gefahren zu entwickeln.

Die Angst vor etwas ist der Antrieb dahinter, unser Leben, eine Herausforderung oder eine Ungerechtigkeit anzupacken: für ein besseres Morgen zu kämpfen. Sie schenkt uns Lebensziele.

Ich hoffe inständig, dass wir alle – nicht nur die Generation um Greta Thunberg – so eine große Angst vorm Klimawandel bekommen, dass sie uns den Mut schenkt, tatsächlich etwas gegen ihn zu unternehmen. Nicht umsonst sagt man: Angst macht erfinderisch.

Von Angsthasen und Draufgängern

Aber warum springen einige von uns bei jeder Kleinigkeit an die Decke, während andere selbst in absoluten Horrorsituationen Nerven aus Stahl beweisen? Warum plagen den einen täglich Zukunftsängste, während die andere sorgenfrei in den Tag lebt? Auf diese Fragen gibt es keine pauschale Antwort. Furcht und Angst werden durch viele verschiedene Faktoren bedingt. Klar belegt ist, dass Menschen mit einer großen – beziehungsweise aktiven – Amygdala häufig ängstlicher sind.

Außerdem spielt Veranlagung eine Rolle: Forschende haben multiple Gene identifiziert, die bei der Entstehung von Furcht mitmischen. Ob und wie vehement sich die Ängste ihren Weg nach draußen bahnen, bleibt aber auch dann, wenn man diese Gene in sich trägt, von verschiedenen Faktoren abhängig. Zum Beispiel moduliert unsere frühkindliche Sozialisation die »Stärke« unserer Nerven. Menschen, die in den sensiblen ersten Jahren ihres Lebens stabile Bindungen erlebt haben und vertrauensvoll aufwachsen konnten, sind später nicht so leicht aus der Ruhe zu bringen. Wenn die Beziehung zu den Eltern oder anderen Bezugspersonen aber durch Unsicherheit geprägt war, das Verhalten dieser Menschen häufig als unvorhersehbar empfunden wurde, kann das zu einer erhöhten Grundängstlichkeit führen.

Auch Charaktereigenschaften können Ängstlichkeit bedingen – zum Beispiel ein geringes Selbstwertgefühl oder Zweifel an der eigenen Persönlichkeit. Außerdem sind wie bei jedem Gefühl persönliche Erlebnisse und Erfahrungen ausschlaggebend dafür, in welchen Situationen und wie intensiv wir es empfinden. Jemand, der sich immer sicher gefühlt hat, dem noch nie etwas Schlimmes zugestoßen ist, hat von Furcht und Angst eine ganz andere Vorstellung als jemand, dessen Leben durch Unglück und Gewalt geprägt ist.

Aber egal, ob wir Draufgänger oder Angsthase sind, es gilt: Furcht und Angst meinen es nur gut mit uns. Anstatt sie zu verteufeln und wegzuwünschen, sollten wir ihnen selbstbewusst begegnen, sie bewusst fühlen und sie als einen Teil von uns umarmen. Sie sind Alarmanlage, Motor und Lebensversicherung. Manchmal lassen erst sie uns erkennen, was unsere echten Wünsche und Sehnsüchte sind – die brauchen wir für ein erfülltes Leben unbedingt! Und nur in Anwesenheit von Angst und Furcht können wir den Mut entwickeln, unsere Träume zu erreichen. Die Courage aufbringen, den Kampf für eine bessere Welt anzutreten. Überhaupt die Freude über eine gemeisterte Herausforderung empfinden.

Und eigentlich können Angst und Furcht doch sogar Spaß machen! Aufregung, Herzklopfen, Kribbeln im Bauch – wer würde auf den Nervenkitzel von Gruselgeschichten, Achterbahnfahrten oder Fallschirmsprüngen verzichten wollen? Auch der dunkle Weg durch die Schrebergärten kann doch ein freudiges Abenteuer sei – ganz besonders in Gesellschaft (ihr wisst schon: Oxytocin!). Die einzig schlechte Angst ist die Angst vor der Angst.

Ich steh unter Strom!

Stress pur!

Gerade noch tauche ich durch tieftürkisfarbenes, samtig weiches Wasser. Mühelos schwebe ich dahin, neben mir tanzen bunte Fische und riesige, freundliche Schildkröten, Sonnenstrahlen glitzern bis auf den weißen Grund. Entspannt geht mein Atem ein und aus – ganz ohne Flasche. Um mich herum herrscht herrliche Ruhe, wunderbarer Frieden. Und dann: *Nööööööööt, nöööööööööööt, nöööööööööt!* Plötzlich reißt mich der grauenhafte Ton meines Handyweckers aus dem Wasser und katapultiert mich eiskalt in mein dunkles Schlafzimmer zurück. Ich weiß, es gibt auch angenehme Weckermelodien – aber mein Kind hat irgendwann am Handy rumgespielt und den Ton »Ortungsgerät« eingestellt, und ich vergesse immer wieder, ihn zu ändern. (Wenn ich ehrlich bin, habe ich keine Ahnung, wie es das gemacht hat ohne mein Gesicht für die Face-ID. Ohnehin sind seine intuitiven Fähigkeiten, was digitale Medien angeht, erschreckend für sein zartes Alter …) Wie kommt man als Hersteller überhaupt auf die Idee, so einen Ton mit so einem Namen ins Weckerrepertoire aufzunehmen? Ortungsgerät? Ernsthaft? Also reißt mich jetzt regelmäßig dieses hirnzermürbende »Nööööööööööööööt« aus dem Schlaf.

Und »Bing!«, springt die Gedankenmaschinerie an: *Oh, oh, jetzt aber schnell!* Aufstehen, Kind zur Kita, dann jagt ein Termin den nächsten, und Zeit zum Schreiben muss ich auch noch finden. Was mich gleichzeitig mit dem Auftauchen aus meinem Lieblingstraum (den habe ich tatsächlich ziemlich häufig und liebe ihn) und den herrlichen Tiefen des Meeres erfasst, ist eine Welle von Stresshormonen. Und auf der surfe ich los in den Tag.

Im Kapitel über Angst habe ich gesagt: Ohne Stresshormone wäre das Leben langweilig. Der berühmte Stressforscher Hans Selye hat sogar geschrieben: »Stress ist die Würze des Lebens.« Denn auch wenn Stress heute ein schreckliches Image hat – er ist nicht nur schlecht. Hier trifft ein Satz zu, der, wie ich finde, eine der wichtigsten Grundregeln der Medizin zusammenfasst: Die Dosis macht das Gift.

Survival of the fittest durch Stresshormone

Stresshormone sind gut, solange sie uns auf eine konkrete Situation vorbereiten, für deren Bewältigung das Beste aus uns rausholen und danach wieder abgebaut werden. So helfen sie uns bei kleineren und größeren Anforderungen des Alltags: morgens aus dem Bett zu kommen, dem Bus hinterherzu-sprinten, ein Referat vorzubereiten. Und sie sind dafür da, dass wir uns veränderten Anforderungen unserer Umgebung anpas-sen – nur mit ihrer Hilfe konnten wir im Lauf der Evolution in einer sich wandelnden Welt überhaupt überleben.

Stresshormone helfen uns also, adäquat auf einen sogenann-ten Stressor zu reagieren. Früher waren das »Fressfeinde«, Hunger oder Temperaturschwankungen. Heute sind es eher kulturelle beziehungsweise zivilisatorische Herausforderungen wie ein fieser Wecker, Arbeiten unter Zeitdruck, emotionale Belastungen oder Zwang zu Entscheidungen. Die Reaktion auf einen Stressor ist heute wie damals aber die gleiche: die Kampf-oder-Flucht-Reaktion, gesteuert über unsere Stresshormone.

Guter und schlechter Stress

Die richtige Dosis an Stresshormonen produziert unser Körper, wenn wir uns der anstehenden Herausforderung gewachsen fühlen, sie uns motiviert und ihr eine ausreichende Erholungspause folgt. Auch wenn sie uns Angst macht – wenn wir wissen, der Zustand ist zeitlich begrenzt, kann unser Körper sehr gut damit umgehen. Dann kann Stress Spaß machen und sogar gesund sein – in diesem Fall spricht man von gutem, von »Eustress«.

Stress wird dann schlecht und ungesund, wenn wir herausfordernde Situationen als negativ empfinden, weil wir glauben, sie nicht bewältigen zu können, und ihr Ende nicht absehbar ist. Dann fühlen wir uns überbeansprucht und machtlos, ängstlich und gereizt. Das ist »Distress« – und der wird besonders problematisch, wenn er dauerhaft, also chronisch, ist. Wenn unser Leben permanent von Leistungsdruck oder sogar Angst geprägt ist und wir keine Zeit für einen Ausgleich finden. Leider ist diese Form von Stress ziemlich typisch für unser heutiges Leben. Bei mir hält sich das zum Glück in Grenzen (meistens jedenfalls ...), aber ich bin mir sicher, vielen kommt folgendes Szenario nur allzu bekannt vor: Eine Deadline jagt die nächste, schon morgens um sechs leuchten 146 neue WhatsApp-Nachrichten auf dem Display des Diensthandys auf (und 48 auf dem privaten), den ganzen Tag hechten wir von Meeting zu Meeting, die Mail der Chefin sollten wir auch um Mitternacht noch beantworten, sonst wirkt das unmotiviert – und der Arbeitsvertrag läuft doch nur noch wenige Monate. Zwischendurch am besten noch schnell 'ne originelle Story auf Instagram posten, die Kinder zum Klavierunterricht fahren, einkaufen, aufräumen und, o Mann, die Steuererklärung! Wir haben ununterbrochen Verpflichtungen zu erfüllen und rennen, ohne Luft zu holen, unseren Ansprüchen hinterher. Die Nacht dient nur noch dem

Erstellen von To-do-Listen im Kopf, und niemals ist Zeit für echte Erholung. Wir rackern uns ab und bekommen meist nicht einmal Anerkennung dafür. Kurz: Das ganze Leben wandelt sich in eine Aneinanderreihung von Kampf-oder-Flucht-Reaktionen, zu bewältigen nur im Insane-Button-Mode.

Wenn es so ist, wird es gefährlich. Denn dann übernimmt dauerhaft der Sympathikus das Kommando und versetzt das Gehirn in ständige Alarmbereitschaft, sogar im Schlaf. Unsere Stresshormone bleiben stetig erhöht, treiben den Blutdruck in die Höhe, belasten Herz und Gefäße und unterdrücken das Immunsystem. Wir werden schneller krank. Darüber hinaus lassen sie die Entzündungs- und Cholesterinwerte im Blut steigen – all das sind Risikofaktoren für Übergewicht, Diabetes, Herzinfarkte und Schlaganfälle.

Außerdem wissen wir: Im Stressmodus wird die Durchblutung des Verdauungstrakts und der Geschlechtsorgane heruntergefahren. Der Magen kann deswegen nicht mehr ausreichend Schleimstoffe produzieren, die ihn normalerweise vor der ätzenden Magensäure schützen – Geschwüre und Verdauungsstörungen können die Folge sein. Nicht umsonst sagen wir: Stress schlägt auf den Magen. Außerdem ist Stress häufig ein Faktor bei Unfruchtbarkeit.

Was Dauerstress so alles anrichten kann

Und als wäre das noch nicht genug, nimmt Dauerstress auch auf unsere Gehirnfunktion beunruhigenden Einfluss: Er hemmt die Aktivität im präfrontalen Kortex, der als oberste Instanz alle anderen, primitiveren Gehirnstrukturen unter seiner Fuchtel hat und – wir erinnern uns – somit an der Steuerung unserer Gedanken, Handlungen und Gefühle beteiligt ist. Er ist in der Lage, aktuelle Situationen mit Erinnerungen abzugleichen und daraufhin adäquate Handlungen einzuleiten, in Reaktion auf einen Fehler eine Kurskorrektur vorzunehmen und impulsives Verhalten zu unterdrücken. Wir wissen: Über den präfrontalen Kortex können wir auch Angst und Aggression in den Griff bekommen. Verliert er aber durch Dauerstress die Kontrolle, bedeutet das Einbußen zahlreicher kognitiver Fähigkeiten. Wir können uns schlechter konzentrieren, und unsere Leistungsfähigkeit sinkt.

Die ersten Untersuchungen der Wirkung von Distress auf unsere kognitiven Fähigkeiten wurden nach dem Zweiten Weltkrieg begonnen, als aufgefallen war, dass selbst die geübtesten Piloten in Kriegszeiten mit ihren Maschinen abstürzten. Bald wurde deutlich: Bei einfachen, gut einstudierten Handlungsabläufen, die ohne die übergeordnete Distanz im Gehirn ablaufen können, kann Stress zu einer besseren Performance verhelfen. Benötigen wir für die Lösung einer Aufgabe aber komplexes, flexibles Denken, sprich: den präfrontalen Kortex, dann ist Dauerstress Gift. Er hemmt unser analytisches Denken, unsere Kreativität und erschwert es uns deswegen, Probleme zu lösen, wir machen schneller Fehler.

Wichtige Entscheidungen – egal, ob beruflicher oder privater Natur – solltet ihr also nicht treffen, wenn ihr gerade heftig unter Stress steht.

Unter Dauerstress entfällt darüber hinaus der hemmende Einfluss des präfrontalen Kortex auf die Amygdala. Das Ergebnis macht uns anfälliger für Gefühle der Angst und Aggressivität, manchmal werden wir zickig und neigen zu Kurzschlusshandlungen, wenn wir so richtig unter Strom stehen.

Außerdem geht Stress mit einer erhöhten Konnektivität der Amygdala mit dem Hirnstamm einher. Das bedeutet: Die Nervenverbindungen zwischen der Amygdala und den für die Kampf- oder-Flucht-Reaktion zuständigen Gehirnstrukturen werden stärker. Irgendwann laufen auch in Ruhe, wenn wir uns eigentlich entspannen könnten, Impulse von unserer durch den Stress sowieso schon empfindlichen Alarmanlage über diesen Weg und führen so zu einer erhöhten Ausschüttung von Stresshormonen. Diese schwächen wiederum die Funktion des präfrontalen Kortex, der sonst die Amygdala bremsen könnte. Wir werden immer anfälliger für neuen Stress – ein Teufelskreis entsteht.

Verschlimmert wird das Ganze dadurch, dass die chronische Alarmsituation die Produktion unserer »Wohlfühlhormone« Dopamin und Serotonin drosselt. Wir sind gereizt, und das Risiko für Depressionen steigt.

Das passiert, weil unser Belohnungssystem durch Stress nahezu ausgelaugt wird. Wir wissen, dass Aktivitäten, die uns Spaß machen, es stimulieren. Das ist auch bei Arbeit so: Was uns herausfordert und wachsen lässt, bereitet Lust, lässt also unsere Dopaminraketen sprühen. Im nächsten Schritt werden diese lustvollen Ereignisse im Hippocampus als lohnend und deshalb als wiederholenswert abgespeichert. Aber egal, wie viel Freude uns eine Arbeit bereitet, auch hier entscheidet die Dosis über die endgültige Wirkung als Stimulans oder Gift. Wenn wir es mit der freudigen Arbeit übertreiben, sind die Dopaminspeicher irgendwann leer. Ohne Dopamin fällt es dem Hippocampus schwerer, Gelerntes in das Langzeitgedächtnis zu übertragen. Darum werden wir unter Dauerstress vergesslicher und können uns schlechter konzentrieren.

Ich merke die Auswirkungen der Stresshormone auf mein Gehirn übrigens hin und wieder beim Schreiben dieses Buches: Egal, wie viel Freude und Euphorie ich über dieses Projekt empfinde – wenn ich die Arbeit daran übertreibe, habe ich irgendwann nur noch Quark im Kopf. Glücklicherweise verhelfen Pausen und Ablenkung zu neuer Kraft im präfrontalen Kortex, zu frischen Dopaminraketen und damit zu erneuter Kreativität und Konzentration.

Noch deutlich beunruhigender ist, dass Dauerstress sogar

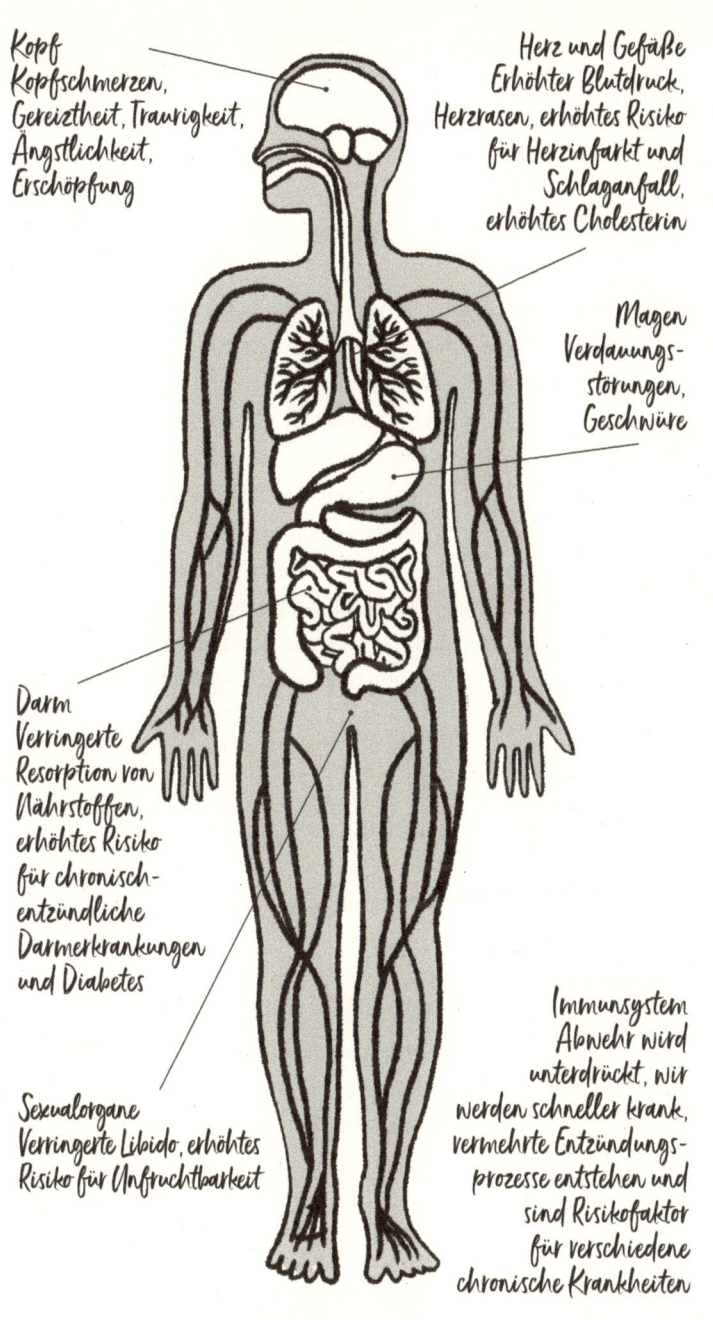

Kopf
Kopfschmerzen,
Gereiztheit, Traurigkeit,
Ängstlichkeit,
Erschöpfung

Herz und Gefäße
Erhöhter Blutdruck,
Herzrasen, erhöhtes Risiko
für Herzinfarkt und
Schlaganfall,
erhöhtes Cholesterin

Magen
Verdauungs-
störungen,
Geschwüre

Darm
Verringerte
Resorption von
Nährstoffen,
erhöhtes Risiko
für chronisch-
entzündliche
Darmerkrankungen
und Diabetes

Sexualorgane
Verringerte Libido, erhöhtes
Risiko für Unfruchtbarkeit

Immunsystem
Abwehr wird
unterdrückt, wir
werden schneller krank,
vermehrte Entzündungs-
prozesse entstehen und
sind Risikofaktor
für verschiedene
chronische Krankheiten

strukturelle Veränderungen des Gehirns verursacht: Er geht mit dem Untergang von Nervenzellen und synaptischen Verbindungen im Hippocampus sowie im präfrontalen Kortex einher. Übersetzt: Das Gehirn schrumpft. Es altert schneller. Dann können Vergesslichkeit, Einbuße der kognitiven Fähigkeiten und depressive Stimmung zu einem dauerhaften Problem werden.

Ist das nicht ein unglaubliches Paket an negativen Folgen? (Und das ist nur eine Auswahl!) Zusammengefasst lässt sich sagen: Praktisch all unsere modernen Zivilisationskrankheiten können als Folge von Stress entstehen: Bluthochdruck, Herzinfarkte, Diabetes, Depressionen, Übergewicht, Substanzabhängigkeiten (zu den beiden letztgenannten Punkten gleich mehr) …

Wichtig zu wissen: All diese negativen Effekte können durch beruflichen genauso wie durch privaten Stress ausgelöst werden. Zu Letzterem gehört zum Beispiel, wenn wir in einer unglücklichen Partnerschaft feststecken, finanzielle Sorgen haben, einen kranken Angehörigen pflegen müssen oder selbst nicht gesund sind.

Die Sucht nach Stress

Obwohl er so ungesund ist – und die meisten von uns das auch wissen –, macht Stress nahezu süchtig. Betroffene gewöhnen sich daran, dass es ständig etwas zu tun gibt, dass sie permanent unter Druck stehen. Wir wissen aber – Stichwort »Gewöhnung« – bereits: Die Wirkung von Cortisol und Dopamin lässt irgendwann nach, und dann denkt das Gehirn: »Oh, wir brauchen mehr Stress, mehr Anstrengung, damit wir weiterhin das Gefühl haben, effektiv zu sein! – Was können wir als Nächstes tun?« Das Gehirn steht dauerhaft unter Strom – die Betroffenen können gar nicht mehr anders, als wie Duracell-Hasen durch den Alltag zu hoppeln. Selbst die Momente, in denen sie sich eigentlich entspannen könnten, takten sie perfekt durch. Anstatt beim Joggen abzuschalten, achten sie pedantisch auf die Durchschnittsgeschwindigkeit, die Streckenlänge, die verbrannten Kalorien. Oder nehmen sich direkt vor, auf einen Marathon zu trainieren. Sie sind ständig online, checken ihre Nachrichten und planen auch ihre Freizeit bis ins kleinste Detail – könnte ja sein, dass sie was verpassen!

Manchmal glauben diese Menschen, das ganze Leben unter Kontrolle zu haben, alles richtig zu machen. Ihr Gefühl ist: »Stress ist geil!«

Tatsächlich aber verlieren sie den Kontakt zu sich selbst – in einem Moment der Ruhe wissen sie gar nicht, was sie mit sich anfangen sollen. Deswegen kommen sie lieber gar nicht mehr zur Ruhe. In einem Zustand der dauerhaften Erregung – sprich: in ständiger Hyperaktivität – sprinten sie durch die Welt.

Stress macht Lust auf Konsum

Außerdem macht Stress Lust auf ständigen Konsum. Die Anspannung im ganzen Körper, die Stresshormone und das verminderte Dopamin im Gehirn sorgen für eine permanente Unzufriedenheit, eine ständige Bedürftigkeit nach – tja, wonach? – irgendetwas, was beruhigt. Was uns belohnt für unsere permanenten Höchstleistungen.

Oft haben wir das Gefühl, Essen könne helfen. Das rührt daher, dass der Körper für eine adäquate Kampf-oder-Flucht-Reaktion in ihrem ursprünglichen Sinne, sprich, beim Erblicken des Säbelzahntigers, schnell viel Energie brauchte (Rennen oder Kämpfen). Deswegen haben wir im Stressmodus ganz besonders viel Lust auf einfache Kohlenhydrate, Zucker und Fett, die in Chips und Schokolade stecken. Sämtliche Fast-Food-

Ketten dieser Welt haben die Zusammensetzung ihres Junks perfekt auf diese Bedürfnisse abgestimmt. Aber sicher nicht aus Nächstenliebe – denn wir wissen alle: Die Kombination aus massig Kalorien, Salz und Geschmacksverstärkern bei nahezu gänzlicher Abwesenheit von Nährstoffen, wie sie Fast Food so einmalig vereint, ist alles andere als gesund.

Erschwerend kommt hinzu, dass wir schon als Kinder häufig gelernt haben, Essen mit Belohnung und Trost gleichzusetzen. Wenn ihr eurem Nachwuchs also etwas Gutes tun wollt, versucht, diese Konditionierung zu vermeiden!

Weil die Chefetage der Großhirnrinde unter Stress lahmgelegt wird, auf schlau: Durch die Hemmung des präfrontalen Kortex neigen wir zu impulsivem Verhalten und eingeschränkter Selbstkontrolle – das kann zu richtigen Heißhunger- und Fressattacken führen. Das Problem: Die so in uns reingestopften Kalorien verbrauchen wir beim Sitzen am Computer, im Auto oder in der Bahn nicht annähernd. Als wäre das nicht schon genug, stellt Cortisol den Stoffwechsel auf Sparflamme: Der Körper denkt, wir brauchen jedes Gramm Fett für die gleich anstehende Flucht (oder den Kampf) – deswegen ist Abnehmen bei Stress deutlich schwerer als in einem ausgeglichenen Zustand.

Kurz: Stress macht dick.

Viele suchen Beruhigung auch durch Alkohol und Zigaretten (oder anderen Drogen). Unsere herabgesetzte Impulskontrolle macht es nämlich wahnsinnig schwer, zu widerstehen. Tatsächlich können uns diese Genussmittel über die Stimulation unseres Belohnungszentrums auch kurzfristig ein gutes Gefühl und Entspannung vermitteln, langfristig bewirken sie aber das Gegenteil. Sie »verschwenden« unsere Dopaminraketen und verschlimmern den Mangel dadurch nur weiter – die Folgen sind noch stärkere Nervosität und Unzufriedenheit. Gefährlich wird es, wenn man versucht, auch diese wieder durch Genussmittel zu betäuben. Wir wissen: Nach und nach werden höhere Dosen nötig – dann rutscht man schnell in eine Sucht.

Burn-out und Kontrollverlust

Zu allem Übel kann chronischer Stress auch in einen Burn-out münden. Woran man das merkt? Das ist tatsächlich gar nicht so einfach. Denn Burn-out ist nicht als offizielle Krankheit klassifiziert, und eine definierte Dosis, ab der Stress zu Gift wird, gibt es nicht. Stattdessen sind die Grenzen fließend.

Die WHO definiert Burn-out als Syndrom, das aus chronischem Stress am Arbeitsplatz hervorgeht. Und über folgende Hauptkriterien sind sich die Experten einig: 1) Gefühle von Energieschwund oder Erschöpfung, also »Ausgebranntsein«; 2) erhöhte mentale Distanz zum Beruf oder Gefühle von Negativismus oder Zynismus in Verbindung mit ihm; und 3) reduzierte professionelle Effizienz, sprich: Leistungsabfall. Die Symptome von Burn-out sind denen einer Depression sehr ähnlich, und tatsächlich kann auch dieser Übergang fließend verlaufen. Definitionsgemäß bezieht sich Burn-out aber spezifisch auf Phänomene im Beschäftigungsumfeld und sollte nicht angewendet werden, um Erfahrungen in anderen Lebensbereichen zu beschreiben. Depressionen hingegen betreffen alle Lebensbereiche.

Wenn ihr mal nicht sicher seid, ob euer Stresslevel euch schon krank macht, redet mit eurem Hausarzt darüber. Ihr könnt auch eine Telefonseelsorge anrufen oder einen Test durchführen. Der renommierteste in Bezug auf die Erkennung von Burn-out ist der *Maslach Burnout Inventory*, den findet ihr online. In jedem Fall ist es gut, dass man die Alarmsignale frühzeitig erkennt, sich von den Ursachen befreit und es so rechtzeitig aus der Abwärtsspirale schafft.

Weil immer mehr über stressassoziierte Erkrankungen gesprochen wird und auch die Anzahl der Krankschreibungen aufgrund psychischer Diagnosen stetig steigt, könnte man meinen, die Stressbelastung unserer Gesellschaft würde von Jahr zu Jahr zunehmen. Aber das stimmt nicht. Eine Übersichtsarbeit des Epidemiologen Dirk Richter, der Langzeitstudien aus verschiedenen Ländern Europas und Nordamerikas ausgewertet hat, kommt zu dem Ergebnis: Zwischen 1947 und 2012 haben psychische Störungen aufgrund von Stress in den westlichen Ländern nicht zugenommen. Vielmehr scheint Stress unser Leben schon seit dem Beginn des 20. Jahrhunderts zu prägen. Dass seine schädliche Wirkung in unseren Köpfen immer präsenter wird und sich Menschen ihretwegen häufiger krankschreiben lassen, hat andere Gründe: Wir sind heute generell besser über psychische und psychosomatische Erkrankungen informiert, Ärzte erkennen sie schneller als früher, Betroffene erhalten früher und häufiger professionelle Hilfe, und die Akzeptanz dieser Art von Erkrankungen in der Gesellschaft hat sich deutlich verbessert. Die Hemmschwelle, sich wegen psychischer Leiden krankschreiben zu lassen, ist darum deutlich gesunken.

Es ist also nicht unsere moderne Arbeitswelt an sich, die krank macht. Dennoch: Wenn sie hohe Belastungen mit sich bringt und uns keinen oder nur wenig Spielraum zu eigenen Entscheidungen und zur individuellen Entwicklung lässt, ist das ungünstig.

Insbesondere das daraus hervorgehende Gefühl des Kontrollverlusts ist problematisch. Wenn wir glauben, einer Stressursache hilflos ausgeliefert zu sein, wird unser Gehirn mit einer Extradosis an Stresshormonen geflutet.

Wir kennen das aus dem Alltag: Wenn wir zum Beispiel auf dem Weg nach Hause in einem kilometerlangen Stau stecken bleiben, kann uns das schlagartig zur Weißglut treiben.

Besonders belastend und irgendwann schädlich kann der

Stress durch Kontrollverlust werden, wenn er entscheidende Bereiche unseres Lebens ausfüllt. Wer zum Beispiel schon einmal von feindseligen Vorgesetzten dauerhaft unter Druck gesetzt oder sogar schikaniert wurde, weiß, wie erdrückend dieser Stress sein kann. Aus Studien mit Pavianen wissen wir: Je willkürlicher Alphatiere mit rangniederen Artgenossen umgehen, desto stressgeplagter sind diese. Sie werden schneller krank und sterben sogar früher.

Auch machtlos gegenüber Nichtstun zu sein kann übrigens schädlichen Stress bedeuten. Zum Beispiel durch niedrige qualitative Anforderungen im Job oder Arbeitslosigkeit.

Resilienz – unser Puffer gegen Stress

Aber was entscheidet darüber, ob uns Stress krank macht? Sprich, wie stresssensibel beziehungsweise stressresistent wir sind? Der Fachausdruck für die psychische Widerstandskraft eines Menschen, also die Fähigkeit, mit schwierigen Lebenssituationen ohne anhaltende Beeinträchtigungen umzugehen, lautet: Resilienz. Bei ihrer Ausprägung spielen viele Faktoren eine Rolle. Unsere Gene sind einer von ihnen. Aber: Was wir aus dem Baukasten unserer DNA am Ende machen, bestimmen maßgeblich unsere Umwelt und wir selbst mit unserem eigenen Verhalten. Dabei ist die individuelle Resilienz das Ergebnis eines lebenslangen, dynamischen Prozesses.

Einen großen Einfluss auf unsere Resilienz haben zum Beispiel die Umstände, unter denen wir zur Welt kommen und aufwachsen. Während der Schwangerschaft und in den ersten Lebensjahren kann das Stresslevel der Mutter beziehungsweise des Umfelds das kindliche Gehirn mitformen und darüber entscheiden, wie stressresistent es eines Tages selbst sein wird. Stress durch äußere Umstände wie die soziale, finanzielle und gesundheitliche Situation in der frühen Kindheit kann nämlich zu winzigen Änderungen an der DNA-Struktur führen (das wissenschaftliche Stichwort lautet: »epigenetische Modifikation«). Dadurch können ganze Gene an- oder abgeschaltet werden und damit Eigenschaften, wie eben die Stressresistenz des Kindes. Der Träger gibt seine durch Stress veränderten Gene in der Folge an die nächste Generation weiter und damit gegebenenfalls das Risiko, stressbedingte Erkrankungen zu entwickeln.

Allerdings bedeutet das jetzt nicht, dass Kinder in Watte gepackt und sicher verwahrt werden sollten. Für eine gesunde psychische und intellektuelle Entwicklung ist es wichtig, dass die grauen Zellen gefördert werden: dass Kinder in kreativer Umgebung spielen und lernen, in der Interaktion mit Gleichaltrigen Freiheiten und Grenzen erleben sowie Herausforderungen selbst meistern dürfen. Dann sind sie besser für das Leben gewappnet, sind selbstbewusster und stressresistenter. Das macht sie sozial kompetenter und es ihnen ein Leben lang leichter, Herausforderungen zu bewältigen.

Auch für Stress in der Kindheit trifft also zu: Erst die zu hohe Dosis macht das Gift.

Viel hilft viel gilt hingegen eindeutig, wenn es um sozialen Rückhalt geht. Denn er macht uns resistent gegen Stress. Wir wissen: Nach einem anstrengenden Tag in die Arme der besten Freundin, des Liebsten oder der Katze zu sinken und eine Dosis Oxytocin durch unsere Adern zu schicken, wirkt all den negativen Effekten von Stress entgegen. Umgekehrt haben es Alleinerziehende und Singles, denen keiner hilft abzuschalten, in belastenden Situationen oft schwerer und werden noch sensibler gegenüber Stress.

Darüber hinaus beeinflussen Persönlichkeitsmerkmale und individuelle Erlebnisse unsere Resilienz. Positiv wirken sich Selbstvertrauen aus und die Überzeugung, dass man schwierige Situationen auch allein bewältigen kann. Oft schlittern Menschen unbemerkt in die Stressfalle, die gut für andere denken und sorgen können, dabei aber vergessen, auf sich selbst zu achten. Menschen, die generell über eine positive Lebenseinstellung verfügen und auch schwierigen Situationen Positives abgewinnen können, verfügen meist über eine höhere Resilienz. Gleiches gilt für Personen, die »kognitiv flexibel« sind, also keine Schwierigkeiten haben, auf eine veränderte Situation mit neuen Strategien zu reagieren. Und schließlich entscheidet natürlich die Dauer und Intensität der Stresssituation, ob oder wie lange wir sie durchhalten.

Die Entstehung von Stress und seine Folgen sind also hochkomplex, und die Dosis, ab der Stress uns schadet, variiert individuell extrem. Deswegen machen Vergleiche auch keinen Sinn, nach dem Motto: »Jetzt reiß dich mal zusammen! Also, ich hab letztes Jahr viel mehr gearbeitet, und mich hat das nicht so umgehauen.« Sowieso dürfen durch Stress ausgelöste Symptome nicht als Schwäche gedeutet werden – sondern als Signale unseres Körpers, mit denen er versucht, auf uns aufzupassen. Wir sollten auf ihn hören, denn es ist der einzige, den wir haben.

Hilfe bei Stress: Achtsamkeit

Ungesunde Verhaltensmechanismen können sich bei Dauerstress tief einschleifen. Sie sich bewusst zu machen ist harte Arbeit, und noch härteren Trainings bedarf es, sich umzugewöhnen. Aber: Wir sind weder Sklaven unserer Gene noch Opfer der Umwelt. Ein gesunder Umgang mit Stress kann gezielt erlernt und gefördert werden. Je nach Charakter, persönlicher Erfahrung und Alter mag das mal leichter, mal schwerer fallen, aber es ist nie zu spät.

Wir müssen in stressigen Phasen des Lebens dringend auf uns

achten. Das heißt erstens, uns einen Überblick über die Anforderungen zu verschaffen, klare Prioritäten zu setzen und Ziele zu formulieren. Das hilft uns, die Kontrolle über die Situation zu bewahren. Zweitens: Wir sollten für Ausgleich sorgen. Sport eignet sich zum Beispiel hervorragend, um die aufgestaute Kampf-oder-Flucht-Energie rauszulassen und die in die Blutbahn gepumpten Fette abzubauen. Dafür muss man übrigens nicht zum Marathonläufer mutieren. Die Weltgesundheitsorganisation empfiehlt für Erwachsene 150 bis 300 Minuten moderate Ausdauerbelastung pro Woche – das kann Radfahren oder schnelles Gehen sein. Und die WHO betont: Es braucht keine Mindest-Trainingsdauer, jede Minute zählt. Jeder Schritt kann helfen, Stress zu reduzieren und das Herz-Kreislauf-System zu schützen.Und drittens: Wir müssen echte Pausen in unseren Alltag einbauen, damit der Körper die Stresshormone abbauen, sich unser Alarmsystem wieder regulieren und unser Belohnungssystem uns wieder Lust empfinden lassen kann. Also pünktlich Feierabend machen, regelmäßig freie Tage einplanen und mindestens zweimal im Jahr Urlaub machen.

Auch Meditation oder Entspannungsübungen können sehr wirksam sein, um runterzukommen. Wirklich spannend finde ich das Konzept der »Achtsamkeit«, auf Englisch *mindfulness*. Bei dieser aus dem Buddhismus stammenden Meditationspraxis geht es darum, auch an stressigen Tagen häufiger innezuhalten und die Gedanken auf das Hier und Jetzt zu konzentrieren. Nicht (wie ich das gern mache) hundert Dinge gleichzeitig zu tun und dabei schon an hundert weitere zu denken, sondern im Moment zu sein. Dabei soll man innere wie äußere Erfahrungen wertfrei registrieren und akzeptieren. Das »Wertfrei« ist hier besonders wichtig. Denn viele Ansichten, Meinungen und Gefühle, mit denen wir der Welt, unseren Mitmenschen und uns selbst begegnen, entstehen durch unbewusste Bewertungsmuster, die wir uns angewöhnt haben. Sie führen dazu, dass wir

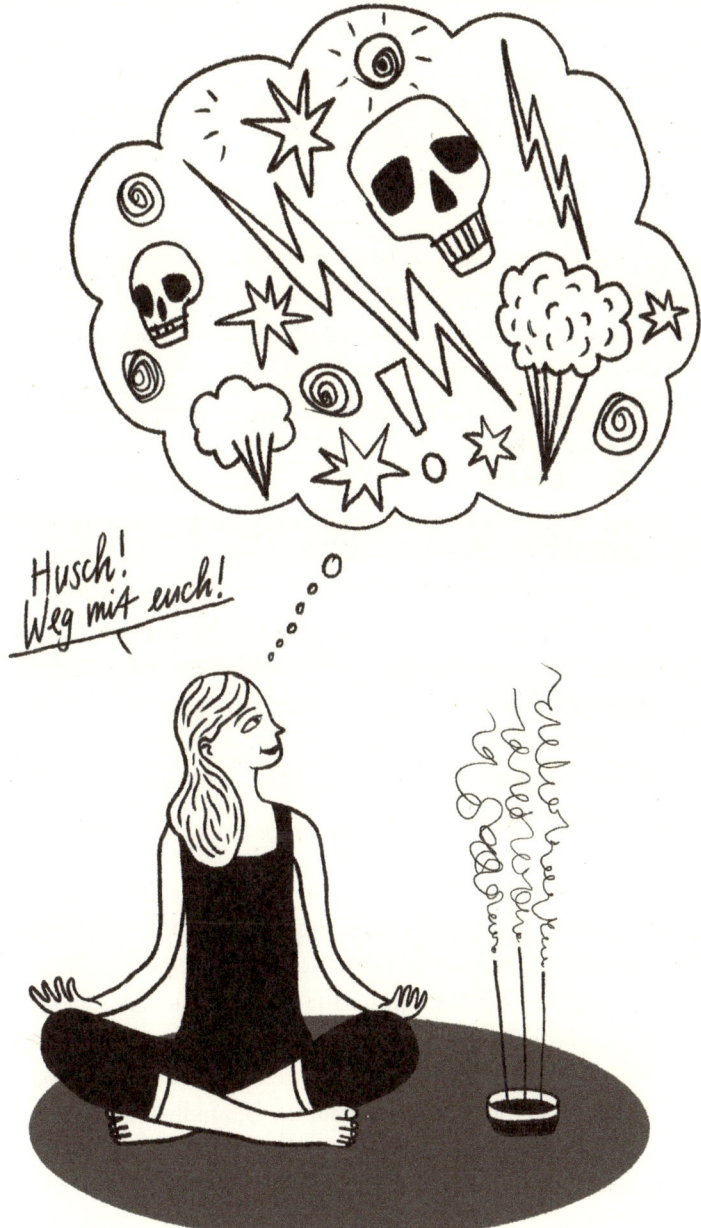

auf belastende Situationen mit Automatismen reagieren, mit denen wir uns häufig selbst gar nicht wohlfühlen. Dass wir uns an stressigen Tagen zum Beispiel tierisch darüber aufregen, wenn wir die U-Bahn verpassen, uns ordentlich in unser »Pech« hineinsteigern und noch stundenlang schlechte Laune haben, uns stressen – obwohl das überhaupt nicht nötig wäre und uns auch wirklich nicht weiterhilft!

Achtsamkeit bedeutet in diesem Fall, dass wir uns die Subjektivität und die Vergänglichkeit von Gefühlen und Gedanken bewusst machen. Dass wir die schlechte Laune, die in uns aufsteigt, also wahrnehmen, aber distanziert betrachten. Dazu gehört auch, niemandem die Schuld an unserem momentanen »Pech« zu geben – weder jemandem, der uns auf dem Weg zur U-Bahn aufgehalten hat, noch den »unfähigen Verkehrsbetrieben«, einer höheren Macht oder uns selbst. Die Message lautet vielleicht eher: »Shit happens«, und meistens macht das nichts.

Das Ziel ist, der negativen Emotion durch diesen Abstand ihre Macht über uns zu nehmen. Der Schritt zurück gibt vielleicht den Blick auf andere Möglichkeiten frei, mit der Situation umzugehen (nicht ausflippen, sondern entspannt die nächste U-Bahn nehmen). Gelingt das auf Dauer, können wir die unliebsamen Automatismen ausschalten und souveräner mit Stresssituationen umgehen.

Eines der populärsten Modelle zum Erlernen von Achtsamkeit ist das *Mindfulness-Based Stress Reduction-(MBSR-)* Programm (zu Deutsch etwa: Stressbewältigung durch Achtsamkeit). Es stammt von Jon Kabat-Zinn, einem bekannten US-amerikanischen Professor für Molekularbiologie, der seine ganze Karriere der Achtsamkeitspraxis widmete. 1979 gründete er die mittlerweile renommierte *Stress Reduction Clinic,* wo er den Einfluss von Achtsamkeit auf die Gesundheit in einer umfangreichen Begleitforschung untersuchte. Sein Programm geht über acht Wochen und beinhaltet Übungen zur Körperwahrnehmung, Yoga und Meditation. Es lehrt seine Teilnehmer Achtsamkeit gegenüber ihrem Körper und der Umgebung – mit erstaunlichen Erfolgen.

Eine der bekanntesten Übungen der MBSR, die sich gut für Anfänger anbietet, ist die »Rosinenübung«. Dabei geht es darum, eine Rosine zu betrachten, zu erfahren und zu essen, als wäre es das erste Mal. Als wären wir Kinder oder Außerirdische, die das braune, schrumpelige Ding noch nie zuvor gesehen haben. Die Übung beinhaltet folgende Schritte:

1. Leg die Rosine in deine Hand. Wie fühlt sie sich an, wie liegt sie in deiner Handfläche? Was würde ein Wesen aus dem All wohl denken, wenn es die Rosine betrachten würde?

2. Halte die Rosine zwischen zwei Fingern und schau sie dir genau an. Wandere mit den Augen über jede Furche, jede Rille, jeden Huckel. Welche Farbe hat die Rosine? Wie ändert diese sich, wenn du den Lichteinfall durch Drehen der Rosine änderst?

3. Drehe die Rosine zwischen den Fingern – wie fühlt sie sich an? Ist ihre Oberfläche rau oder glatt? Was passiert, wenn du sie leicht zusammendrückst? Dabei kannst du auch die Augen schließen.

4. Rieche an der Rosine. Welche Aromen nimmst du wahr? Hast du schon Lust, sie zu essen? Tu's noch nicht, nimm den Impuls stattdessen wertfrei wahr und lass ihn an dir vorbeiziehen.

5. Dann leg die Rosine auf deine Zunge, spüre ihr Gewicht, und wie sie sich hier anfühlt. Schmeckst du schon was?

6. Jetzt beiße ganz bewusst in die Rosine. Wie schmeckt sie? Spritzt Saft aus der Rosine? Nimm deine Kaubewegungen wahr, und wie sich die Rosine langsam auflöst.

Zum Schluss schlucke sie bewusst hinunter.

Ähnliche Übungen funktionieren übrigens auch ganz super in Momenten, in denen ihr gerade zum Warten gezwungen seid. Im Stau, wenn man die U-Bahn verpasst hat ... Nehmt euch irgendeinen Gegenstand, einen Stein, ein Blatt, einen Apfel. Legt ihn in eure Hand, betrachtet ihn sorgfältig von allen Seiten, fühlt ihn und versinkt einfach für ein paar Minuten in der Faszination des Gegenstands. Ich garantiere euch, innerhalb kürzester Zeit werdet ihr euch geerdeter, entspannter und glücklicher fühlen. Passt nur auf, dass ihr die nächste U-Bahn dann nicht auch noch verpasst ... Während der Übungen sollte man versuchen, nicht mit den Gedanken abzuschweifen. Das ist tatsächlich gar nicht so einfach *(don't think of a pink elephant)*, und es verdeutlicht den Kern der Achtsamkeit: Es geht darum, im Hier und Jetzt zu sein und den Moment ganz bewusst zu erleben – anstatt immer nur durch ihn hindurch- an ihm und unserem ganzen Leben vorbeizuhetzen. Wenn ich diese oder eine ähnliche Übung mache, durchströmt mich augenblicklich ein Gefühl von Entspannung.

Achtsamkeit kann man beim Atmen, beim Gehen, beim Kaffeekochen oder Duschen üben – und so lernen, sich im stressigen Alltag eigene, kleine Ruheinseln zu bauen. Ein wahrer Hype ist auch um achtsames Essen entstanden. Kein Wunder, denn es beruhigt, richtet den Fokus auf Genuss und führt dazu, dass man langsamer und dadurch oft weniger sowie insgesamt gesünder isst.

Studien haben gezeigt: Achtsamkeit reduziert Stress und das Auftreten stressbedingter Krankheiten wie Herz-Kreislauf-Erkrankungen, Angst, Depressionen, posttraumatische Belastungsstörung und chronische Schmerzen.

Offenbar bremst Achtsamkeitstraining die Auswirkungen von Stress auf das Gehirn und macht sie sogar rückgängig. In verschiedenen bildgebenden Studien, in denen die Teilnehmer ein Achtsamkeitstraining nach Kabat-Zinn absolviert hatten, zeigte sich, dass diese Übungen mit einer Stärkung des präfrontalen und des anterioren cingulären Kortex einhergehen – mehr als andere Entspannungstechniken. Das heißt, unsere Großhirnrinde übernimmt wieder das Ruder und erlaubt eine bessere Impulskontrolle.

Probanden dieser Studien geben in der Regel an, dass sie sich selbstsicherer, entspannter und glücklicher fühlen, seit sie sich in Achtsamkeit üben. Es fällt ihnen leichter, in stressigen Situationen die Ruhe zu bewahren.

Klar, acht Wochen Kurs sind ein ziemlich großer Zeitaufwand. Aber: Studien zeigen, dass schon einzelne Trainingseinheiten in Achtsamkeit positive Effekte im Gehirn zeigen.

Wegen der vielen positiven Effekte werden achtsamkeitsbasierte Therapien mittlerweile auch bei der Behandlung von Angsterkrankungen, Essstörungen, depressiven Episoden und Substanzabhängigkeiten eingesetzt.

Wie immer müssen wir vorsichtig sein: Achtsamkeit ist kein Allheilmittel, schon gar nicht kann sie Therapien bei ernst zu nehmenden Erkrankungen ersetzen. Während ihre Wirkung zur Stressreduktion als hinreichend belegt gilt, sind die Studien zu Auswirkungen auf die eine oder andere Erkrankung wegen methodischer Schwächen noch mit Vorsicht zu genießen. Die starke Konzentration auf sich selbst kann im Extremfall auch negative Folgen haben – etwa bei sehr selbstkritischen Personen, bei Menschen mit psychischen Krankheiten oder chronischen Schmerzen.

Eine Gefahr ist auch, dass die Idee übermäßig kommerzialisiert und missbraucht wird. Dass Achtsamkeit und Meditation in überteuerten Kursen gelehrt und zu einem weiteren Hebel der so gehypten Selbstoptimierung werden. Es gibt wohl schon

Apps, die einem während der Entspannungsübung anzeigen, ob man alles richtig macht, und hinterher kann man Belohnungspunkte auf Facebook posten. Auf diese Art auch den letzten Rückzugsmoment durchzustylen und nach bester Performance zu streben, am besten noch in einen »Entspannungswettbewerb« zu treten, ist sicher nicht der richtige Weg zu innerer Ruhe.

Ich für meinen Teil merke, wie ich, seitdem ich mich für dieses Buch mit Achtsamkeit beschäftigt habe, manche Momente plötzlich anders wahrnehme. Den Duft des frisch gemahlenen Kaffees am Morgen, herbstfarbene Blätter. Faszinierenderweise gelingt es mir tatsächlich hin und wieder, aufwallende Gefühle mit Distanz zu betrachten. Einmal tief durchzuatmen und Ärger oder Ungeduld wie Wolken ziehen zu lassen, anstatt mich (oder andere) wegen Kleinigkeiten zu stressen.

Ich bin mir sicher: Mehr ruhige Momente im Alltag zu schaffen, achtsam mit den eigenen Gefühlen umzugehen und dadurch unbedachte Reflexe zu vermeiden, kann unserer gestressten Gesellschaft nur guttun. Der erste Schritt mag sein, die Weckermelodie umzustellen. Das habe ich heute endlich geschafft.

In diesem Sinne: einatmen.

Und: ausatmen.

Ganz ohne Flasche.

Die Sorge, etwas zu verpassen

Von Fomo, Phubbing, Nomophobie und Jomo

Endlich Feierabend! Endlich gemütlich aufs Sofa, unter die Wolldecke kuscheln und »Grey's Anatomy« an! Ja, ich weiß, es klingt nach Klischee: Medizinerin kommt nach Haus und guckt Krankenhausserie – aber es ist, wie es ist: I love it! Endlich süße Ruhe. Allerdings nur für einen kurzen Moment. Bevor die Folge losgeht, nehme ich noch einmal mein Handy in die Hand – keine Ahnung, wieso, Reflex irgendwie – und checke Instagram. Oh! Freunde von mir sind in diesem neuen, super-hippen Sushirestaurant und haben offensichtlich Schnaps aufs Haus bekommen. Das sieht aus, als hätten die 'nen echt coolen Abend! Ob die wohl noch weiterziehen? Andere Bekannte sind direkt um die Ecke in einer Kneipe – wieso haben die denn nicht Bescheid gesagt? Ach, und guck mal, eine Kostümparty! Dazu hätte ich ja auch mal wieder Lust … Plötzlich fühle ich mich auf meinem gemütlichen Sofa allein und uninteressant, als würde die Welt sich ohne mich weiterdrehen. Alle sind da draußen, haben die Zeit ihres Lebens, und ich? Ich habe Omas Wollsocken an und gucke in die Röhre. Hmpf. Tschüss, süße Ruhe – hallo, bittere Fomo.

Fomo – die *fear of missing out,* also die Angst, bei tollen Ereignissen nicht dabei zu sein und etwas zu verpassen, ist eine echte Epidemie unserer Zeit geworden. Grund dafür ist vor allem unsere stetig steigende Nutzung von sozialen Netzwerken.

Der Wunsch, mit anderen Menschen verbunden und ein Teil von Gruppenaktivitäten zu sein, ist tief menschlich und evolutionär in uns verankert – sprich: total normal. Wir brauchen die anderen schließlich zum Überleben. Deswegen ist das Phänomen »Fomo« auch nicht neu oder auf Smartphone-Nutzer begrenzt: Auch ohne ständig online zu sein, kann einen die Sorge quälen, sich für die falsche Party, die falsche Verabredung oder die falsche Aktivität entschieden zu haben – dass es irgendwo noch etwas Besseres zu erleben gibt. Betroffene sind oft permanent unruhig, hetzen von einer Veranstaltung zur nächsten und haben verlernt, entspannt den aktuellen Moment zu genießen. Die »Fomo-Forschung« ist noch relativ jung, aber nach ersten Erkenntnissen aus den USA und Europa sind es vor allem Menschen, die unzufrieden mit ihrem Leben sind, sich häufiger langweilen, sich mehr Aufmerksamkeit durch andere wünschen und sich in ihren Handlungen nicht kompetent fühlen, die Fomo entwickeln. Besonders häufig trifft es junge Erwachsene bis 35, Männer eher als Frauen.

Und die sozialen Netzwerke befeuern das Auftreten der Versäumnisangst kolossal. Klar: Menschen, die schon offline unter Fomo leiden, sind besonders gefährdet, auch nonstop online zu checken, ob sie nicht vielleicht etwas verpassen. Dann ist es egal, ob sie sich gerade mit jemandem unterhalten, am Steuer ihres Autos oder mit einem Date bei einem Candle-Light-Dinner sitzen – der kleine Fomo-Geist tippt ihnen ununterbrochen nervös auf die Schulter: »Hey! Du! Du! Du! Was machen wohl die anderen? Passiert gerade etwas Aufregenderes? Wir

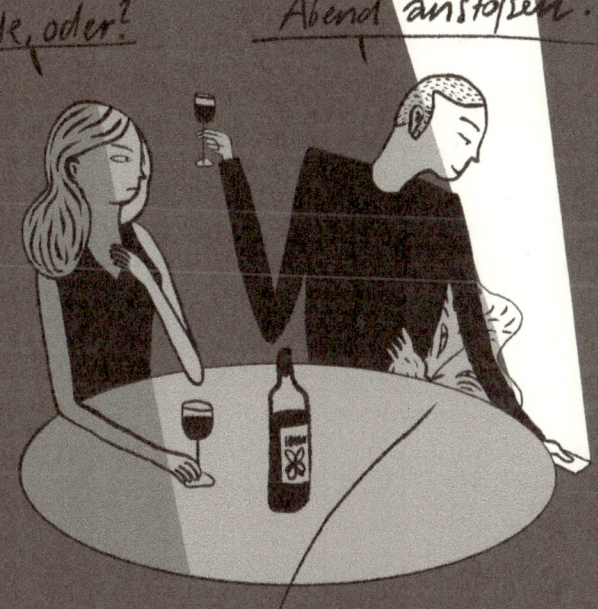

müssen doch mitreden können! Und: Meinst du nicht, es gäbe vielleicht noch ein heißeres Date für uns?« Antworten auf diese Fragen haben sie nicht – bis sie ihr Smartphone checken. Und das tun 57 Millionen Handynutzer in Deutschland im Schnitt alle 18 Minuten, über hundertmal am Tag. Als Erstes direkt nach dem Aufstehen, dann beim Essen, in der Uni, bei der Arbeit und zuletzt vorm Schlafengehen. 3,25 Stunden sind wir täglich online, und die meiste Zeit davon verbringen wir in den sozialen Netzwerken.

Ihre ständige Verfügbarkeit verleitet schlicht dazu. Wir können ununterbrochen mit anderen texten, checken, was sie machen, und ihnen zeigen, wo wir gerade sind. Bis zu einem gewissen Grad ist das natürlich toll: Noch nie war es so einfach, mit anderen Kontakt aufzunehmen, eine/n neue/n Partner/-in kennenzulernen, Netzwerke aufzubauen und auch über große Distanzen mit Freunden oder Familie verbunden zu sein.

Und die Interaktion macht Spaß! Was die Entwickler der sozialen Netzwerke unter Garantie wussten: Die Funktionsweise der Plattformen nutzt unser Belohnungs- und unser Bindungssystem aus. Jeder Like, jedes Herzchen, das wir in den sozialen Netzwerken bekommen, und jede besondere Entdeckung, die wir machen, stimuliert unser Belohnungssystem. Seine Dopaminraketen feuern durch unsere Gehirnwindungen, und freudige Aufregung macht sich breit: »Los, komm, wir gucken mal ganz schnell, was online gerade passiert!« Wenn die Likes zahlreich und die Entdeckungen freudig sind, ist das Belohnungssystem in seinem Element: »Yesss, die Leute lieben mich!« Oder: »Ist das Kätzchen aber süüüüüüß!«

Aber ehe wirs uns versehen, gewöhnen wir uns daran, jede freie Minute in die sozialen Netzwerke abzutauchen. In jeder Sekunde Leerlauf greift die Hand zum Smartphone. Und je häufiger wir unser Gehirn auf diese Art stimulieren, desto schneller müssen neue, aufregende Reize her. Gleichzeitig ist die Flut an

Informationen, Status-Updates und Smoothie-Bowls so groß, dass wir unmöglich alles mitbekommen können. Ganz schnell stellt sich das Gefühl ein, dass wir ständig online sein und unbedingt regelmäßig etwas Neues posten müssen – damit wir alles mitbekommen und die Welt da draußen uns nicht vergisst.

Außerdem fangen wir zwangsläufig an, uns mit denen zu vergleichen, die wir online sehen. Und in der Welt der bunten, weichzeichnenden Filter sehen deren Leben ganz schnell viel makelloser und aufregender aus als unser eigenes. Der kleine Fomo-Geist raunt uns ins Ohr: »Guck mal, die haben viel mehr Spaß, mehr Freunde und definitiv hübschere Müslischalen als wir! Und ganz nebenbei: Wenn dein Hintern auch mal so aussehen soll, legst du das Stück Schokolade vielleicht lieber wieder weg.« Glück hat, wer sich von solchen Gedanken distanzieren kann, viele lassen sich aber stark davon unter Druck setzen. Sie wollen mithalten und fühlen den Zwang, ebenfalls jede Kleinigkeit (natürlich ins rechte Licht gerückt und von der Schokoladenseite fotografiert) zu posten. Plötzlich denkt man jede Szene des Tages in möglichen Posts, Storyelementen und Hashtags – wahres Ankommen im Moment: passé. Das kann so weit gehen, dass Menschen sich Erlebnisse ausdenken und vorgeben, woanders zu sein, als sie es in Wahrheit sind. Ich kenne Personen, die posten auf Instagram ihre Flugreise an einen spannenden Ort – einen exklusiven Urlaubsstrand oder eine Preisverleihung –, und wenig später treffe ich sie im Supermarkt an der Käsetheke. Peinlich.

Und dramatisch, wenn sich jemand dazu gezwungen sieht.

Wieder andere fühlen sich durch das Glamourleben und die vielen Likes der anderen so minderwertig, dass es sie regelmäßig in wahre Sinnkrisen stürzt. Wenn der freudigen Dopaminerwartung keine Belohnung folgt, sondern lediglich ein einsames, kleines Herzchen unter einem aufwendig auf Hochglanz polierten Post blinkt, bedeutet das quälenden Frust. Wer sich von solchen Gefühlen auffressen lässt, bleibt damit traurig und mutterseelenallein vor seinem leuchtenden Bildschirm zurück. Und in Reaktion darauf verbringen viele noch mehr Zeit online anstatt mit »echten« Freunden. Das Gefühl von Einsamkeit, Nichtgeliebtwerden und Unzufriedenheit verstärkt sich, ein Teufelskreis entsteht.

Eine Statistik aus dem Jahr 2017 hat gezeigt, dass 47 Prozent der Smartphone-Nutzer an Fomo leiden. Und dass das Auftreten des Phänomens verknüpft ist mit geringerem Selbstbewusstsein, geringerer Selbstzufriedenheit, Kummer und Verzweiflung.

Aber woran merkt ihr, ob ihr unter Fomo leidet? Dafür hat der führende Fomo-Wissenschaftler Andrew Przybylski von der Oxford University in England eine *fear of missing out scale,* also einen Fomo-Fragebogen zur Diagnosestellung, entworfen. Der Psychiater Manfred Spitzer von der Uniklinik Ulm, der unter anderem spannende Bücher über das Gehirn, das Denken und die Effekte von Bildschirmzeit auf unsere Psyche geschrieben hat, hat sie ins Deutsche übersetzt.

Wenn ihr die folgenden Fragen mehrheitlich mit Ja beantwortet, ist das ein Hinweis, dass euch der kleine, nervige Geist bereits im Griff hat.

1. Ich fürchte, andere machen mehr belohnende Erfahrungen als ich.
2. Ich fürchte, meine Freunde haben mehr belohnende Erfahrungen als ich.
3. Es beunruhigt mich, wenn ich erfahre, dass meine Freunde ohne mich Spaß haben.
4. Ich werde ängstlich, wenn ich nicht weiß, was meine Freunde vorhaben.
5. Es ist wichtig, dass ich die Witze meiner Freunde verstehe.

6. Manchmal frage ich mich, ob ich nicht zu viel Zeit damit verbringe, herauszufinden, was gerade los ist.

7. Es ärgert mich, wenn ich eine Gelegenheit verpasse, meine Freunde zu treffen.

8. Wenn es mir gerade gut geht, ist es für mich wichtig, Einzelheiten darüber online mitzuteilen (z.B. meinen Status upzudaten).

9. Wenn ich ein Treffen verpasse, ärgert mich das.

10. Auch wenn ich in Urlaub gehe, verfolge ich das, was meine Freunde so treiben, weiter.

Du bist mir meine Zeit nicht wert – Phubbing

Obwohl Fomo eigentlich das Bedürfnis nach mehr Bindung zu anderen widerspiegelt, kann sie unsere »analogen« Freundschaften gefährden. Ich möchte dazu sagen: Ich finde es Quatsch, jetzt allen, die beispielsweise mit Handys im Café zusammensitzen, Fomo oder ein pathologisches Verhältnis zu ihrem Telefon anzudichten. Die Geräte gehören nun mal zu unserem Alltag dazu – mittlerweile verwalten wir ja unsere Termine darauf, lesen »Zeitung«, buchen Urlaube und machen die Steuererklärung. Wir werden vermutlich auch nicht wieder damit aufhören, uns gegenseitig Fotos darauf zu zeigen oder Entdeckungen auszutauschen – das ist erst mal nicht krankhaft. Aber wenn mein Gegenüber ständig in seinem Telefon verschwindet und nicht mehr wirklich anwesend ist, ist das schlicht respektlos und verletzend. Wenn sein Verhalten mir ins Gesicht sagt: »Du bist meine ungeteilte Aufmerksamkeit nicht wert.« Auch dafür gibt es ein Wort: »Phubbing«, eine Mischung aus *phone* und *snubbing* – also »Telefon« und »jemanden vor den Kopf stoßen«. In Studien hat sich gezeigt, dass Phubbing schädlich für die Zufriedenheit in Paarbeziehungen sein und unglücklich machen kann. Und geradezu herzzerreißend ist doch, wenn Eltern nicht mitbekommen, wie ihre Kinder versuchen, mit ihnen Kontakt aufzunehmen. Wenn niedliche Knopfaugen in leere, von blauem Licht erhellte Smombie-Gesichter schauen. (Ihr wisst, »Smombie« ist kurz für »Smartphone-Zombie«.)

Der schöne Titel einer Studie diesbezüglich lautet: *My life has become a major distraction from my cell phone* – also »Mein Leben ist zu einer gigantischen Ablenkung von meinem Handy geworden«. Und so empfinden manche wirklich: Wenn sie fürchten müssen, dass sich jemand über ihre Smartphone-Nutzung beschweren könnte, sagen sie ein Treffen lieber ab.

Smartphone-Sucht

Und damit befinden wir uns schon auf direktem Weg in die Smartphone-Sucht, für die Fomo übrigens einen der Risikofaktoren darstellt. Bisher gibt es keine offizielle Diagnose für »Smartphone-Sucht«, aber in der Wissenschaft wird lebhaft darüber diskutiert. Forschende sprechen dann meist von einer »problematischen Smartphone-Nutzung« oder »internetbezogenen Störungen«. Tatsächlich ist es ja nicht das Handy, nach dem die Betroffenen süchtig sind, sondern die Möglichkeiten, die es ihnen bietet. Zu den Symptomen gehören die der gängigen Suchterkrankungen: Betroffene können ihre Handynutzung nicht mehr kontrollieren, sie denken ständig daran, und ihr Wunsch danach übertönt alles andere. Sie flüchten sich vor Alltagsproblemen in die virtuelle Welt, haben deswegen Probleme im beruflichen und/oder sozialen Bereich und leiden unter »Nomophobie«. Ein weiteres hübsches Kompositum, das für *no mobile phobia* steht und die Angst davor beschreibt, ohne Handy unterwegs zu sein. Ein fast leeres Batterie-Icon, ein E für

»EDGE«, fehlende Empfangsbalken oder ein Smartphone-Verbot ziehen Nervosität und Übellaunigkeit mit Herzrasen und Schweißausbrüchen nach sich. Betroffene können tatsächlich eine Entzugssymptomatik zeigen, wenn ihr Handy unerreichbar scheint. Eine Umfrage unter mehr als 2000 Briten hat ergeben, dass jeder Zweite von ihnen an Nomophobie leidet und aufgrund solcher Ängste sein Mobiltelefon nie ausschaltet. In einer US-amerikanischen Studie gaben zwei Drittel der Nutzer an, mit oder neben dem Smartphone zu schlafen, ein Drittel hatte sich schon während intimen Kontakts am Smartphone gemeldet, und ein Fünftel würde lieber ohne Schuhe aus dem Haus gehen als ohne Smartphone.

Falls euch das eine oder andere Verhalten bekannt vorkommt – ihr könnt im Netz testen, ob ihr auch schon auf ein suchtähnliches Verhalten zusteuert (z. B. auf der Seite: molekulare-psychologie.de/smartphone-addiction.de).

Allerdings ist die Diagnose anhand solcher Fragebogen umstritten – weil die Gefahr groß ist, dass Alltagshandlungen pathologisiert werden.

Auch die Hirnforschung versucht, dem Phänomen der problematischen Smartphone-Nutzung auf den Grund zu gehen: fMRT-Studien haben beispielsweise gezeigt, dass die intensive Nutzung von sozialen Medien mit einem geringeren Volumen des Nucleus accumbens, dem Herzstück unseres Belohnungssystems, und des anterioren cingulären Kortex einhergeht. Das könnte ein Zeichen dafür sein, dass das Belohnungssystem immer häufigere Stimulationen benötigt, um noch die gleiche Menge an Dopamin und damit freudige Erregung zu produzieren – ein Zeichen für Abhängigkeit. Und wir wissen: Wir brauchen einen kräftigen cingulären Kortex, um impulsives und suchtartiges Verhalten zu kontrollieren. Allerdings können diese Studien nicht beantworten, ob die Gehirnveränderungen

Folge oder Ursache der problematischen Smartphone-Nutzung sind.

Ganz ähnlich ist es mit folgendem Zusammenhang: Durch eine Vielzahl von Studien ist belegt, dass eine positive Assoziation zwischen suchtartiger Internetnutzung, Depressivität und Ängstlichkeit besteht. Auch hier gibt es das Henne-Ei-Problem: Macht die übermäßige Nutzung des Smartphones depressiv und ängstlich, oder neigen depressive Personen eher dazu, sich in den Weiten der sozialen Netzwerke zu verlieren?

Digitale Demenz mit 13 Jahren

Beunruhigende Erkenntnisse kommen aus Asien. In Südkorea beispielsweise besitzen rund 98 Prozent der Teenager ein Smartphone, und jedes dritte Kind zwischen 13 und 19 Jahren gilt als »zu abhängig« vom Handy. Das bedeutet, das Verhalten dieser Kinder hat ernste Konsequenzen: Sie sind Tag und Nacht online, leiden immer häufiger unter Gedächtnis-, Aufmerksamkeits- und Konzentrationsstörungen und stumpfen emotional ab. Die offizielle Diagnose der Ärzte lautet in solchen Fällen: digitale Demenz. Die kognitive Leistungsfähigkeit der jungen Gehirne entspricht also der eines Menschen mit einer chronisch-degenerativen Gehirnerkrankung.

Die Regierung hat bereits Bootcamps eingerichtet, in denen die Betroffenen ein betreutes Digital Detox durchmachen können. Außerdem wird »von oben« versucht, die Smartphone-Nutzung der Bürger per Gesetz einzuschränken.

Dramatisch sind auch die Ergebnisse einer Studie aus China, in der Gehirne von internetabhängigen Studenten, die den Großteil ihres Tages am Bildschirm verbringen, mit denen nicht abhängiger Studenten verglichen wurden. Bei allen »Heavy Usern« stellten die Wissenschaftler einen Abbau der grauen

Hirnsubstanz fest, also den Untergang von Nervenzellen. Je länger die Internetsucht schon bestand, desto gravierender waren die Gehirnveränderungen.

Jetzt waren diese »Heavy User« deutlich länger online als die Durchschnittsdeutschen – neun bis 13 Stunden täglich nämlich, das muss man erst mal schaffen. Und dennoch: Auch hierzulande gelten mehr als 100 000 Kinder und Jugendliche als abhängig von sozialen Medien. Und ist nicht allein die Tatsache, dass das Starren auf Bildschirme solche Folgen haben *kann*, Grund genug, über eine Begrenzung der Nutzungszeit nachzudenken? Vor allem im Hinblick auf Kinder, deren Gehirne sich noch in der Entwicklung befinden und besonders vulnerabel sind. Studien zeigen deutlich, dass mehr Bildschirmzeit – am Handy, Tablet oder vor dem Fernseher gleichermaßen – bei Kindern zu schlechteren Ergebnissen bei Lern- und Denktests sowie verzögerter Sprachentwicklung führt. Und zwar unabhängig davon, ob es sich um »pädagogisch wertvolle« Inhalte handelt. Unter Kinderärzten heißt eine weitverbreitete Parole deswegen: »Bildschirmfrei bis drei!« (Weil ich das schon mehrfach gefragt wurde: Das meint nicht drei Uhr nachmittags, sondern, bis das dritte Lebensjahr des Kindes vollendet ist.) Und auch Erwachsene, die ständig vor Bildschirmen abhängen, sind schlechter darin, konzentriert Aufgaben zu lösen. Darüber hinaus fühlen sie sich, insbesondere, wenn sie sehr viel Zeit in sozialen Netzwerken unterwegs sind, unzufriedener. Dazu passt auch das Ergebnis einer Studie, in der junge Erwachsene ihre Nutzung der sozialen Medien für drei Wochen auf insgesamt dreißig Minuten pro Tag reduzierten. Hinterher fühlten sie sich weniger depressiv und einsam als die Teilnehmer in der Kontrollgruppe, obwohl die sich uneingeschränkt auf den sozialen Netzwerken mit anderen »connecten« durften. Aber diese Verbindungen aus Bits und Bytes können mit denen aus Fleisch und Blut eben nicht mithalten. Zusätzlich berichteten die, die die »digitale Diät« gemacht hatten, dass es ihnen guttat, sich weniger mit anderen zu vergleichen.

Ein gigantisches Experiment

Die Forschung über Fomo und problematische Smartphone-Nutzung kommt also zu einer Menge besorgniserregender Ergebnisse. Allerdings ist einschränkend zu bemerken, dass es bisher an aussagekräftigen Langzeitstudien mangelt. Deswegen bleiben die Henne-Ei-Fragen vorerst bestehen, und es ist nicht abschließend geklärt, wann genau die Nutzung von Smartphones oder das Empfinden von Fomo als krankhaft einzustufen ist. Genauso können wir noch nicht sagen, ob Smartphones vielleicht nur bereits bestehende Tendenzen verstärken: ob sie Singles gefühlt noch einsamer, traurige Menschen depressiver, neugierige schlauer und kommunikative vielleicht auch beliebter machen.

Es ist auch durchaus vorstellbar, dass die Smartphone-Nutzung und das Phänomen Fomo weitreichende Folgen auf unser Gehirn, unsere kognitiven Fähigkeiten, unsere Beziehungen und unsere Lebenszufriedenheit haben. In gewissem Maß sind wir wohl alle Teil eines gigantischen Experiments.

Ich bin der Meinung, wir alle sollten uns über die potenziellen Folgen bewusst sein. Damit wir nicht in dreißig Jahren aufwachen und plötzlich feststellen müssen, dass es zu spät ist, um unser Verhalten zu ändern. Ganz dringend müssen wir aufhören, das Smartphone im Straßenverkehr zu nutzen – am Steuer und auf dem Fahrrad genauso wie zu Fuß beim Überqueren von Straßen oder Schienen. Um zu wissen, dass das tödlich enden kann, brauchen wir keine wissenschaftlichen Studien.

Für alle anderen Bereiche denke ich: Handys und den technologischen Fortschritt zu verteufeln hat keinen Sinn – ein Leben ohne sie ist in unserer Welt kaum mehr vorstellbar. Aber etwas mehr (da ist sie wieder:) Achtsamkeit im Umgang damit schadet sicher nicht.

Wenn die sozialen Netzwerke euch zu sehr aufsaugen und sogar unglücklich machen, ist die Lösung möglicherweise nur einen Klick entfernt: Seht ihr Personen online, deren Inhalte euch regelmäßig frustrieren, *entf*olgt ihnen einfach. Ihr werdet es definitiv nicht vermissen, neidisch oder genervt zu sein. Haltet euch stattdessen an Menschen, die euch motivieren und inspirieren. Und an die, die euch unterstützen. Aus eigener Erfahrung weiß ich: Support aus den sozialen Medien kann total guttun und motivieren (danke!). Ich habe zum Beispiel über Instagram ganz tolle Menschen kennengelernt, die ich vermutlich sonst nie getroffen hätte – und es sind wertvolle Freundschaften entstanden. Digitale Vernetzung ist also natürlich nicht per se schlecht. Es ist mal wieder eine Frage der Dosis und des Gleichgewichts.

Und wenn ihr Sorge habt, dass ihr zu lange in den sozialen Medien unterwegs seid: Die meisten neuen Geräte bieten über eine App an, nach einer gewissen Nutzungsdauer eine »Übernutzungs-Erinnerung« zu schicken.

Unliebsamen Angewohnheiten können wir selbstbewusst den Kampf ansagen.

Und schließlich sollte uns allen klar sein, dass Unternehmungen mit lieben Menschen in der analogen Welt tausendmal mehr wert sind als alles, was online passieren kann. Ich bin mir jedenfalls ziemlich sicher: Wenn wir am Ende unseres Lebens zurückschauen, werden wir nicht denken: *Hach, war das nicht schön damals, als wir ständig auf unsere Handys geguckt haben?*

Tschüss, Fomo, hallo, Jomo!

Mittlerweile kursiert auch eine, wie ich finde, grandiose Gegenbewegung zu Fomo, die die *New York Times* kurzerhand zum Trend erhoben hat: Sie nennt sich »Jomo« – *joy of missing out.* Also die *Freude* daran, die *richtigen* Dinge zu verpassen – wie schädlichen Stress, Überarbeitung, Konkurrenzkampf oder digitale Übernutzung –, und vielleicht einfach mal *nichts* zu tun. Sich auszuklinken und den aktuellen Moment mit der Freundin, dem Candle-Light-Dinner-Date oder allein in vollen Zügen zu genießen.

Gesagt, getan: Ich aktiviere den Flugmodus auf meinem Handy, ziehe mir die Wolldecke noch mal zurecht und schaue hochzufrieden »Grey's Anatomy«. Die Welt da draußen kann sich jetzt ruhig mal eine Runde ohne mich drehen.

Tschüss, Fomo, hallo, Jomo!

Ich raste aus!

Kochende Wut

Vor einigen Wochen wurde ich Zeugin eines ziemlich unglaublichen Schauspiels. Es war ein Donnerstagnachmittag vor einem Supermarkt am Hermannplatz in Berlin zur absoluten Rushhour. Überall liefen Leute mit vollen Einkaufswagen umher, an Geldautomaten und Kassen standen lange Menschenschlangen, und der Parkplatz war bis auf die letzte Lücke besetzt. Trotzdem schoben sich von der Hauptstraße immer noch weitere Autos auf das Grundstück. Unter ihnen ein etwa vierzigjähriger, leicht dicklicher Mann, der seinen roten Kombi in zweiter Reihe hinter einer Familie parkte, die gerade ihren Kofferraum mit dem Wocheneinkauf belud. Der Mann hatte seinen Blinker angeschaltet und wartete darauf, den Parkplatz der Familie zu übernehmen – die einige Zeit brauchte. Ungeduldig trommelte er mit den Fingern auf das Lenkrad, rutschte unruhig auf seinem Sitz hin und her. Aber endlich waren auch der letzte Joghurtbecher im Kofferraum verstaut, der Einkaufswagen zurückgebracht und alle Kinder angeschnallt – und der Wagen rollte aus seiner Parklücke. In der Sekunde, in der der Mann den Gang einlegen und losfahren wollte, schoss ein Smart an ihm vorbei, und schwupp, in die von ihm sehnsüchtig erwartete Parklücke. Aus dem Smart hüpfte gut gelaunt ein junger, agiler Typ und machte sich auf den Weg zum Supermarkt. Währenddessen war der Mann aus dem roten Kombi aufgesprungen, hatte die

Wagentür hinter sich zugeknallt und stürmte auf den jungen Typen zu.

»Sag mal, geht's noch?!«, schrie er. »Das ist mein Parkplatz!« Der Mann war rot angelaufen, zappelte mit Armen und Beinen wie ein Kind, das kein Eis bekommt, und auf seiner Stirn trat eine Ader hervor, als würde sie gleich platzen. Zu meiner Überraschung – ich hätte wahnsinnige Angst vor dem Wüterich gehabt – zeigte sich der junge Typ völlig unbeeindruckt.

»Nö, soweit ich sehen kann, steht da mein Auto. Ist also mein Parkplatz, würde ich sagen.« Und mit einem so charmanten wie entspannten Lächeln wandte er sich wieder gen Supermarkt. Das gab dem Pechvogel aus dem roten Kombi den Rest.

»Komm her, du §?!«$$%&%/&§'*««°°?$«! Ich hau dir aufs Maul!« – Es war eine Tirade an Schimpfwörtern, die ich in der Masse und Vielfalt so noch nicht gehört hatte. Mit großen, schweren Schritten, geblähten Nasenflügeln und gefletschten Zähnen stampfte er dem Typen hinterher. Den hatten die Beschimpfungen nun doch getroffen, sein Lächeln war eingefroren, und er drehte sich um:

»Was hast du gesagt?!«, rief er. Die Augen des Angreifers blitzten munter. In einer unheimlichen Mischung aus Aggression und Lust zischte er:

»Du hast mich schon verstanden. Ich hau dir jetzt eins rein!«, dann holte er tatsächlich zum Schlag aus. Der andere schlug sofort zurück, sie fingen an zu rangeln und wurden dabei immer aggressiver. Wenn es nicht so gefährlich ausgesehen hätte, hätte ich der Absurdität wegen gelacht. Nach und nach waren immer mehr Leute stehen geblieben, um sich das Spektakel anzuschauen – jetzt mischten sich ein paar starke Jungs ein und zogen die Kämpfenden auseinander.

»Leute, das ist nur ein Parkplatz, deswegen schlägt man sich doch nicht die Köpfe ein!« Und einer warf ein: »Ich fahre jetzt sowieso raus, Mann, nimm meinen Parkplatz.« Die beiden

Streithähne ließen sich tatsächlich trennen und nach und nach von dem Ziel, den jeweils anderen in seine Einzelteile zu zerlegen, abbringen. Schnaufend setzte sich der Mann aus dem Kombi auf den Bordstein, und der andere ergriff die Gelegenheit zur Flucht. Mannomann. So bildlich habe ich rasende Wut selten vor mir gesehen. Wegen eines Parkplatzes!

So ist sie, die Wut. Wenn sie erst mal in uns hochkocht, ist es wahnsinnig schwer, sie zu kontrollieren. Wir sehen rot, sind blind, geraten außer uns.

Aber was passiert eigentlich in uns, wenn diese leidenschaftliche Emotion die Kontrolle übernimmt?

Die Mechanismen der Wut sind eng verwandt mit denen von Furcht und Angst: Nehmen unsere Augen zum Beispiel in der Ferne einen Todfeind wahr, schlägt die Amygdala augenblicklich Alarm. Diese versetzt – wir wissen es – den ganzen Organismus blitzschnell in Alarmbereitschaft, und der präfrontale Kortex – unsere höchste Kontrollinstanz – wird aktiv. Er evaluiert unter Hochdruck: Wie gefährlich ist dieser Feind? Wie kann ich ihm entkommen? Sichtbar in der fMRT ist: Der Entscheidungsprozess geht mit einer gesteigerten Aktivität im präfrontalen Kortex einher. Kommt die Bedrohung aber näher, nimmt diese Aktivität im Vorderhirn wieder ab. Mit sinkender Distanz zum Feind übernehmen stattdessen phylogenetisch ältere, für impulsiveres Verhalten zuständige Bereiche des Gehirns das Ruder: die Amygdala (unsere Alarmanlage), der Hypothalamus (der Steuermann des autonomen Nervensystems), die Inselrinde (nimmt vor allem Vorgänge aus unserem Inneren wahr und vermittelt Empathie) und das zentrale Höhlengrau (aktiviert verschiedene Verhaltensreaktionen und kann Schmerzen lindern).

Kombiniert mit der bewusst wahrgenommenen Information »Feind in Sicht!« lautet das entstandene Gefühl: Angst, und der

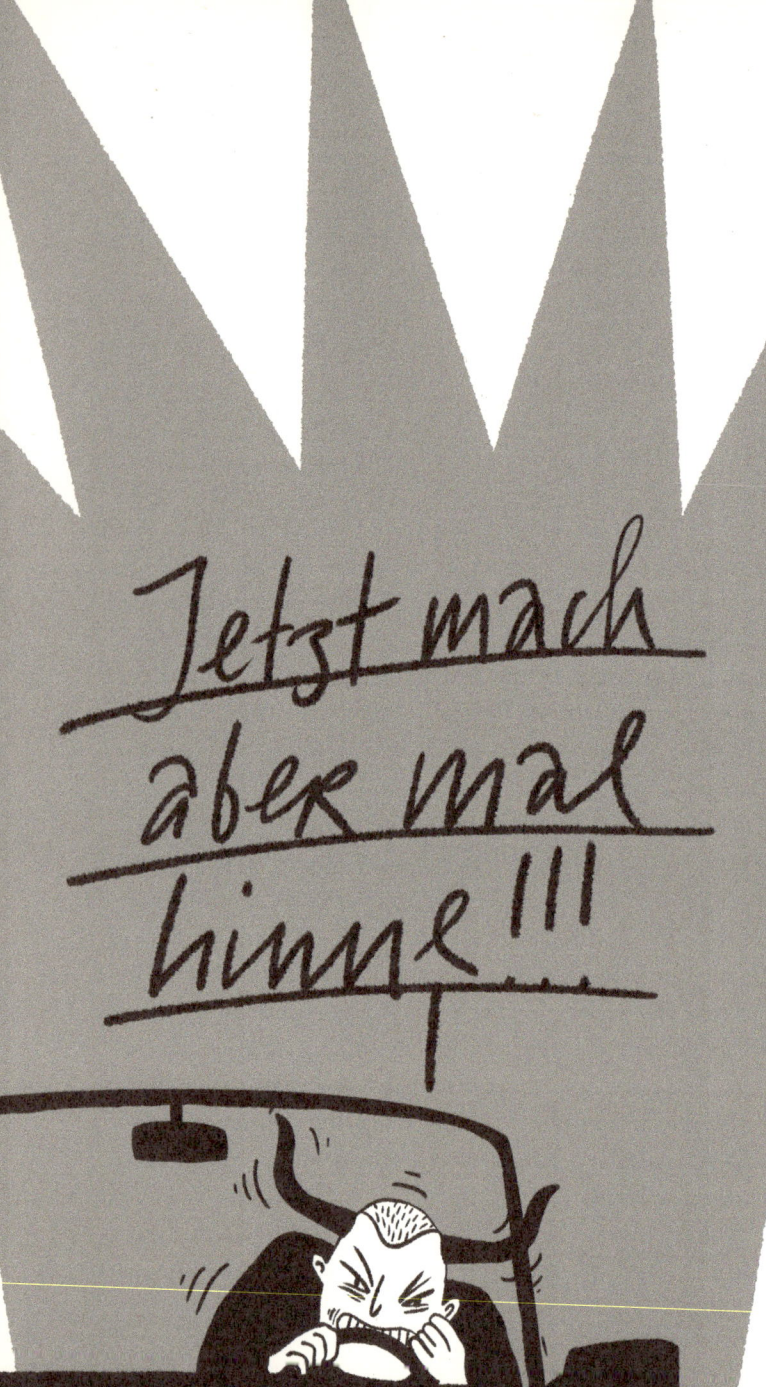

Körper startet die Kampf-oder-Flucht-Reaktion. Rechnen wir uns noch eine Chance aus zu entkommen, rennen wir jetzt um unser Leben. Ist der Feind uns aber so nahe, dass eine Flucht zwecklos wäre, ist der Moment für die Wut gekommen. Dann schlägt die Angst in Aggression um, und unser Körper schaltet in den »Kampf-Gang« der Kampf-oder-Flucht-Reaktion: Insane-Button-Modus on. In Vorbereitung auf den Kampf schlägt unser Herz kräftiger, der Blutdruck steigt, die Halsadern pulsieren, wir ballen die Hände zu Fäusten, und uns wird heiß – kurz: Wir kochen vor Wut.

Extra-Wissen: Wut ist nicht gleich Aggression
Um die Begrifflichkeiten zu klären: In der Umgangssprache werden Wut und Aggression manchmal fast synonym verwendet – wir sollten sie aber voneinander unterscheiden. Wut ist eine Emotion, Aggression ein Verhalten, das meist aus Wut resultiert. Konkret wird Aggression definiert als jedes Verhalten, das mit dem Ziel ausgeführt wird, einem anderen Individuum (oder auch sich selbst) direkt oder indirekt Schaden zuzufügen. Wut können wir aber auch konstruktiv nutzen, indem wir sie als Motor für Veränderung begreifen.

Heute geht es für uns glücklicherweise nur noch selten um Leben und Tod, aber nach wie vor empfinden wir Wut in Situationen, denen wir entkommen wollen, weil sie unangenehm sind. Also in Reaktion auf ein frustrierendes Erlebnis (der hat meinen Parkplatz geklaut!), eine Beleidigung (»Du §?!«§$%&%/&§'*««°°?$«!«) oder auch bei Schmerzen. Durch den tatsächlichen Schlag ins Gesicht, ebenso wie durch den bildlichen – wir wissen ja: physischer und sozialer Schmerz aktivieren die gleichen Gehirnareale und lösen Verteidigungsverhalten, sprich: Wut in uns aus. Und das passiert nicht nur, wenn es um uns selbst geht – sondern auch, wenn anderen Unrecht widerfährt. Dann kann Wut gigantische Kräfte in uns freisetzen und große Veränderungen anstoßen. Ein Ereignis hat das in jüngerer Vergangenheit besonders eindrücklich gezeigt: Der Tod von George Floyd am 25. Mai 2020. Der 46-jährige Afroamerikaner war in Minneapolis auf offener Straße von weißen Polizeibeamten gewaltsam zu Boden gebracht worden, einer von ihnen kniete auf seinem Hals. Auf Videoaufnahmen, die hinterher um die Welt gingen, ist mehr als 20-mal George Floyds stöhnende Stimme zu hören. Mit den Worten »I can't breathe!« fleht er immer wieder um Luft. In Todesangst ruft er nach seiner Mutter, trotzdem bleibt der Polizist knien, schreckliche 8 Minuten und 46 Sekunden lang. Irgendwann verliert George Floyd das Bewusstsein, wenig später stirbt er. Die Wut über diese unerträgliche Ungerechtigkeit trieb Millionen von Menschen in Massendemonstrationen gegen Polizeigewalt und Rassismus auf die Straße. Es waren die schwersten Unruhen in den Vereinigten Staaten seit 1968, als Martin Luther King ermordet wurde. Weltweit bekundeten Woche für Woche Millionen von Menschen in »Black Lives Matter«-Demonstrationen ihre Solidarität und forderten Gerechtigkeit für George Floyd. Zwar bin ich manchmal ratlos darüber, wie selbst ein so großer Aufschrei nach einigen Monaten wieder im Alltäglichen untergeht, ohne dass das Problem »Rassistische Gewalt« ausreichend adressiert wird. Dennoch haben die wütenden Demonstrationen sicher dazu beigetragen, dass die Justiz hier ganz genau hinsehen musste. Der hauptangeklagte Polizeibeamte wurde schließlich zu einer Freiheitsstrafe von 22,5 Jahren verurteilt. Wut kann also auch der Treibstoff für gesellschaftliche und politische Veränderungen sein. Denken wir an Demonstrationen für den Atomausstieg oder die »Fridays for Future«-Bewegung.

Ein häufiger Auslöser von Wut in unserem Alltag ist Frustration. Also das Gefühl der Enttäuschung und Machtlosigkeit, das uns erfasst, wenn etwas nicht so läuft, wie wir es uns erhofft hatten. Wenn wir uns zum Beispiel auf eine heiß ersehnte neue Stelle bewerben, wir uns mit großer Mühe auf das Vorstellungsgespräch vorbereiten, es gut läuft – aber dann jemand anderes den Job bekommt. Oder wenn wir uns für unsere Partnerin verausgaben – und nichts von ihr zurückbekommen. Was im Gehirn passiert, wenn wir Frust erleben, wollten der Psychologe Rongjun Yu und seine Kollegen von der University of Cambridge wissen. Dafür legten sie 27 gesunde Männer in einen fMRT-Scanner und piesackten sie. Sie sollten ein Spiel spielen. Dieses begann damit, dass ihnen auf einem Bildschirm eine Zweipfundmünze angezeigt wurde, die sie möglicherweise gewinnen konnten, und dazu die Anzahl der Runden, die sie würden spielen müssen. Dann ging es los: Auf dem Bildschirm tauchten Pfeilsymbole auf: »>>>« oder »<<<«. Die Teilnehmer mussten möglichst schnell, mindestens innerhalb von 500 Millisekunden (also einer halben Sekunde), per Knopfdruck angeben, in welche Richtung die Pfeile zeigten (nach rechts oder links). Während sie spielten, konnten sie sehen, wie viele Runden noch folgen würden, außerdem wurde die Zweipfundmünze auf dem Bildschirm immer größer, je näher sie dem Ende und damit dem potenziellen Gewinn kamen. Lagen sie am Schluss einer Runde mehrheitlich richtig und hatten sie schnell genug geantwortet, leuchtete das Wort »Gewonnen!« auf dem Bildschirm auf. Hatten sie falsch oder zu langsam gedrückt, blinkte »Blockiert!« auf – sie hatten die Runde verloren. Am Ende einer Runde fragte der Computer noch: »Gewonnen oder blockiert?«, und per Knopfdruck mussten die Teilnehmer bestätigen, wie das Spiel ausgegangen war. Was sie nicht wussten: Sie hatten keinen Einfluss auf das Ergebnis des Spiels. Von vornherein war festgelegt, dass sie häufiger verlieren als gewinnen würden – und zwar vor allem, wenn die Runde schon besonders lang und der Gewinn gefühlt schon ganz nah gewesen war.

Hinterher befragten die Wissenschaftler die Teilnehmer zu ihren Gefühlen während des Spiels und glichen diese mit den fMRT-Bildern ab. Ergebnis: Während jeder Runde leuchtete das Belohnungssystem der Männer auf. Und zwar umso stärker, je sicherer sie sich auf dem Weg Richtung Sieg wähnten – sie fühlten sich motiviert, und das beschleunigte ihre Reaktion.

Blinkte am Ende des Spiels aber der Schriftzug »Blockiert!« vor ihren Augen auf und sie gingen leer aus, aktivierte das genau die Areale, die leuchten, wenn wir uns gegen einen Feind wehren müssen. Sie waren umso aktiver, leuchteten also umso stärker, je länger die Teilnehmer schon gespielt hatten, sprich: je mehr Arbeit sie bereits geleistet hatten und je näher sie sich dem Gewinn gewähnt hatten – und am Ende enttäuscht wurden.

Extra-Wissen: Motivation und Frust

Das Ergebnis des Versuchs deckt sich mit Studien über Motivation: Sie steigt, je näher wir einem Gewinn oder einem ersehnten Objekt kommen und je mehr Aufwand wir schon betrieben haben, um es zu erhalten. Je größer unsere Motivation in Richtung auf ein Ziel ist, desto heftiger ergreifen uns Frust und Wut, wenn es uns versagt bleibt. Und desto mehr Energie mobilisiert die resultierende Kampf-oder-Flucht-Reaktion in unserem Körper.

Das zeigen auch Versuche mit Ratten: Tiere, die in der Nähe einer Futterstelle angebunden werden, zerren deutlich kräftiger an ihrem Geschirr als ihre Artgenossen, die weiter entfernt von der ersehnten Nahrungsquelle festgehalten werden.

Passend dazu schilderten die Studienteilnehmer den Wissenschaftlern, dass die Konstellation »langes Spiel, sicher geglaubter Gewinn, hohe Motivation – aber plötzlich das Signal ›Blockiert!‹« ihnen eine Extradosis Frust und Wut durch die Adern geschickt hatte. Bezeichnenderweise hauten sie dann mit besonderer Kraft auf den Knopf, mit dem sie nach der Runde ihr Versagen bestätigen mussten.

Ein typisch menschliches Verhalten: Die Aggressionsenergie leben wir an unbeteiligten Objekten aus. Wir schlagen Türen hinter uns zu oder stampfen auf den Boden, manche boxen sogar Löcher in die Wand.

In einer zweiten Runde konnten die Spieler dann unterschiedlich hohe Geldbeträge gewinnen. Nicht überraschend: Je höher der Betrag, desto größer die Motivation und desto nagender der Frust, wenn die Spieler doch ganz knapp verloren.

Je mehr wir uns eine Beförderung wünschen oder je wichtiger uns jemand ist, desto höher kocht die Wut, wenn die Chefin absagt oder wir uns mit der geliebten Person streiten.

Wenn die Wut uns packt, kann es sein, dass sie wie bei Hulk unsere hässlichsten Seiten nach außen befördert. Im rasenden Streit kommt es vor, dass wir Dinge sagen, die wir gar nicht meinen, oder herumschreien, manch eine/r wird vielleicht sogar handgreiflich.

Aber warum explodieren manche schon wegen eines Parkplatzes oder einer roten Ampel, während andere zenmäßig entspannt über jeder noch so frustrierenden Situation zu schweben scheinen? Das hängt von vielen verschiedenen Faktoren ab, wir werden sehen: Wut ist sehr individuell. Spannend ist, welchen Einfluss ein ganz bestimmtes Gehirnareal auf diese Emotion und unser soziales Verhalten hat.

Wie unser Gehirn unser soziales und moralisches Verhalten steuert

Wir kennen es schon. Es ist die wichtigste Instanz in unserem Kopf, die uns hilft, Gefühle zu regulieren und Impulse zu kontrollieren: der präfrontale Kortex – die »Chefetage unseres Gehirns«. Sie ist dafür verantwortlich, Prioritäten zu setzen und Handlungen einzuleiten. Und zwar soll sie Handlungsoptionen auswählen, die möglichst viel Gewinn, Genuss oder Erleichterung versprechen – ohne Ächtung oder Strafe zu riskieren. Daraus lässt sich schon ableiten: Bei Wut und antisozialem Verhalten spielt ihr modulierender Einfluss noch mal eine ganz besonders große Rolle. Wichtige Hinweise darauf, wie umfassend dieser ist, haben in der Vergangenheit unter anderem tragische Geschichten von Patienten gegeben, die durch einen Unfall oder eine Verletzung eine Schädigung ihres Gehirns erlitten hatten.

Der mit Sicherheit berühmteste Fall ist das spektakuläre Unglück des Phineas Gage. Für die Neurowissenschaft lieferte seine schicksalhafte Geschichte bahnbrechende Erkenntnisse auf gleich mehreren Ebenen: Zum einen galt die gesamte Großhirnrinde bis dahin als eine einzige, homogene Masse ohne differenzierte Funktionen. Lange glaubte man, sie sei eine Art Überzug zum Schutz des Gehirns – wie es zu ihrem Namen »Kortex«, auf Deutsch: »Rinde«, passt. Und zum anderen herrschte gemeinhin die Überzeugung vor, dass Denken und Fühlen streng voneinander getrennt in unterschiedlichen Bereichen des Gehirns stattfänden, dass es sich um zwei konkurrierende Hirnfunktionen handele: Kognition als rationales, präzises Bewertungs- und Entscheidungssystem auf der einen und Emotionen als evolutionär älteres, impulsives, ja, animalisches System auf der anderen Seite. Eine Vermischung der zugehörigen Prozesse war zu der Zeit, vor allem im 19. Jahrhundert, undenkbar – und blieb es auch noch bis vor einigen Jahrzehnten. Dass die Wissenschaft mit beiden Vorstellungen falschlag, sollte der Fall Phineas Gage auf beeindruckende Weise zeigen.

Dem 25-jährigen Bahnarbeiter kam im Jahr 1848 die Aufgabe zu, in den Bergen von Vermont, USA, den Weg für ein neues Gleisbett zu ebnen. Zu diesem Zweck führten er und seine Kollegen kontrollierte Sprengungen durch. Sie bohrten Löcher in die Felsen, füllten erst Schießpulver und dann Sand hinein, stießen das Ganze mit einer schweren Eisenstange fest in den Boden und zündeten schließlich die Lunte – bevor sie blitzschnell in Deckung rannten. Gage war als routiniert und zuverlässig bekannt, er wusste genau, was er tat. Doch am 13. September 1848 ging etwas schief. Irgendetwas muss den jungen Mann abgelenkt haben: Er vergaß, Sand in eines der Löcher zu füllen, nahm die Eisenstange und stieß sie direkt auf das Sprengpulver. Sie schabte am Stein entlang, Funken sprühten auf, und – Boom! – die Explosion schoss die etwas über einen Meter lange und drei Zentimeter dicke Eisenstange durch Gages linke Wange, seinen Schädel und sein Gehirn, danach flog sie noch zwanzig Meter weiter. Der Verwundete stürzte zu Boden, erlangte jedoch nach einigen Momenten das Bewusstsein zurück. Wie durch ein Wunder war er in der Lage zu gehen, zu sprechen, sogar den Hergang des Unfalls genau zu beschreiben.

Er wurde ärztlich versorgt und erholte sich von seiner Verletzung. Zunächst wirkte es, als wäre der einzig dauerhafte Schaden der Verlust des linken Auges – Fähigkeiten wie Wahrnehmung, Gedächtnis, Intelligenz, Sprache und Motorik waren völlig intakt. Bald allerdings stellte sich heraus, dass Gages Persönlichkeit abhandengekommen war.

Vor dem Unfall war er als besonnen, rücksichtsvoll und freundlich bekannt gewesen. Jetzt war er plötzlich respektlos, unverschämt und beleidigend. Der zuvor loyale, hilfsbereite und verantwortungsbewusste Mann hielt sich nicht mehr an gesellschaftliche Konventionen, verhielt sich unzuverlässig, impulsiv und asozial. Sein Arzt John Harlow beschrieb die Persönlichkeitsveränderung, als wäre das Gleichgewicht zwischen seinen intellektuellen Fähigkeiten und seinen animalischen Neigungen durcheinandergekommen. Seine Bekannten schilderten ihre Erfahrung schlicht so: »Gage war nicht länger Gage.« In der Folge wandten seine Freunde sich von ihm ab, er wurde entlassen und wanderte über Jahre ziellos und einsam umher. Er starb zwölf Jahre später in der Obhut seiner Familie an einem epileptischen Anfall. Während sein tragischer Unfall für riesige Schlagzeilen gesorgt hatte, wurde sein Tod kaum zur Kenntnis genommen.

Gages Arzt schrieb zwar einen wissenschaftlichen Bericht über den tragischen Fall und berichtete über den faszinierenden Umstand, dass ein Gehirnbereich für moralisches und soziales Verhalten, sogar für die Ausbildung der Persönlichkeit zuständig sein könnte.

Aber Harlows Ausführungen interessierten damals niemanden. Wie konnte das sein?

Zum einen passte die Vorstellung, dass es ein neurologisches Korrelat für Vernunft und soziale Kompetenz gab, schlicht nicht in die intellektuelle Stimmung der Zeit – beide Merkmale gehörten streng in den Bereich von Religion und Ethik, eine biologische Erklärung aufzustellen kam Gotteslästerung gleich.

Geist und Körper wurden aus diesem Grund noch lange formal voneinander getrennt (die Auswirkungen sind heute noch im Gesundheitssystem zu spüren), genau wie Rationalität und Emotion – Denken und Fühlen.

Zum anderen hatte es keine Autopsie von Phineas Gage gegeben, womit die Basis für Harlows wissenschaftliche Erkenntnisse fehlte. Weil Gage unbeachtet von der Öffentlichkeit gestorben war, hatte John Harlow schlicht zu spät davon erfahren. Aber er bat Gages Familie, den Körper exhumieren zu lassen, und im Anschluss wurde der Schädel von Phineas Gage mitsamt Eisenstange im Museum der Harvard Medical School aufbewahrt.

Bis eine Gruppe von Neurowissenschaftlern der Universität Iowa in den frühen 1990er-Jahren auf die Idee kam, den Schädel mit modernen bildgebenden Verfahren zu untersuchen. Es waren António Damásio, einer der prominentesten Bewusstseins- und Emotionsforscher unserer Zeit, seine Frau Hanna Damásio und weitere Forschende, die sich damals vorrangig damit beschäftigten, den unterschiedlichen Teilen der Großhirnrinde spezifische Funktionen zuzuordnen. Die Damásios hatten in den Jahren zuvor zwölf weitere Patienten untersucht, die nach einer Frontalhirnschädigung ganz ähnliche Symptome wie Phineas Gage aufgewiesen hatten. Alle waren nach ihrem Unfall noch immer intelligent, konnten kompliziertes Wissen abrufen und abstrakte Probleme lösen. Aber ihnen waren die Gefühle abhandengekommen. Sie konnten sich nicht mehr in andere Menschen hineinversetzen oder Konsequenzen der eigenen Handlungen abschätzen. Und so war es ihnen unmöglich geworden, die einfachsten Entscheidungen zu treffen, geschweige denn soziale Beziehungen aufzubauen.

Die Neurowissenschaftler rekonstruierten den Unfall von Phineas Gage und waren in der Lage, seine Verletzungen genau zu lokalisieren. Jetzt bestand kein Zweifel mehr: Die Eisenstange war durch die vorderen, mittig liegenden Bereiche der Großhirnrinde beider Gehirnhälften geschossen, die direkt hinter der Stirn liegen. Damit hatte sie beidseits den präfrontalen Kortex zerstört.

Durch die genaue Untersuchung des Falls Gage und die Erfahrungen mit den anderen, auf ähnliche Weise verletzten Patienten lieferte António Damásio bahnbrechende Erkenntnisse für die Neurowissenschaft und für unser gesamtes Wissen über den Ursprung von Persönlichkeit und Moral. So zeigte er, dass unsere

Persönlichkeit durchaus durch ein anatomisches Korrelat in unserem Gehirn mitgeformt wird und dass adäquate Entscheidungen ohne Gefühle nicht möglich sind. Dass also weder Körper und Geist noch Rationalität und Emotion klar voneinander zu trennen sind. Und er machte deutlich, dass der präfrontale Kortex eine wichtige Rolle bei der Aggressionskontrolle spielt. Ist er nicht intakt, führt das zu einer erhöhten Reizbarkeit bis hin zu Verhaltensauffälligkeiten, die denen antisozialer Psychopathen ähneln.

Kurzschlussreaktionen

Letzteres wurde in den vergangenen Jahren durch zahlreiche weitere Untersuchungen bestätigt. So wiesen in einer Studie zum Beispiel Mörder, die ungeplant aus impulsiver Wut heraus getötet hatten, eine verminderte Hirnmasse im präfrontalen Kortex und eine herabgesetzte Kommunikation zwischen ihm und dem limbischen System auf. Gleiches, gepaart mit einer hyperaktiven Amygdala, fand sich bei Männern, die ihre Frauen schlagen.

Das sind drastische Beispiele, aber insgesamt wird deutlich: Für die Kontrolle von Wut und Aggressionen ist ein feines Gleichgewicht zwischen den impulsiv aufsteigenden Emotionen aus dem limbischen System und dem präfrontalen Kortex entscheidend. Gerät es aus dem Lot, werden wir reizbar und impulsiv. Dann fällt es uns schwerer, Kosten und Nutzen eines aggressiven Ausbruchs korrekt einzuschätzen. Damit steigt das Risiko, unverhältnismäßig heftig auszurasten.

Prozesse, die genau das bewirken, kennen wir alle aus dem Alltag – und mit ihnen das Gefühl, dass sie uns »aggro« machen. Dazu gehören zu wenig Schlaf und zu viel Stress – beides schwächt den präfrontalen Kortex. Ich bin mir sicher, jeder kennt das Gefühl, dass die Toleranz gegenüber Ärgernissen mit

Müdigkeit deutlich abnimmt. Und dass wir uns über rote Ampeln, Stau oder nörgelnde Kinder besonders aufregen, wenn wir eh schon gestresst sind.

Und noch ein Übeltäter kann dieses wichtige Gleichgewicht stören: Alkohol. Auch er dämpft die Aktivität des präfrontalen Kortex – und das kann gleich auf zwei Arten zu einem aggressiven Verhalten führen: Wie wir wissen, schlägt unsere Amygdala blitzschnell Alarm, wenn sie eine potenzielle Bedrohung wahrnimmt. Dann muss unser präfrontaler Kortex die Situation analysieren und entscheiden, ob tatsächlich Gefahr besteht oder es sich um blinden Alarm handelt. Ist seine Funktion durch Alkohol aber geschwächt, können ihm dabei Fehler unterlaufen. So kann es zum Beispiel passieren, dass er abends in einer Bar den eigentlich bedeutungslosen Blick eines anderen als provokantes Anglotzen fehldeutet. Fälschlicherweise entsteht dann Wut im Kopf des angeguckten Betrunkenen, und durch die gleichzeitig herabgesetzte Impulskontrolle fällt es ihm schwer, sie zu bändigen.

Kindliche Wutanfälle

Der für die Impulskontrolle so wichtige präfrontale Kortex ist der Gehirnbereich, der während unserer Entwicklung am spätesten ausreift, nämlich erst im frühen Erwachsenenalter. Das erklärt, warum kleine Kinder dem Frust über ein weggenommenes Spielzeug, das verweigerte Eis oder die falsche Strumpfhose hilflos ausgeliefert sind. Winzige Kleinigkeiten können dramatische Wutanfälle auslösen, die in ihrer Heftigkeit für Erwachsene nur schwer zu verstehen (und manchmal auch nur schwer zu ertragen) sind. Je weiter sich der präfrontale Kortex aber differenziert, desto besser gelingt es den Kindern, ihre Gefühle zu kontrollieren und ein komplexes prosoziales

Verhalten zu entwickeln. Ich finde, dieses Wissen hilft ungemein, um Tobsuchtsanfällen des eigenen Sprösslings gelassener zu begegnen und sich zu sagen: Das Kind kann nichts dafür, sein Gehirn ist noch nicht so weit – es wird den richtigen Umgang mit Frust schon noch lernen.

Damit das gut funktioniert, der präfrontale Kortex also seine Steuermechanismen ausbilden kann, müssen Kinder von jemandem lernen, was erwünschtes Verhalten ist. Wir Erwachsenen sollten uns ihnen gegenüber also möglichst entsprechend benehmen. Dazu gehört, selbst nicht komplett auszurasten und herumzuschreien, wenn uns etwas wütend macht. Denn wenn Kinder Opfer aggressiven Verhaltens werden oder es häufig beobachten, erhöht das drastisch die Wahrscheinlichkeit, dass sie sich selbst aggressiv verhalten werden. Gleichzeitig ist aber völlig klar: Niemals wütend zu werden, ist unmöglich – und wäre auch nicht gesund. Auch das ist eine wichtige Lektion für Kinder: Es ist okay, mal zu platzen – hinterher sollte man sich aber bewusst machen, was da passiert ist, darüber sprechen und sich gegebenenfalls entschuldigen.

Pauschal verbieten oder sanktionieren (nach dem Motto: »Geh in dein Zimmer und komm erst wieder, wenn du dich beruhigt hast!«) sollten wir Wut auf keinen Fall. Denn das Empfinden von Wut und das Erlernen eines gesunden Umgangs mit dieser Emotion ist überaus wichtig für die Entwicklung der Persönlichkeit. Und schließlich machen Kinder (und Erwachsene) mithilfe der Wut auf sich aufmerksam, wenn sie sich vernachlässigt oder ungerecht behandelt fühlen. Dass ihnen daraufhin geholfen wird und sie spüren, dass sie selbst zur Verbesserung der Situation beitragen können, ist wichtig für die Entwicklung von Selbstvertrauen und einer gesunden Psyche.

Der Übeltäter Testosteron –
oder doch nicht?

Die neurobiologischen Prozesse, die über unsere Reizbarkeit und unser aggressives Verhalten entscheiden, werden durch zahlreiche Faktoren beeinflusst. Ein viel diskutierter ist das männliche Geschlecht. Dabei zeigen Untersuchungen: Frauen und Männer werden gleich häufig wütend. Trotzdem sind Männer, wenn sie wütend sind, um ein Vielfaches aggressiver als Frauen, und immer wieder wird dieser Umstand dem männlichen Geschlechtshormon Testosteron zugeschrieben.

So fanden mehrere Studien durchaus einen direkten Zusammenhang zwischen Testosteron und hoher Aggressionsbereitschaft, zum Beispiel bei straffällig gewordenen Jugendlichen. Ein prominentes Beispiel ist auch, dass der Testosteronspiegel bei Gefängnisinsassen – männlichen wie weiblichen – mit der Brutalität ihrer Verbrechen korreliert. Bei einer Untersuchung von 692 Gefängnisinsassen zum Beispiel wiesen diejenigen, die Sex- und Gewaltverbrechen begangen hatten, höhere Testosteronwerte auf als die, die wegen Diebstahls oder Drogendelikten »saßen«.

Große Übersichtsarbeiten konnten die Kausalität »hoher Testosteronlevel – antisoziales Verhalten« aber nicht eindeutig bestätigen.

Stattdessen lautet eine gängige Theorie heute, dass Testosteron als ein »Statushormon« zu begreifen ist. Dass es also Verhaltensweisen auslöst, die Männern – und Frauen übrigens auch! – zu mehr Anerkennung und einer besseren sozialen Position verhelfen, je nach Kontext. In Konkurrenz zu oder im Kampf mit einem Artgenossen kann das aggressives Verhalten sein, in komplexeren Situationen kann ein hoher Testosteronspiegel aber auch mit mehr Großzügigkeit und Unterstützung einhergehen. Beispielsweise kann ein Chef seinen Mitarbeitern flexiblere Arbeitszeiten gestatten, weil er weiß, sie werden es ihm danken und ihn als Vorgesetzten supporten. Neuere Studien legen außerdem nahe, dass der Effekt von Testosteron auf das Verhalten je nach genetischer Ausstattung und Persönlichkeitsmerkmalen variiert.

Trotzdem hält sich der Glaube hartnäckig, Testosteron sei das »Aggressionshormon« schlechthin. In einer Studie verabreichten Forschende einer Gruppe von Frauen Testosteron, einer anderen ein Placebo und ließen beide ein Spiel um Geld spielen. Hinterher fragten sie die Teilnehmerinnen: »Was denken Sie, haben Sie Testosteron bekommen oder ein Placebo?« Interessanterweise hatten die Frauen, die glaubten, das »männliche« Hormon erhalten zu haben, sich im Spiel aggressiver und dominanter verhalten. In Wirklichkeit aber hatten die Frauen mit der Extradosis Testosteron fairer gespielt. Daran sieht man sehr schön: Wir verhalten uns häufig entsprechend unseren Vorurteilen.

Festzuhalten ist, dass der komplexe Einfluss von Testosteron auf das Verhalten noch nicht gänzlich geklärt ist.

Krieger oder frommes Lamm?
Wie Gene unsere Aggressivität beeinflussen

Außerdem beeinflussen unsere Gene, wie reizbar oder aggressiv wir sind. Eine bedeutende Entdeckung diesbezüglich machte der niederländische Genetiker Han Brunner Anfang der 1990er-Jahre. Ihm war aufgefallen, dass viele Männer einer bestimmten Großfamilie zu besonders aggressivem Verhalten neigten. Wutausbrüche waren an der Tagesordnung, sie begingen Straftaten wie Einbrüche, Vergewaltigungen, Körperverletzung und Mordversuche, und auffälligerweise waren einige dieser Männer zusätzlich geistig zurückgeblieben. Brunner untersuchte ihre DNA und stellte fest: Sie alle wiesen eine Mutation des sogenannten MOA-A-Gens auf. Es wird X-chromosomal rezessiv vererbt, also auf dem X-Chromosom der Mutter weitergegeben. Während ihre Töchter keine oder nur milde Symptome zeigten, weil sie ein zweites, gesundes X-Chromosom besaßen, kam das Merkmal bei jedem Sohn mit der Mutation zur Ausbildung (er besitzt ja nur ein X- und ein Y-Chromosom). Das MAO-A-Gen ist für die Produktion der Monoaminooxidase A zuständig, ein Enzym, das für den korrekten Abbau der Neurotransmitter Dopamin, Noradrenalin und Serotonin im Gehirn sorgt. Wir wissen: Sie alle beeinflussen unser Verhalten. Bei den untersuchten Männern lag nun also eine inaktive Variante des MAO-A-Gens vor, welche zu einem absoluten Mangel an Monoaminooxidase A führte. Dadurch war das sensible System der Neurotransmitter im Gehirn durcheinandergeraten, und die Männer hatten in der Folge abnorm aggressive Verhaltensmuster entwickelt.

Bald nach dieser Studie stellte sich heraus, dass die komplette Inaktivität des Gens ausgesprochen selten ist, dass sich aber in der Gesamtbevölkerung durchaus zwei häufige Varianten des Gens finden: Etwa vierzig Prozent der Menschen tragen eine weniger, der Rest eine stärker aktive Variante in sich. Während in den Gehirnen von Personen mit der stärker aktiven Variante in der Regel keine Auffälligkeiten bestehen, geht die weniger aktive mit einer hyperaktiven Amygdala sowie einer herabgesetzten Kontrolle durch den präfrontalen Kortex einher.

Zunächst sorgten diese Erkenntnisse für große Aufregung, vom »Krieger-Gen« war die Rede und davon, dass es allein für aggressives Verhalten ursächlich sei. Sogar strafrechtliche Relevanz erlangten die Forschungsergebnisse: 2009 erhielt ein verurteilter Mörder eine reduzierte Haftstrafe, weil er die weniger aktive MAO-A-Variante aufwies.

Mit weiterer wissenschaftlicher Forschung aber wurde klar,

so einfach – niedrig aktive Variante des MAO-A-Gens = brutaler Schwerverbrecher, hochaktive Variante = frommes Lamm – ist es nicht. Stattdessen bedeutet die niedrig aktive Genvariante lediglich ein erhöhtes Risiko für die Entwicklung aggressiven Verhaltens, wenn noch weitere Risikofaktoren hinzukommen. Zum Beispiel Vernachlässigung oder Misshandlung in der Kindheit. Die hochaktive Form hingegen macht ihre Träger widerstandsfähiger gegenüber solchen Einflüssen.

Allgemein gilt: Das Wissen über ein bestimmtes Gen reicht nicht aus, um ein Verhalten vorhersagen zu können. Es resultiert immer aus dem Zusammenwirken einer Vielzahl von Genen mit der Gesamtheit der Umwelteinflüsse. Dazu zählen unter anderem unser soziokultureller Status, unsere Familienstruktur, unsere Erziehung, unsere Erfahrungen, unser soziales Umfeld und unsere Kultur.

Es gibt also zahlreiche kleine Stellschrauben, deren Position darüber entscheidet, wie oft und leidenschaftlich wir uns ärgern.

Rache ist süß

Früher oder später ärgern wir uns alle mal – und meistens empfinden wir das dann als ziemlich unangenehm. Denn Wut ist purer Stress. Es gibt aber auch Momente, da durchströmt uns mit der Wut plötzlich ein lustvolles Kitzeln, von den Haar- bis in die Fingerspitzen. Dann blitzt etwas Unheimliches in unseren Augen auf, und ein finsteres Lächeln hebt die Mundwinkel. Und zwar, wenn uns jemand provoziert hat und wir Rache planen – oder sie ausüben.

Verschiedene wissenschaftliche Gruppen haben untersucht, wie »süße« Rache im Gehirn aussieht. Ihre Versuche verliefen ganz ähnlich wie das »Frustexperiment«, das wir uns zu Beginn dieses Kapitels angeschaut haben: Jedes Mal spielten Personen in einem MRT-Scanner ein Spiel, in dem sie auf ein Signal hin schneller auf einen Knopf drücken sollten als ihr Gegner. Auch die Teilnehmenden dieser Versuche nahmen an, ihre Gegner würden im Raum nebenan sitzen und sie hätten eine realistische Chance, gegen sie zu gewinnen. Tatsächlich aber spielten auch sie nur gegen einen Computer, und es war längst klar, wie oft sie gewinnen oder verlieren würden. Die Forschenden überlegten sich nun unterschiedliche Strategien, um die Spielenden zu provozieren. In einigen Studien bekamen die Teilnehmenden jedes Mal, wenn sie verloren, über einen Kopfhörer einen unangenehmen Ton aufs Ohr – und dazu wurde ihnen gesagt, dass der Gegner die Lautstärke gewählt hätte. Gewannen die Teilnehmenden hingegen, durften sie entscheiden, wie laut der Ton sein sollte, den ihr Gegner nun aufs Ohr gepustet bekam. In einer anderen Studie nahm ihnen ihr »Gegner« Geld weg, wenn sie verloren hatten – und sie wiederum durften sich im Fall eines Sieges damit rächen, ihm ebenfalls Geld zu klauen. Voraussetzung war: Das Geld wurde dem Gegner zwar abgezogen, es landete aber nicht auf dem Konto der Teilnehmenden – es ging also nur um Revanche, nicht um einen höheren Gewinn. Und siehe da: Je gemeiner der Computergegner die Teilnehmenden provoziert hatte, desto höher brodelten Wut, Aggression und Rachegelüste in ihnen: Sie drehten den Ton für die gegnerischen Ohren immer lauter, zogen ihrem Kontrahenten immer mehr Geld ab. Der Blick ins Gehirn zeigte: In den Köpfen der provozierten Spielenden liefen die Gehirnareale, die für impulsives Verhalten zuständig sind, zu Hochtouren auf. Und mit ihnen der Nucleus accumbens, das Herz unseres Belohnungssystems. Je stärker er leuchtete, während die Spielenden provoziert wurden, umso lustvoller wurden ihre Rachegedanken. Je größer die Vorfreude auf die Vergeltung, desto aggressiver die Rache – und desto besser fühlte sie sich an.

Aber bedeutet das, unser Gehirn ist darauf programmiert, Lust zu empfinden, wenn wir uns an jemandem rächen und uns vorstellen, wie er leidet?

Eher nicht.

Psychologen vermuten, dass dieser Mechanismus dafür sorgen soll, unseren Selbstschutz zu aktivieren, wenn uns jemand schadet. Damit wir uns wehren, uns befreien und im Zweifelsfall durch einen Racheakt dafür sorgen, dass unser »Peiniger« nicht erneut angreift. Dass wir uns nicht von jeder Rachefantasie davontragen lassen, so schön einige von ihnen auch sein mögen, haben wir übrigens wieder unserem präfrontalen Kortex zu verdanken. Er analysiert die Situation und sendet dem Belohnungssystem das Signal: »Halt, freu dich nicht zu früh! Am Ende schaden wir uns vermutlich selbst. Lassen wir das also lieber. Aber über die Fantasie können wir uns gern noch ein wenig amüsieren.«

Wut ist gut

Und schließlich gibt es noch einen gewichtigen Faktor, der entscheidet, wie sehr wir uns von Wut davontragen lassen – oder eben nicht. Und an dieser Stellschraube können wir selbst drehen: Es ist unser Umgang mit der Emotion.

Ganz zu Beginn des Kapitels habe ich gesagt: Wut empfinden wir in Situationen, aus denen wir uns befreien wollen. Und das macht sie zu einer wichtigen, hilfreichen Emotion. Sie alarmiert uns, wenn etwas falsch läuft – wenn jemand uns schadet, wir ungerecht behandelt werden oder mit einer Situation unzufrieden sind. Wie ein kleines Kind zerrt sie dann an unserem Hosenbein und sagt: »Tu was! Tu was! Tu was!« Sie setzt die Energie in uns frei, die wir brauchen, um uns und andere zu verteidigen, für unsere Bedürfnisse einzustehen oder Hinder-

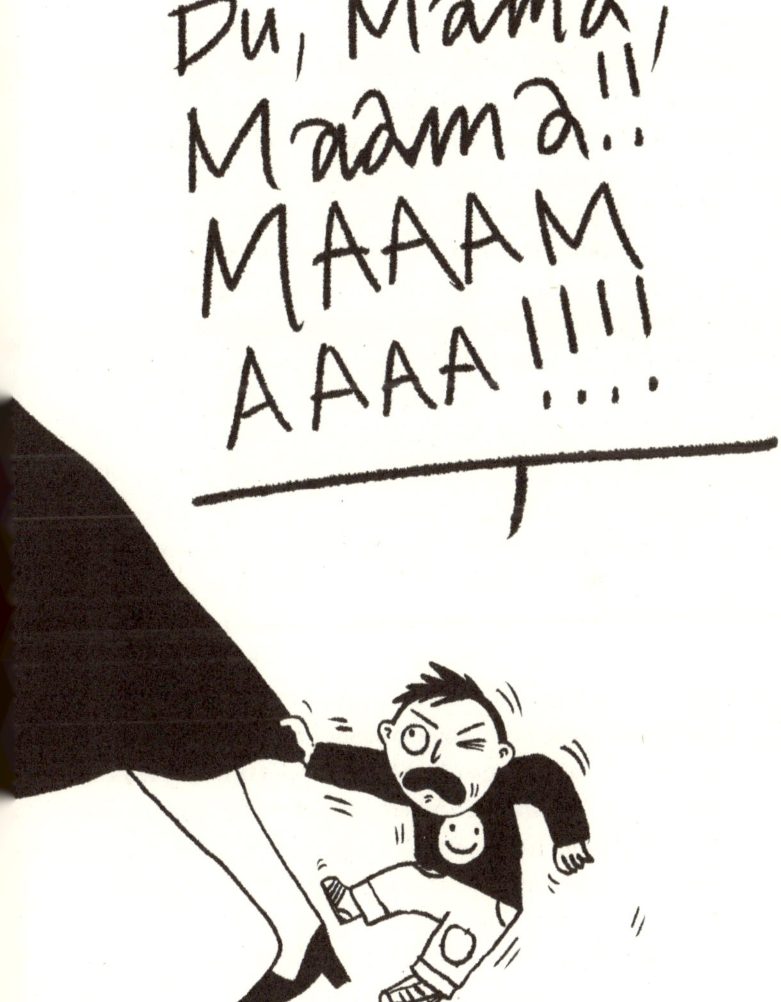
Du, Mama, Maama!!! MAAAM AAAA!!!!...

nisse zu überwinden. Sie lässt uns in solchen Momenten durchsetzungsstark und selbstbewusst auftreten. Kurz: Wut ist gut! Wir sollten das kleine Kind an unserem Hosenbein wahrnehmen und eine gesunde Beziehung zu ihm aufbauen.

Das bedeutet auf der einen Seite, es nicht unkontrolliert ausflippen zu lassen. Denn wenn wir regelmäßig wegen roter Ampeln, verlegter Schlüssel oder geklauter Parkplätze an die Decke gehen, gewöhnt sich unser Gehirn daran. Dann wird unsere Zündschnur immer kürzer, und wütende Explosionen aufgrund von Kleinigkeiten werden zum blinden Automatismus. Damit riskieren wir, wichtige, private wie berufliche, Beziehungen zu zerstören. Auf gesellschaftlicher Ebene kann zu viel Wut legitimen Protest in gefährlichen Fanatismus und Empörung in blinden Hass umschlagen lassen. Diese Extreme sind natürlich alles andere als förderlich. Außerdem schaden wir mit blinder Wut unserer Gesundheit, denn wir fluten unseren Körper mit einer unnatürlichen Menge an Stresshormonen. Häufige Wutanfälle erhöhen nachweislich das frühzeitige Risiko für die koronare Herzerkrankung und Herzinfarkte.

Auf der anderen Seite dürfen wir das Kind am Hosen- oder Rockzipfel nicht künstlich kleinhalten. Denn wer seine Wut ständig unterdrückt, schadet sich ebenfalls. Dann stauen die negativen Gefühle sich auf, und das bedeutet nichts anderes als Dauerstress. Seine zahlreichen negativen Folgen haben wir bereits kennengelernt: Er kann unseren Körper auf vielseitige Weise schwächen und krank machen. Unterdrückte Wut liefert nicht selten den Nährboden für Angstzustände und Depressionen.

Gefährlich ist, dass manche Menschen es gar nicht merken, wenn sie sich Wut nicht erlauben – zum Beispiel, weil sie von klein auf gelernt haben, dass es sich schlicht nicht gehört, wütend zu sein. Einige leben ihre aufgestaute Wut dann als passive Aggressivität aus. Anstatt zum Beispiel den innerlich kochenden Ärger einer konkreten Person gegenüber anzusprechen, fangen sie an, ihr indirekt zu schaden. Etwa, indem sie zu Verabredungen zu spät kommen oder Versprechen nicht einhalten.

Wut kann auch so lange unterschwellig in uns brodeln, bis sie sich explosiv einen Weg nach draußen bahnt. Dann steht das Ausmaß einer wütenden Reaktion oft nicht mehr im Verhältnis zum ursprünglichen Auslöser.

Und schließlich kann aufgestaute Wut Energien freisetzen, die Menschen plötzlich zu Dingen befähigt, die niemand ihnen je zugetraut hätte. So kommt es vor, dass eine Frau, die jahrelang von ihrem Partner misshandelt und gedemütigt worden ist, ihn eines Tages tötet.

Deswegen ist es wichtig, dass wir uns der Zwiespältigkeit von Wut bewusst sind. Wir sollten ihr Ausdruck verleihen, uns aber nicht von ihr beherrschen lassen. Dafür müssen wir das Kind am Hosenbein wahrnehmen und ehrlich betrachten, wenn wir wütend werden. Dann müssen wir uns fragen: *Was hat es denn?* Tatsächlich zeigen Studien: Je genauer Personen in ihre Wut »hineinfühlen« und je differenzierter sie sie beschreiben, desto weniger anfällig sind sie für Provokationen und aggressives Verhalten. Heißt, wir müssen der Wut möglichst akribisch auf den Grund gehen: Was ist die Ursache? Sind wir verletzt, enttäuscht, frustriert oder ängstlich? Und warum? Wenn es uns gelingt, unsere Gefühle präzise zu benennen, werden sie greifbarer – und dann wird es leichter, eine Lösung zu finden.

Wenn wir uns gerade über eine Person aufregen, sollte eine Frage lauten: »Hat sie das wirklich so gemeint, wie ich es aufgefasst habe?« Denn Untersuchungen zeigen: Menschen, die generell schnell aus der Haut fahren, neigen dazu, auch unbedeutende Situationen oder Äußerungen als Provokation aufzufassen. Dann kreisen sie in Gedanken permanent um den vermeintlichen Affront und flippen schließlich aus. Dabei war vielleicht alles nur ein Missverständnis. Durch die Analyse der

Situation finden wir auch heraus, wie wir Ähnliches in Zukunft vermeiden können.

Wenn wir spüren, wie Wut gerade unaufhaltsam in uns hochkocht, kann es helfen, kurz innezuhalten und bis zehn zu zählen – oder einen Moment den Raum zu verlassen und sich abzulenken. Eine wütende Mail schicken wir am besten erst ab, nachdem wir eine Nacht über das Geschriebene geschlafen haben. Dann kann der präfrontale Kortex noch mal neu evaluieren und die Amygdala einfangen. Wenn das gelingt, »lernt« unser Gehirn das neue Verhalten, wir kommen schneller wieder von der Wut los – und das fühlt sich gut an!

Es lohnt sich also, in Ruhe ganz genau hinzuschauen. Im Angesicht wahrer Probleme kann das Kind an unserem Hosenbein uns Superkräfte verleihen. Wenn die Analyse der Situation aber zeigt: »Pfffff, das hier ist meine Aufregung gar nicht wert!«, kann man das Kind abschütteln, den Ärger verpuffen lassen und sich etwas Positivem zuwenden.

(I'm) Hangry

Wenn Hunger wütend macht

Jonas liebt kochen. Und dafür liebe ich ihn – denn ich hasse kochen. Okay, »hassen« ist übertrieben, aber ich mag es einfach nicht. Ich finde es lästig. Es ist schlicht so: Wenn ich nicht hungrig bin, habe ich keine Lust zu kochen – ich will ja nichts essen. Und wenn ich hungrig bin, will ich nicht kochen, sondern essen. Deswegen koche ich nicht oft. Ich erinnere mich diesbezüglich an eine herrliche Situation mit meinem ehemaligen WG-Mitbewohner Alejandro, der meine (Nicht-)Kochgewohnheiten sehr gut kannte. Er wusste, *wenn* ich kochte, dann nur, wenn meine beste Freundin Marajke zu Besuch war. Eines Nachmittags kam er von der Arbeit, verschwand in der Küche und stand kurz darauf mit einem hart gekochten Ei in der Hand vor mir. Ungläubig hielt er es hoch, schaute mich an und fragte: »War Marajke hier?«

Ganz so schlimm ist es heute nicht mehr. Natürlich bereite ich auch oft Kleinigkeiten wie Nudeln mit Soße, Reis mit Gemüse oder Ähnliches zu, aber mein Engagement übersteigt selten die 15-Minuten-Grenze. (Komisch: Beim Backen ist das anders. Das liebe ich!) Jonas hingegen ist beim Kochen in seinem Element. Für ihn ist das wie ein Entspannungsritual, er kann stundenlang am Herd stehen, rühren, würzen, köcheln lassen. Und das Ergebnis kann sich sehen lassen. Wenn ich nach einem langen Tag ausgehungert nach Hause komme, die Wohnungstür aufschließe und mir der Duft von einem seiner herrlichen Gerichte entgegenströmt, freue ich mich riesig.

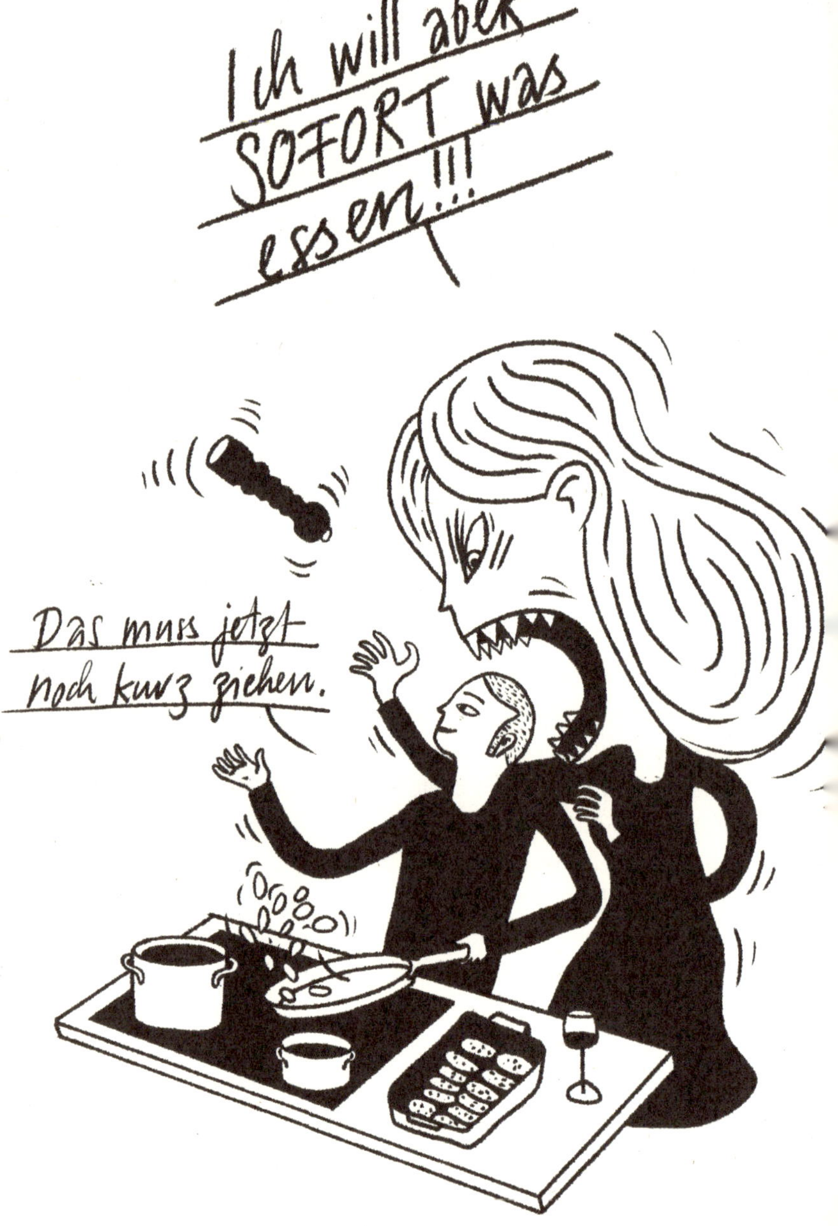
Ich will aber SOFORT was essen!!!
Das muss jetzt noch kurz ziehen.

Es gibt aber Tage, da bringt mich seine Liebe zum Kochen zur Weißglut. Wenn ich nämlich ausgehungert nach Hause komme und mich auf dem Weg schon über verspätete U-Bahnen, schrecklich langsam vor mir gehende Menschen und furchtbar lange Schlangen an Supermarktkassen geärgert habe. Dann kann es passieren, dass ich mit dem Magen in der Kniekehle hängend die Wohnung betrete und mit letzter Kraft rufe: »Huuuunger!« Wenn ich dann in zwei freudige Augen blicke und Jonas ruft: »O ja, toll, komm, ich koche uns was Schönes!«, könnte ich platzen. Dann geht innerhalb von Millisekunden eine explosive Mischung aus Ungeduld, Gereiztheit und schlechtem Gewissen in mir hoch, und ich weiß: Ich werde seine Gefühle verletzen, wenn ich jetzt schreie: »Neeeeeinnn!!! Ich will nicht, dass du mir jetzt stundenlang was Schönes kochst! Ich will was ESSEN! SOFORT!!!« Vor meinem inneren Auge sehe ich, wie ich comicartig immer größer werde, den Mund aufreiße und Jonas ganz einfach den Kopf abbeiße.

Kennt ihr das? Wenn Hunger so richtig aggressiv macht? Eine bekannte Schokoriegelmarke wirbt bereits seit 2010 mit dem Slogan: »Du bist nicht du, wenn du hungrig bist«. Und offenbar können sich viele Menschen sehr gut damit identifizieren. Denn zum einen ist diese Werbekampagne international bekannt und seit Jahren erfolgreich, zum anderen hat sich für dieses Phänomen sogar ein eigener Neologismus gefunden, der sich in unserer Alltagssprache immer fester etabliert: »hangry sein« – als Mischung aus *hungry* und *angry* (»hungrig« und »sauer«). Also »aufgrund von Hunger schlecht drauf und gereizt sein«. Tatsächlich haben schon mehrere Studien einen Zusammenhang zwischen Hunger und gereizter Stimmung hergestellt. Im Alltag gern zu beobachten bei Personen, die sich durch strenge Diäten quälen, um abzunehmen.

Aktuell erklärt die Wissenschaft diesen Zusammenhang vor allem durch die Wirkung eines Hormons, das an der Entstehung unseres Hungergefühls beteiligt ist: Ghrelin. Es wird in der Magenschleimhaut und der Bauchspeicheldrüse produziert und dann freigesetzt, wenn unser Blutzuckerspiegel fällt, weil wir länger nichts gegessen haben. Über das Blut gelangt es zum Hypothalamus – ihr wisst, dem Steuermann all unserer vegetativen Funktionen wie Atmung, Schlafen, Temperaturregelung und eben auch Hunger. Hier dockt das Ghrelin an speziellen Rezeptoren an und ruft: »Jo, Chef, Kohldampf!« – Jetzt haben wir Hunger. Sobald wir etwas essen und unser Magen dadurch gedehnt wird, nimmt die Ghrelinproduktion wieder ab, und ein Sättigungsgefühl stellt sich ein. Allerdings brauchen diese Feedback-Schlaufen ihre Zeit. Magen an Gehirn: »Oh, Dehnung! Bedeutet: fortschreitende Sättigung!« Gehirn an Magen: »Okey-dokey, stoppt das Ghrelin!« ... Und schließlich Hypothalamus: »Oh, weniger Ghrelin, wir sind satt!« Das verzögert einsetzende Sättigungsgefühl ist einer der Gründe dafür, warum wir langsam essen sollten! Bekommen wir aber trotz Loch im Bauch nichts zu essen, wird immer mehr Ghrelin produziert, und unser Hunger wird dringlicher. Außerdem aktiviert Ghrelin unser Belohnungssystem. Seine Stimulation macht uns noch mehr Lust auf Essen und erhöht unsere Impulsivität. Das könnte erklären, warum wir den Einkaufswagen oft voller stapeln als nötig, wenn wir hungrig im Supermarkt unterwegs sind. Und warum bei großem Hunger auch mal unsere Manieren und die Selbstbeherrschung flöten gehen. Viel Stress und Schlafmangel führen übrigens auch zu einer vermehrten Produktion von Ghrelin (und wir wissen: auch zu einer verminderten Impulskontrolle) – deswegen essen wir mehr und neigen zu Heißhungerattacken, wenn wir müde oder eben gestresst sind.

Und schließlich sorgt Ghrelin für eine vermehrte Produktion unserer Stresshormone Cortisol und Noradrenalin. Ergebnis: Wir werden unruhig. Das hat zum einen den Sinn, dass Zucker aus seinen Speichern mobilisiert und ins Blut geschickt wird, zum anderen, dass wir uns in Bewegung setzen, um etwas Essbares zu finden.

Kommt euch wahrscheinlich bekannt vor: Wenn wir so richtig hungrig sind, ist es schwer, sich zu entspannen.

All diese Prozesse passen also dazu, dass wir Hunger als ein Gefühl wahrnehmen, das uns »aggro« macht.

Der Haken an dieser Theorie: Wir sind ja nicht jedes Mal mies drauf, sobald wir hungrig sind. Was steckt also dahinter?

Schlechte Umgebung, schlechter Hunger, schlechte Gefühle

Genau das fragte sich eine wissenschaftliche Arbeitsgruppe aus North Carolina und begann Anfang des Jahres 2018, das Phänomen in verschiedenen Experimenten zu untersuchen. Sie stellte schnell fest, ganz so einfach, leerer Magen = schlechte Laune, ist es nicht.

In ihrem ersten Experiment legten die Forschenden vierhundert hungrigen Menschen unterschiedliche Bilder vor, mit denen sie jeweils eine bestimmte Grundstimmung bei ihnen auslösen wollten: Einige bekamen ein Bild von einem Kätzchen zu sehen für positive Gefühle, andere eines von einem Stein für neutrale Gefühle und wieder andere eines von einem zähnefletschenden Hund für negative Gefühle. Im Anschluss an jedes Bild zeigten sie den Teilnehmenden ein chinesisches Zeichen, dessen Bedeutung niemand kannte (Menschen, die Mandarin sprachen, wurden vorher aus der Studie ausgeschlossen). Diese sollten nun bewerten, ob dieses letzte (für satte, außenstehende Personen offensichtlich neutrale) Bild auf sie eher angenehm oder unangenehm gewirkt hatte. Das Ergebnis zeigte: Hungrige Menschen, die den fiesen Hund gesehen hatten, stuften das chinesische Zeichen im Anschluss als unangenehmer ein. Den anderen Hungrigen war es gleichgültig.

Offensichtlich nehmen wir die Erregung, die Hunger in unserem Körper verursacht, also nur dann als negativ wahr, wenn um uns herum negative Dinge passieren. Hätten mich nicht verspätete U-Bahnen, kriechende Passanten und überfüllte Supermarktkassen daran gehindert, schnell nach Hause zu kommen, hätte ich Jonas vielleicht auch nicht den Kopf abgebissen.

Die Forschenden hinter der Studie schlossen aber noch ein zweites Experiment an. Dieses Mal luden sie über zweihundert Teilnehmende unter dem Vorwand ein, sie wollten untersuchen, wie Hunger die Konzentration beeinflusse. Sie untersuchten jeden einzeln und ordneten ihn einer von zwei Gruppen zu: Einer durfte kurz vor dem Experiment noch schön etwas essen, die andere musste fünf Stunden vorher fasten. Dann sollten alle Teilnehmenden einen Aufsatz schreiben. Dafür bekamen sie ein Foto von einem Mann vorgelegt, von »John«, der darauf entweder neutral oder ärgerlich oder traurig schaute. Im Falle des neutralen Gesichtsausdrucks sollten die Teilnehmenden sich einfach eine Geschichte über John ausdenken – worum es dabei ging, war egal. Im Falle des schlecht gelaunt blickenden Johns sollten sie in ihrem Aufsatz möglichst detailreich erklären, was ihrer Meinung nach in John vorging, was er fühlte und warum er schlecht drauf war.

Danach absolvierte jeder einen langen Test an einem Computer, der jedes Mal so manipuliert war, dass er kurz vor Ende abstürzte. Sobald das passierte, kam ein Studienleiter ins Zimmer gerannt, tippte wie wild auf der Tastatur des Computers herum, klickte nervös mit der Maus und fuhr den jeweiligen Teilnehmenden dann an: »Also, das ist noch nie passiert. Was haben Sie gemacht? Worauf haben Sie gedrückt, bevor das passiert ist? Das kann ich nicht reparieren. Ich muss mit meinem

Vorgesetzten sprechen. Und dann werden Sie den Test noch einmal machen müssen.« Daraufhin verließ er den Raum, kam aber wenig später zurück – mit zwei Fragebogen in einem Umschlag. Der Teilnehmende sollte diese ausfüllen, während der Studienleiter den Vorgesetzten suchen ging. In dem einen Fragebogen sollte er Auskunft über seine Gefühle während der verschiedenen Aufgaben geben, in dem anderen darüber berichten, wie zufrieden er mit der Durchführung des Experiments und den Studienleitern war.

Die Teilnehmenden wurden im Glauben gelassen, es handele sich um eine zufällige, vom Experiment unabhängige Überprüfung des Labors und seiner Angestellten. Außerdem wurde ihnen zugesichert, ihre Antworten blieben anonym.

Nachdem die Bogen ausgefüllt waren, kam der Studienleiter zurück und überbrachte ihnen die Nachricht des Vorgesetzten, dass er den Test doch nicht noch einmal würde durchführen müssen.

Und dann, ganz zum Schluss, erfuhren die Teilnehmenden die Wahrheit, die alle überraschte. Niemand hatte geahnt, dass es in dem Experiment darum ging, die Auswirkung von Hunger auf *die Gefühle* zu untersuchen, und ebenso niemand hatte den Computercrash als geplant durchschaut.

Die Auswertung zeigte ein spannendes Ergebnis: Zum einen bestätigte sie, was im ersten Experiment herausgekommen war: Die hungrigen Teilnehmenden regten sich heftiger über den Computerabsturz auf als die satten. Und sie stuften denjenigen, der ihnen die Schuld am Computercrash unterstellte, rundweg als unsympathischer ein.

ABER: Das galt nur für die Teilnehmenden, die in dem Aufsatz vorher nicht über Gefühle geschrieben hatten. Diejenigen, die sich vorher mit Johns schlechter Laune auseinandergesetzt hatten, waren offensichtlich in der Lage, die in ihnen hochkochenden Emotionen besser zu kanalisieren.

Hunger kann also tatsächlich unsere Wahrnehmung verändern und dazu führen, dass wir eigentlich neutrale Situationen als nervig erleben. Dass wir ungeduldig werden und uns anderen gegenüber aggressiv verhalten. Insbesondere denen, die uns näherstehen, übrigens. Wenn wir uns hungrig über unseren Chef ärgern, reißen wir uns eher zusammen und ranzen ihn nicht an. Oft nehmen wir den Ärger dann mit nach Hause und laden ihn bei den Liebsten ab, vor denen wir weniger Hemmungen haben.

Wenn wir uns aber darüber bewusst sind, dass wir hungrig sind, können wir auch verstehen, woher der Ärger rührt – und ihn aktiv herunterschrauben. Und das funktioniert umso besser, je differenzierter wir unsere Gefühle wahrnehmen und beschreiben.

Möglicherweise hat Hangrysein sogar eine evolutionäre Funktion: Die nämlich, dass sich ein Lebewesen gegen seine Artgenossen durchsetzt, wenn Nahrung rar ist – anstatt sich entspannt zurückzulehnen, während es leer ausgeht.

Was haben wir in unseren Breiten für ein unglaubliches Glück, dass wir uns um Essen nicht prügeln müssen!

Und was folgt jetzt aus diesen Untersuchungen?

Erstens: Wir sollten keine wichtigen Entscheidungen treffen, wenn wir hungrig sind – denn wir lassen uns schnell ablenken und messen Kleinigkeiten möglicherweise eine falsche Bedeutung zu.

Und zweitens: Spüren wir Ärger in uns aufwallen, kann es nützlich sein, in sich hineinzuhorchen: *Was genau ist hier eigentlich los?* Knurrt vielleicht der Magen? Dann bringt es nichts, dem Gegenüber den Kopf abzubeißen. Stattdessen sollten wir etwas Anständiges essen.

Extra-Wissen: Süßes macht alles noch schlimmer

Und so unterhaltsam mancher Werbespot auch ist – seid ihr hungrig oder schon hangry, sollte eure Wahl nicht auf einen Schokoriegel fallen. Denn der mag das Loch im Magen vielleicht vorübergehend stopfen, sorgt aber auf Dauer für einen gemeinen Teufelskreis: Er enthält nämlich viel zu viel Zucker. Kaum zergeht der uns auf der Zunge, düst er auch schon in unser Blut: Die einfachen Zuckermoleküle, wie sie in Süßigkeiten oder auch Weißmehl stecken, muss der Darm nämlich kaum aufspalten – er kann sie fast eins zu eins ins Blut jagen. Dadurch schießt der Blutzuckerspiegel blitzschnell in die Höhe und signalisiert der Bauchspeicheldrüse: »Insulin! Wir brauchen viiiiiel Insulin!« Also schüttet sie in Windeseile gigantische Mengen von diesem Hormon ins Blut, und der Körper schafft daraufhin den gesamten Zucker aus dem Blut ins Innere der Zellen. Das Ganze geht so schnell, dass der Blutzucker ganz plötzlich wieder am Boden ist – lange bevor die Zellen den Zucker tatsächlich sinnvoll verbraucht hätten. Und damit ertönt erneut das Signal: »Huuuuuuuunger!«

Auch Lebensmittel, die reich an ungesunden, also gesättigten Fettsäuren sind – wie Frittiertes oder Currywurst –, eignen sich nicht als Hangry-Schutz. Sie peitschen den Ghrelinspiegel in die Höhe und machen uns Lust auf maßloses Essen. Übergewicht droht.

Sehr gut gegen Hangry-Attacken helfen Nahrungsmittel, die reich an Ballaststoffen, komplexen Kohlenhydraten, gesunden Fetten und Eiweißen sind. Obst und Gemüse, Vollkorn und Nüsse, Fisch und Joghurt, zum Beispiel. Sie senken den Ghrelinspiegel, sorgen für einen langsamen Blutzucker- und Insulinanstieg und machen länger satt.

In jedem Fall schmecken sie deutlich besser als die Köpfe unserer Mitmenschen.

Luftsprünge machen

Was ist wahres Glück?

»Hallo!«, entfährt es mir. »Da bist du ja! Endlich bist du da!« Mich erfasst eine gigantische Welle ganz unterschiedlicher, überwältigender Gefühle: Freude, Erleichterung, Ehrfurcht und vor allem grenzenlose Liebe. Ich schaue in die Augen meiner neugeborenen Tochter – und sie blicken mich an. Ganz ruhig, mit einer entwaffnenden Mischung aus vollstem Vertrauen und zärtlicher Neugier. Ihr kleiner, nackter Körper liegt auf meiner Brust, ist warm und so samtig-weich wie nichts Zweites. Ich versinke in ihrem Blick und weiß: Das ist das größte Glück der Welt.

Mir ist klar, dass nicht jede Frau so empfindet – und jede andere Gefühlsregung ist legitim –, aber für mich waren die Momente, in denen ich meine Kinder zum ersten Mal in den Arm nehmen und ihnen in die Augen gucken durfte, die schönsten meines Lebens. Ich hätte schier platzen können vor Glück.

Tja, Glück. Was genau ist Glück? Was ist es für euch? Für mich steckt es in so vielen kleinen wie großen Augenblicken: Die türkisfarbenen Augen mit nach Hause nehmen. Morgens neben ihnen aufwachen. Urlaub mit meiner kleinen Familie, fröhliche Wuselnachmittage mit meiner großen Familie. Sonne. Berufliche Erfolge, die mir zeigen: Es war richtig, die sichere Anstellung als Ärztin aufzugeben und stattdessen die chaotische Selbstständigkeit als Journalistin zu wählen. Wenn ich merke, die harte Arbeit in Medizinstudium, Krankenhaus und Journalistenschule sowie das »Gehenlernen« in der Welt des Journalismus haben sich gelohnt. Freie Sonntage. Sport. Das Lachen meiner Kinder. Liebe Personen, die mich retten, wenn in den Herausforderungen des Alltags gerade alles unterzugehen droht. Kaffee. Mädelsabende. Date-Nights. Erste in der Kloschlange sein. Tauchen. Ausschlafen …

Was genau Glück ist, darüber zerbricht sich die Menschheit seit Tausenden von Jahren die Köpfe – und ist sich vermutlich vor allem über eines einig: dass es verdammt schwer ist, eine Definition zu finden. Jeder hat seine eigene Vorstellung von Glück und erlebt es ganz individuell – in ganz unterschiedlichen Momenten.

Kleines und großes Glück

Auf der einfachsten Ebene unterscheiden wir zwischen momentanem und dauerhaftem Glück. Ersteres beschreibt die Glücksgefühle, die uns in einem ganz bestimmten Augenblick durchströmen – Freude oder Dankbarkeit zum Beispiel. Und Letzteres meint den dauerhaften Zustand konstanter Zufriedenheit, den auch die zwischenzeitliche Abwesenheit von momentanen Glücksgefühlen nicht trüben kann. Das Lebensglück, wenn man so will, oder schlicht: Glücklichsein.

In der wissenschaftlichen Literatur wird meist zwischen zwei Konzepten des langfristigen Glücklichseins unterschieden, die ursprünglich von Philosophen der Antike entwickelt wurden.

Aristippos von Kyrene (um 435–355 v. Chr.) und Epikur (um 341–271 v. Chr.) begründeten den Hedonismus. *Hēdonḗ* kommt aus dem Altgriechischen und bedeutet »Freude«, »Vergnügen«,

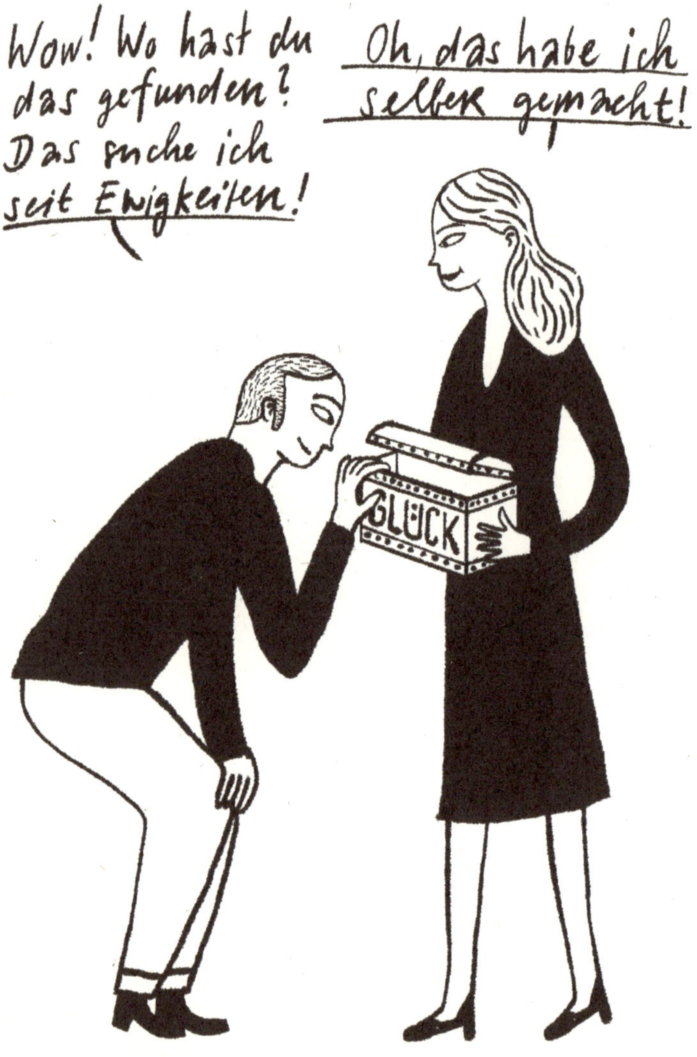
Wow! Wo hast du das gefunden? Das suche ich seit Ewigkeiten!
Oh, das habe ich selber gemacht!
GLÜCK

»Genuss« oder »Lust«. Dieser Theorie zufolge liegt das Lebensglück in der Maximierung von Lust und Freude bei gleichzei-
tiger Abwesenheit von Schmerz.

Aristoteles (384–322 v. Chr.) befand das hedonistische Modell jedoch als unzureichend. Seiner Meinung nach hätte der
Mensch nach Höherem streben müssen als nach der schlichten
Befriedigung seiner Bedürfnisse. Er stellte dem Hedonismus
daher das Konzept der Eudaimonie entgegen. Das bedeutet,
ebenfalls auf Altgriechisch, so viel wie »guter Geist« und
beschreibt eine gelungene Lebensführung. (Mögen wir das
Wort »Dämon« heute mit einem schrecklichen Wesen der Fins-
ternis verbinden – in der Antike wurden alle gottähnlichen
Geister, die in das Schicksal der Menschen eingriffen, auch die
guten, als Dämon – oder eben: Daimonen bezeichnet.) Diese
wird erlangt, indem man einen höheren Sinn im Leben findet,
seine individuellen Stärken identifiziert und das eigene Potenzial ausschöpft. Glück wird demnach nicht als Endprodukt
verstanden, sondern als stetiger Prozess.

So scharf diese beiden »Glückskonzepte« definitorisch auch
voneinander getrennt werden: Weit verbreitet ist mittlerweile
die Ansicht, dass das wahre Glück sowohl hedonistische als
auch eudaimonische Aspekte beinhaltet: positive Emotionen,
langfristige Zufriedenheit und Sinnhaftigkeit.

Darf's noch etwas mehr sein?

Glück, da wird mir niemand widersprechen, fühlt sich fantastisch an. Und das ist längst nicht alles. Die Effekte, die es
auf unsere Psyche, unsere Gesundheit und den Verlauf unseres Lebens hat, sind atemberaubend. Um nur ein paar zu
nennen:

Glücklichsein

- stärkt das Immunsystem und verringert das Auftreten von Erkältungen
- führt zu gesünderem, achtsamerem Verhalten, wie den Anschnallgurt zu tragen und nicht zu rauchen
- verlängert das Leben
- macht kontaktfreudiger und sozialer, glückliche Menschen haben mehr Freunde
- führt dazu, dass Ehen länger halten
- und befeuert beruflichen Erfolg.

Intuitiv wissen wir das wohl alle – denn in etwa siebzig Prozent der Fälle erhalten Wissenschaftler auf die Frage: »Was wünschst du dir vom Leben?« die Antwort: »Glücklichsein«. In großen internationalen Studien hat nur etwa ein Prozent der Befragten noch nie über Glück nachgedacht.

Menschen sind also ganz offensichtlich gern glücklich. Sie versuchen, glücklich zu sein, und selbst wenn sie schon relativ glücklich sind, wollen sie diesen Zustand noch steigern.

Klar, denn wie eine Freundin meiner Mutter mal sehr treffend gesagt hat: »Wir haben nur diese eine Achterbahnfahrt.«

Wir sind also eigentlich alle permanent auf der Suche nach Glück. Das Dramatische daran: Die Suche führt nur selten zum Ziel. Meist bewirkt sie sogar das Gegenteil: Unzufriedenheit oder, noch schlimmer: Enttäuschung. Wenn man darüber nachdenkt, leuchtet das ein: Wer immer auf der Suche ist, hat konstant das Gefühl, dass ihm noch etwas fehlt. Vielleicht lebt man deswegen sogar in einem Zustand der Selbstrestriktion, fährt seine eine Achterbahnfahrt quasi mit angezogener Handbremse: Ich kann erst glücklich sein, wenn ich ein Haus besitze/ drei Kinder habe/mehr als 100 000 Euro im Jahr verdiene. Je nachdem, woran man sein Glück knüpft, ist die Suche vielleicht nie beendet. Das Risiko ist groß, sein ganzes Leben lang mit einem »Das ist alles noch nicht genug«-Gefühl Luftschlössern hinterherzujagen – und dabei das Leben an sich zu verpassen.

Aber wenn wir das Glück nicht suchen sollen, wie finden wir es dann?

Gleichung zum Glücklichsein

Ich habe gute Nachrichten: Wir können es finden – und zwar jeder und jede von uns.

Dafür, wie unser Glück zustande kommt, hält die Wissenschaft eine interessante Gleichung parat: Zu etwa fünfzig Prozent beeinflussen nämlich die Gene unsere Fähigkeit, Glück zu empfinden. Sie entscheiden zu einem gewissen Teil über die Struktur und Funktion unseres Gehirns sowie unsere Hormone und geben so eine grobe Tendenz vor: eher Miesepeter oder eher Sonnenschein?

Was ich total verrückt finde, ist, dass die äußeren Umstände – dazu zählen zum Beispiel Wetter, Geld, Gesundheit, Ehe und Religion – unser Glück nur zu etwa zehn Prozent beeinflussen. Lauter Dinge, denen wir intuitiv im ersten Moment sicher eine größere Bedeutung beimessen würden. Irre, oder?

Das ist durch den Effekt der Gewöhnung zu erklären. Der Fachbegriff lautet »hedonistische Adaptation« und beschreibt den Umstand, dass Menschen offenbar auch nach gefühlt lebenseinschneidenden Veränderungen (positiv wie negativ) früher oder später zu einer Art »Basisglück« zurückkehren. (Vorausgesetzt, die Grundbedürfnisse sind erfüllt.) Es mag absurd klingen, aber jemand, der im Lotto gewinnt, ist nach einem Jahr gar nicht mehr glücklicher als ein Nichtgewinner. Und jemand, der durch einen Unfall eine Querschnittslähmung erlitten hat, ist nach einiger Zeit nicht mehr so unglücklich, wie man vielleicht erwarten würde. Der Jobverlust wird überwunden, und ein Umzug nach Kalifornien bedeutet mit großer Wahrscheinlichkeit nicht, dass einem für den Rest des Lebens die Sonne aus dem Hintern scheint.

Ich finde das irgendwie beruhigend, weil es Dinge betrifft, die zu ändern nur schwer bis gar nicht möglich ist. Wie schön also, dass ihr Einfluss auf unser Glücksgefühl offenbar nur marginal ist! Und aus dieser Gleichung ergibt sich schließlich: Mindestens vierzig Prozent unseres Glücks haben wir selbst in der Hand!

Lasst uns schauen, wie und wodurch Glück in unserem Körper zustande kommt, wie nah Glück und Unglück oft beieinander-liegen und wie wir Ersterem auf die Sprünge helfen können.

Los geht's mit den kurzlebigen Glücksgefühlen.

Momentane Glücksgefühle

Ihren Hauptvermittler kennen wir schon: unser Belohnungs-system. Kleine Freuden des Alltags können es stimulieren: ein herrlich duftender Kaffee am Morgen, der perfekt passende U-Bahn-Anschluss, ein Haufen Likes unter unserem Instagram-Post oder auch Sex. Und genauso aktivieren es die bedeuten-den Erlebnisse in unserem Leben: die Begegnung mit der gro-ßen Liebe, die Zusage des heiß ersehnten Jobs, die Geburt eines Kindes.

Wir messen zwar jeder Situation einen unterschiedlichen Wert bei, und deswegen fühlen sich die Glücksgefühle vielleicht jedes Mal anders an – die neurologischen Mechanismen sind aber weitestgehend die gleichen: In Erwartung auf die großen wie die kleinen Freuden sprudelt das Dopamin in unserem Be-lohnungssystem und schreit: »O ja, das ist genau das, was wir jetzt brauchen!« Unser Herz schlägt höher, wir sind freudig erregt und voller Energie. Und in dem Moment, in dem wir eine Freude genießen dürfen, strömen Opioide durch unsere Adern. Sie vermitteln das euphorische Glücksgefühl, und alles in uns ruft entzückt: »Yesss!!« Und: »Mehr davon!«

Wanting und Liking – Will ich und mag ich?

Unser Gehirn unterteilt das Erleben von Glücksgefühlen dabei in zwei Komponenten: in Wollen und Mögen – oder auch: Verlangen und Genießen. In der Neurowissenschaft spricht man von *Wanting* und *Liking*. Es ist stark vereinfacht, diese Vorgänge auf die Funktion zweier Neurotransmitter herunterzubrechen, aber um die beiden Zutaten für unser Genusserleben prinzipiell zu verstehen, können wir sagen: Dopamin vermittelt das *Wanting*, Opioide vermitteln das *Liking*.

Wir haben es im Kapitel »Auf Wolke 7 – Das ist wahre Liebe« gesehen: Während Dopamin uns klarmacht, was wir gerade wollen, wonach wir ein Verlangen verspüren, sind die Opioide zuständig für das wohlige Gefühl des Mögens. Schließlich gehört noch eine dritte Komponente zum neurobiologischen Glück des Belohnungssystems: *Learning*, also das Lernen. Das Gehirn speichert das schöne Erlebnis als lohnenswert ab, damit wir uns daran erinnern und zukünftige Situationen damit abgleichen können.

Zusammenfassen könnte man also die Funktion unseres Belohnungssystems wie folgt: Wir *wollen* die Dinge, die unserem Leben zuträglich sind, *mögen* die Befriedigung dieser Bedürfnisse und *wollen* daraufhin mehr davon. Gleichzeitig *lernen* wir: Wo wartet Genuss, und wie komme ich am schnellsten an ihn heran?

Bewusst werden uns *Wanting* und *Liking,* wenn der präfrontale Kortex (genauer: eine seiner Untereinheiten, der orbitofrontale Kortex) sich mit einschaltet. Dann treten sie klar und deutlich in unsere Aufmerksamkeit. Zum Beispiel: »Oh, ja, ich *will* Kuchen!« Allerdings können *Wanting* und *Liking* auch ganz unbewusst in uns ablaufen, als unbemerkte Handlungsmotivationen sozusagen. Dann kommt es vor, dass sich die Hand wie im Alleingang noch ein Stück Kuchen nimmt – wir erinnern uns nicht, ihr den Befehl aktiv gegeben zu haben.

Normalerweise halten *Wanting* und *Liking* sich die Waage. Wir wollen, was wir mögen, und mögen, was wir wollen. Das hat ganz einfach den Zweck, dass wir wiederholt Dinge tun, die gut für uns sind.

Die dunkle Seite des Belohnungssystems

Wanting und *Liking* können sich aber auch »entkoppeln«. Bei Süchten zum Beispiel gerät das *Wanting* außer Kontrolle. Substanzen mit hohem Abhängigkeitspotenzial lassen das süchtige Gehirn glauben, es *wolle unbedingt* mehr von dem »Stoff«. In Wirklichkeit aber verschafft der Konsum kaum bis gar keinen echten Genuss.

Ein Freund, der raucht, hat mir neulich erzählt, dass er genau das mit Zigaretten erlebt. Dass er oft den Drang verspürt, zu rauchen, gleichzeitig aber weiß, dass es ihm nicht gefallen wird. Dass es nicht schmecken, er hinterher schlecht riechen und sich in seinem Körper nicht wohlfühlen wird. Trotzdem siegt der unerklärliche Drang nach der Zigarette – und er quält sich quasi von Zug zu Zug.

Das passiert, wenn das Belohnungssystem losgelöst von unserer kognitiven Kontrolle eine Bedürftigkeit feststellt – typisch bei Süchten. Dann haut es Dopaminraketen raus und schreit zum Beispiel: »Los, gib mir 'ne Kippe, Alter! Hust!«, und der Körper gehorcht. So kann das *Wanting* drängend nach Shopping, Drogen, Pornos oder Glücksspiel verlangen – ohne dass echter Genuss im Spiel ist.

Damit befinden wir uns plötzlich auf der Schattenseite des Belohnungssystems. Wir stellen fest: In ihm liegen Glück und Unglück gefährlich nah beieinander.

Macht Essen glücklich?

Ein alltägliches, schönes Beispiel für die Wanderung auf dem schmalen Grat zwischen Licht- und Schattenseite des Belohnungssystems ist der Umgang mit Essen. Wer würde bestreiten, dass ein Teller des Lieblingsgerichts wahres Glück bedeuten kann? Diejenigen von euch, die schon mal länger gefastet haben, wissen, wie fantastisch sich der erste Bissen nach dieser Karenzzeit auf der Zunge und im Magen anfühlt.

Schließlich suggerieren es auch Sätze wie: »sich etwas gönnen«, »sich trösten mit Essen«, »gegen Frust essen«, »sich glücklich essen«. Ironischerweise greifen wir meistens, wenn wir uns mit Essen aufheitern wollen, nach Sünden wie Schokolade, Kuchen oder Chips. Wir wissen alle, dass diese Schweinereien dick machen und ungesund sind – warum können wir unsere Finger trotzdem nicht von ihnen lassen?

Der Grund liegt mal wieder in der evolutionären Funktion unseres Belohnungssystems. Bevor wir in einer Gesellschaft des Überflusses gelebt haben, die es uns erlaubt, praktisch an jeder Ecke Döner, Currywurst oder Asianudeln zu kaufen, war der Mensch oft tagelang unterwegs auf der Suche nach Essen. Ein ausgehungerter Körper brauchte dann vor allem zwei Dinge: schnelle Energie aus Kohlenhydraten und ordentlich Fett, von dem er auf der nächsten langen Wanderung noch zehren konnte.

Und auf diesen Mechanismus ist unser Belohnungssystem noch heute geeicht – Fette und Kohlenhydrate aktivieren es, wir essen sie gern, im besten Fall jedoch nur, bis wir satt sind.

Das Fatale an Sahnetorte, Erdnussflips und Hamburgern ist aber: Hier kommen große Mengen von Kohlenhydraten und Fetten kombiniert vor. Und zwar in einer Relation, die es in der Natur gar nicht gibt – denn dort sind die Nahrungsmittel entweder eher fett, wie zum Beispiel Nüsse, oder aber eher kohlenhydratreich wie Getreide und Kartoffeln. Essen wir nun etwas, das aus dieser unnatürlichen Kombination von beidem – am besten viel Fett und viel Zucker – besteht, ist das wie ein Jackpot für das Belohnungssystem.

Alles blinkt hektisch auf, die Dopaminraketen krachen um die Wette, es jubelt und schreit: »*Want! Like! Want!* Meeeeeeehr!!«

Das resultierende Verlangen ist schwer zu kontrollieren, der erneute Griff in die Chipstüte nur eine Frage von Sekunden – die Schweinereien machen tatsächlich süchtig. Ganz besonders krass ist dieser Effekt übrigens bei Übergewichtigen. Je dicker jemand ist, desto aktiver wird das Belohnungssystem beim Anblick von Essen – und desto schwerer fällt die Selbstkontrolle. Je mehr derjenige isst, desto eher setzt der Mechanismus der Habituation ein, und das Belohnungssystem verlangt nach immer größeren Mengen.

Während der Impuls, sich den Bauch schnell mit Hochkalorischem vollzuschlagen, in Zeiten von Lebensmittelknappheit von Vorteil war, wird er uns heute zum Verhängnis: Er ist stärker als unser Sättigungsgefühl – wir stopfen viel zu schnell viel zu viel von diesen ungesunden Gerichten und Nahrungsmitteln in uns hinein.

Gleiches beobachten Forschende übrigens bei Mäusen: Stellt

man ihnen einen Napf mit fettem und einen Napf mit kohlenhydratreichem Fressen hin, halten sie ihre Kalorienzufuhr annähernd konstant. Bekommen sie aber ein Futter, das sowohl viele Fette als auch viele Kohlenhydrate enthält, hauen sie unkontrolliert rein und werden schnell dick.

Und das ist bei uns nicht anders. So herrlich es sich im ersten Moment anfühlen mag, sich Chips und Schokolade auf der Zunge zergehen zu lassen – das Glück ist nur von kurzer Dauer. Das Belohnungssystem *lernt*, wie toll sich diese Überstimulation angefühlt hat – und ganz schnell *wollen* wir mehr. Aber *mögen* wir dieses Mehr dann wirklich? Wie gesagt, wir wissen ja genau, dass es ungesund ist.

Wie unser Belohnungssystem den Takt angibt

We want, we like, we learn. Dieser Takt des Belohnungssystems hat über Jahrmillionen also das Überleben und die Fortentwicklung unserer Art ermöglicht: Nahrungsbeschaffung, Fortpflanzung, Industrialisierung, die Mondlandung, das Smartphone. Wir haben ein Bedürfnis (Hunger, auf den Mond reisen) und *wollen* es befriedigen. Diese Motivation macht uns hartnäckig (wir knacken die Nuss) und erfinderisch (»Klar, eine Rakete muss her!«), und wenn wir unser Ziel, zum Beispiel den Mond, erreichen, erfüllt uns das mit großer Befriedigung: *Weeee like!* Wir haben gecheckt, wie's läuft – aber denken gleichzeitig: *Das geht doch schneller/leichter/besser! We want the next big thing:* Erneute Motivation erfasst uns. Diese freudige Erregung, die unser Belohnungssystem uns vermittelt, macht kreativ in der Erfüllung unserer Bedürfnisse – der kleinen wie der großen –, das haben verschiedene Studien gezeigt.

In einer davon bekamen zwei Gruppen von Teilnehmenden eine Aufgabe. Bevor es losging, wurde die erste Gruppe in eine positive Stimmung versetzt, indem sie einen lustigen Film schaute, fröhliche Musik hörte oder eine Tüte Süßigkeiten bekam. Die zweite Gruppe musste sich ohne erfreuliche Aufmerksamkeiten an die Arbeit machen. Diese bestand für alle darin, möglichst originelle Lösungen für verschiedene Aufgaben zu finden. Zum Beispiel auf möglichst viele ungewöhnliche Wortkombinationen kommen oder Wortketten ergänzen. Den Gutgelaunten fiel das deutlich leichter als denen, die sich in neutraler Stimmung an die Aufgaben gemacht hatten.

Das Dopamin öffnet also offenbar den Blickwinkel und ermuntert uns dazu, auch ungewöhnliche Wege zu gehen.

(Das könnte übrigens erklären, warum gerade Kreative besonders anfällig für den Missbrauch psychostimulierender Drogen sind. Kokain und Amphetamine zum Beispiel erhöhen die Dopaminmenge im Gehirn um ein Vielfaches – und damit auch die kreative Euphorie. Aber was sich toll anfühlt, ist natürlich hochgefährlich. Anhaltender Drogenkonsum schadet dem Körper – wie wir mediengerecht aufbereitet mitbekommen, gehen immer wieder Rockstars daran zugrunde.)

Überfluss macht unglücklich

In unserer modernen Überflussgesellschaft gerät unser Belohnungssystem leider zunehmend aus seinem gesunden Takt. Essen ist nur ein Beispiel dafür. An jeder Ecke lauern Versuchungen – in einer Fülle und Frequenz, wie es sie in der Natur nicht gibt. Wir gewöhnen uns an die Dauerstimulation (ihr erinnert euch: Habituation beziehungsweise Gewöhnung oder eben hedonistische Adaptation) und brauchen immer schneller immer stärkere Reize, um überhaupt noch Freude und Befriedigung empfinden zu können. Ständig neue Klamotten, jeden Abend Party, regelmäßig ein schnelleres Auto. Manche greifen genau aus diesem Grund zu Drogen: Sie suchen nach der maximalen Befriedigung – die wieder nur von kurzer Dauer ist.

Die »Höher, Schneller, Weiter!«-Mentalität in unserer heutigen Gesellschaft hat längst nichts mehr mit dem physiologischen Zusammenhang von Begehren und Befriedigung unseres Belohnungssystems zu tun, das uns mal so weit gebracht hat.

Tja, und während wir so unaufhörlich nach dem schnellen Glück streben, erreichen wir durch diese hedonistische Lebensweise vor allem Dinge, die wir, wenn wir ehrlich sind, sicher nicht mit Glücklichsein verbinden: ein erhöhtes Stresslevel, Egoismus, Materialismus und verminderte Solidarität. Ganz nebenbei brauchen wir auch noch in rasender Geschwindigkeit die Ressourcen unseres Planeten auf.

Wir halten fest: Natürlich ist es toll, sich zu vergnügen. Es ist auch nichts Falsches daran, momentane Freuden zu genießen. Wir sollten uns nur dringend davor hüten, in den Teufelskreis aus ständigem Verlangen und schneller Befriedigung zu rutschen. Denn der bedeutet das Gegenteil von Glück.

Ziele machen glücklich

Wir sehen: Wir sind da, wo wir heute sind, weil unser Belohnungssystem uns immer wieder zu Höchstleistungen angetrieben hat. Indem es uns motiviert, auch langfristige Ziele anzuvisieren, wirkt es sich sogar höchst positiv auf unser Lebensglück aus. Wir nehmen Durststrecken und steinige Wege in Kauf, weil wir wissen: Je härter wir uns eine Errungenschaft erarbeiten mussten, desto euphorisierender sind die Glücksgefühle. Langfristige Ziele in unserem Leben geben ihm eine Struktur und lassen es sinnvoll erscheinen – das fühlt sich einfach gut an.

Dabei ist es wichtig, dass wir uns Ziele suchen, die wir tatsächlich erreichen können. Stecken wir sie zu hoch, führt das zu

Enttäuschungen. Es ist viel besser, auf kleinere Etappenziele hin-
zuarbeiten – die bereiten uns auf dem Weg zum Endziel Freude,
geben uns das Gefühl, dass wir unser Glück tatsächlich unter
Kontrolle haben, und das motiviert für neue Anstrengungen.

Übrigens: Zuversicht und eine optimistische (dabei realistische) Einstellung verlängern tatsächlich erwiesenermaßen das
Leben!

Das Gegenteil aber passiert, wenn wir uns ständig mit anderen vergleichen, die es unserer Meinung nach »schon geschafft
haben«. Denn das entwertet unsere eigenen Ziele und gibt uns
das Gefühl von Ohnmacht.

Kurz: »Ich will so sein wie die!« birgt kein Glück, denn wer
sagt denn, dass das Leben der anderen überhaupt das ist, was
wir wirklich wollen und brauchen? Das Gras sieht doch auf der
anderen Seite des Zauns immer grüner aus …

Stattdessen sollten wir also eine Aufgabe finden, die unmittelbar mit *unseren* Interessen und Stärken zu tun hat.

Flow

Und da kommen wir zum Punkt »Motivation«. Ob das Erreichen eines Ziels uns glücklich macht, ist auch davon abhängig, aus welchem Grund wir es erreichen wollen. Intrinsisch
motivierte Aktivitäten beispielsweise – Dinge, die wir tun, weil
sie uns Spaß machen, unser Interesse wecken oder zu persönlichem Wachstum führen – machen zufriedener als extern motivierte Aktivitäten – Dinge, die wir nur tun, weil wir dafür
belohnt werden.

Ein Beispiel: Wenn jemand es liebt, Klavier zu spielen, wird
er gern lange und diszipliniert üben, um immer besser zu werden. Zahlt sich die harte Arbeit irgendwann aus, zum Beispiel,
indem das Publikum auf einem Konzert schier ausrastet, ist

das zum Platzen schön. Der Moment ist ein Geschenk, aber auch die lange Zeit des Übens wird im Nachhinein als erfüllend wahrgenommen. Spielt hingegen jemand lediglich Klavier, weil er dafür bezahlt wird, bedeutet Üben harte Arbeit, und der Applaus am Ende des Konzerts ist für den Pianisten nicht viel mehr als eine nette Geste.

In intrinsisch motivierten Aktivitäten können wir uns komplett verlieren. Zeitgefühl, Hunger, Durst – alles egal, wenn wir in dem aufgehen, was wir tun. Denkt mal an kleine Kinder, die beim Spielen alles um sich herum vergessen. Mir geht es beim Schreiben und Produzieren von Videos so. Die Faszination am Thema, der kreative Prozess und das technische Tüfteln – die Kombination saugt mich förmlich auf. Dann ist im Prinzip auch keine Belohnung nötig, der Vorgang ist Glück an sich. Dieses »Aufgehen« bezeichnen Psychologen als »Flow« und legen uns nahe, ihn so häufig zu suchen wie nur möglich – in der Freizeit ebenso wie bei der Arbeit. Dann ist unser Belohnungssystem in seinem Element: Herausforderungen, die zu persönlichem Wachstum führen, sind belebend, motivierend und schenken anhaltende Freude.

Worin ihr »Flow« findet, ist dabei fast egal – Sport, Malen, Autoschrauben. Hauptsache, ihr seid mit Engagement dabei! Neben ständigem, nervösem Verlangen ist nämlich Trägheit eine echte Feindin des Glücks.

Der Jackpot ist es natürlich, in seinem Job aufzugehen – denn mit ihm verbringen wir die Hälfte unseres Lebens. Umso besser, wenn wir in ihm eine Quelle des Glücks finden!

Dankbarkeit macht glücklich

Der englische Philosoph und Jurist Francis Bacon hat mal gesagt, es seien nicht die Glücklichen, die dankbar sind. Sondern die Dankbaren, die glücklich sind. Was er schon zu Anfang des 17. Jahrhunderts wusste, untermauert die Wissenschaft seit etwa zwanzig Jahren mit Belegen. Einer der Ersten, die die Effekte von Dankbarkeit auf unsere Stimmung – eher unfreiwillig – empirisch untersuchten, war der Psychologieprofessor Robert Emmons aus Kalifornien. Das Thema wurde ihm in seiner Arbeitsgruppe zugewiesen, und so startete er verschiedene Untersuchungen – mit verblüffenden Ergebnissen. In seinem bekanntesten Experiment ließ er drei Gruppen von Probanden zehn Wochen lang abends einen kurzen Eintrag in ein Tagebuch schreiben: Die erste Gruppe sollte fünf Dinge notieren, für die sie dankbar war. Die zweite Gruppe schrieb fünf Ärgernisse und die dritte Gruppe fünf wichtige Geschehnisse des Tages auf. Die Ergebnisse waren deutlich: Jene Teilnehmende, die das »Dankbarkeitstagebuch« geführt hatten, waren nach den zehn Wochen eindeutig optimistischer, fühlten sich vitaler und spürten mehr Lebensfreude im Vergleich zu den anderen beiden Gruppen. Außerdem erlebten sie sich als gesünder, denn sie litten tatsächlich weniger unter Bauch- oder Kopfschmerzen, Schwindel oder Muskelverspannungen, sie trieben mehr Sport und schliefen besser. Seitdem wurden diese Effekte in weiteren Studien bestätigt und ergänzt. Und erste neurobiologische Untersuchungen zu dem Thema zeigen, dass Dankbarkeit mit einer Aktivierung von Gehirnbereichen einhergeht, die an der Handlungsplanung und an der Wahrnehmung von Freude beteiligt sind: Menschen, die sich regelmäßig auf Dankbarkeit besinnen, erleben nicht nur mehr positive Gefühle wie Interesse, Begeisterung, Freude und Stolz, sondern auch weniger negative Gefühle wie Traurigkeit, Angst und Stress. Das Selbstwertgefühl steigt, und der Umgang mit Belastungen fällt leichter, noch dazu verhalten dankbare Menschen sich hilfsbereiter, sind sozial besser integriert und führen glücklichere Beziehungen. Dieser Effekt wird vermutlich über eine vermehrte Oxytocinausschüttung vermittelt. Und jetzt kommt's: Sie stufen auch ihre eudaimonische Lebenszufriedenheit hoch ein. Dankbarkeit gibt einem das Gefühl, dass es gut ist, auf der Welt zu sein – dass das Leben bedeutend ist und einen Sinn hat.

Ich finde die Idee von so einem Dankbarkeitstagebuch großartig. Es ändert sofort den Blick auf die Welt und schult uns darin, schon morgens die Wahrnehmung auf die positiven Dinge des Alltags zu lenken. »Boah, ein Knallersonnenaufgang! Das schreibe ich heute Abend auf!« – Und schon freut man sich zweimal. Und das muss gar nicht täglich sein. Weil das Risiko der Gewöhnung besteht, ist es sogar besser, sich nur alle drei Tage oder einmal die Woche auf seine Dankbarkeit zu besinnen. Dann hält der Effekt länger an.

In einer Erweiterung der Übung kann man zusätzlich aufschreiben, wie man selbst zum schönen Erlebnis beigetragen hat. Zum Beispiel: »Ich habe mir die Zeit genommen, den Knallersonnenaufgang zu betrachten.« Das klingt vielleicht erst mal banal, aber es verdeutlicht: Oft reicht es aus, wenn wir Kleinigkeiten unternehmen, um schöne Momente zu erleben, für die wir dankbar sein können. Das löst ein Gefühl von Selbstwirksamkeit aus und macht zufrieden. Und schließlich lernt unser Gehirn durch Übung, generell dankbarer durch die Welt zu gehen – und produziert ganz nebenbei sowohl hedonistisches als auch eudaimonisches Lebensglück.

Wo fühlen wir den höheren Sinn?

Jetzt sind wir also schon mittendrin im eudaimonischen Glück, der Zufriedenheit durch ein sinnerfülltes Leben. Ihr könnt euch wahrscheinlich vorstellen, dass die Korrelate dauerhafter Zufriedenheit im Gehirn deutlich schwieriger zu entdecken sind als die von Lust und Freude. Noch stärker als bei jedem anderen Gefühl spielt hier die subjektive Empfindung eine Rolle.

Wie soll man so etwas wie Selbstverwirklichung oder den Sinn des Lebens messen?

Tatsächlich befindet sich die Wissenschaft hier aktuell auf einem spannenden Weg – auch aufgrund einer aufsehenerregenden Entdeckung, die (mal wieder) komplett zufällig war.

Marcus Raichle von der Washington University in St. Louis war Anfang der 1990er-Jahre einer der ersten Neurowissenschaftler, die die Vorgänge in unserem Gehirn mithilfe moderner Hirnscanner untersuchten. Damals wie heute werden die Aufnahmen der Gehirnaktivität zu zwei verschiedenen Zeitpunkten gemacht: einmal im sogenannten Ruhezustand – das heißt, die Probanden liegen einfach möglichst entspannt im Scanner – und einmal während des Experiments, wenn die Teilnehmenden ihre Aufmerksamkeit auf eine konkrete Aufgabe richten müssen. Erst indem die Wissenschaftler diese beiden Bildsequenzen abgleichen, können sie erkennen, welche Gehirnareale »sich der Aufgabe annehmen«. Mit der Zeit stolperte Raichle dabei über ein seltsames Phänomen: Es gab Bereiche in den Gehirnen seiner Probanden, die ihre Aktivität nicht herauf-, sondern herunterfuhren, sobald sie vom Chillen in eine bestimmte Tätigkeit übergingen. In dem Moment, in dem sie sich aber wieder entspannen durften, leuchteten diese Areale erneut auf. Es schien also, als wären sie »in Ruhe« emsig mit etwas beschäftigt.

Tatsächlich war das auch schon anderen Neurowissenschaft-lern aufgefallen, zusammen mit einer weiteren rätselhaften Beobachtung: Wenn unser Gehirn vermeintlich nichts tut, drosselt es nicht, wie man vielleicht erwarten würde, seinen Sauerstoffverbrauch. Stattdessen bleibt dieser so gut wie kon-stant. Noch ein Hinweis darauf, dass unsere grauen Zellen in Ruhe an irgendetwas Wichtigem arbeiten.

Marcus Raichle machte sich schließlich als Erster daran, die-sen vermeintlichen »Ruhezustand« genauer zu untersuchen, und publizierte 2001 seine bahnbrechenden Ergebnisse: Er hat-te ein ganzes Netzwerk von Knotenpunkten in unserem Gehirn entdeckt, das in Ruhe synchron zu arbeiten beginnt und sich in Momenten der Konzentration blitzschnell wieder zurück-nimmt. Raichle gab ihm den Namen »Default Mode Network«, auf Deutsch »Ruhezustandsnetzwerk«, und legte damit den Grundstein für eine Vielzahl weiterer Untersuchungen, die genau dieses Netzwerk bald auf ganz verschiedenen Ebenen in Zusammenhang mit unserem Empfinden von Glück und Unglück bringen sollten. Aber von vorn.

Unser Gehirn macht nie nichts
Das Default Mode Network

Erst mal hatte Raichle mit der Entdeckung des Default Mode Networks bewiesen, was wir instinktiv schon immer gewusst haben: Unser Gehirn macht nie nichts. Stattdessen wälzt es un-aufhörlich Gedanken: Wir gehen das gestrige Treffen mit dem Freund durch, malen uns aus, wie das Gespräch mit der Chefin morgen laufen wird, oder überlegen ganz einfach, was wir heute Abend essen wollen. Weil wir dafür keinen Auslöser von außen benötigen, wird das »stimulusunabhängiges Denken« genannt. Die Gedanken steigen einfach in uns auf, wir tagträumen – und zwar im Default Mode Network. Es kommt immer dann zum Zug, wenn wir uns gerade nicht konzentrieren müssen, sondern unseren Gedanken freien Lauf lassen können. Beim Musikhören, beim Joggen, beim Zähneputzen – aber auch, wenn uns eine Arbeit nicht komplett fesselt oder wir müde sind. Dann schweifen wir ab. *Hmm, wie wäre es mit einem neuen beruflichen Projekt?* Oder: *Ob wohl jemals jemand dieses Buch lesen wird?*

Die Erforschung des Default Mode Networks ist noch jung und längst nicht abgeschlossen, aber allem Anschein nach bedeutet seine Aktivität alles andere als unnützes Rumgedenke. Untersuchungen, die sich denen von Raichle anschlossen, haben zu folgender Hypothese geführt: Wenn dieses Netzwerk anspringt, denken wir über uns selbst nach, über Erlebnisse in der Vergangenheit. Wir bewerten neu, überdenken Haltungen und Handlungen und planen für die Zukunft. Was sich für uns so selbstverständlich anhört, bedeutet Faszinierendes: Diese Vorgänge lassen uns begreifen, dass wir Individuen mit einer einzigartigen Vergangenheit und einer gestaltbaren Zukunft sind – und damit scheint das Default Mode Network für nichts Geringeres zuständig zu sein als für unser Ich-Bewusstsein.

In unsere Tagträume beziehen wir außerdem andere Menschen mit ein: Wie empfinden wir sie, und was denken sie wohl über uns? So können wir uns in sie hineinversetzen, uns selbst durch ihre Augen betrachten und ihre Perspektive in unser eigenes Urteil miteinbeziehen. Das Default Mode Network scheint also auch an Empathie und Moral beteiligt zu sein – und damit an der Bildung von Beziehungen.

Und schließlich können wir Erlebnisse, indem wir sie uns »durch den Kopf gehen lassen«, in unsere Welt einordnen und ihnen eine Bedeutung beimessen. Einen Sinn darin finden. Insbesondere das, was auf Englisch so entzückend *mental time travel* (etwa: »Zeitreisen in Gedanken«) heißt, also über vergangene oder zukünftige Ereignisse nachzudenken, hilft dabei, langfristige Ziele zu formulieren und zu verfolgen. Diese Fähigkeit, den unmittelbaren Augenblick »zu verlassen«, ist es übrigens, die uns maßgeblich von allen anderen Lebewesen auf diesem Planeten unterscheidet. Nur dank ihr können wir so ein Konstrukt wie »den Sinn des Lebens« überhaupt erfassen.

Und das bringt uns wieder zurück zum eudaimonischen Glück, zum »sinnerfüllten Leben«. Möglicherweise ist das Default Mode Network eine Voraussetzung dafür, dass wir uns eine Vorstellung davon machen und nach ihm streben können. Spannend ist außerdem: Das Default Mode Network überschneidet sich mit den Schlaufen des Belohnungssystems – dem Ort unserer augenblicklichen Freuden. Könnten hier also das hedonische und das eudaimonische Glück mit dem Ich zusammentreffen? Um dieser Frage weiter auf den Grund zu gehen, müssen wir uns die Licht- und Schattenseiten des Default Mode Networks genauer anschauen.

Licht und Schatten
des Default Mode Networks

Was die Lichtseite betrifft: Tatsächlich kommen erste Studien zum Schluss, dass Tagträumen unsere Kreativität fördert – dass wir, wenn wir dem »Nichtstun« fröhnen, auf neue Ideen und bessere Lösungen für Probleme kommen. Wenn wir unsere Gedanken wandern lassen, können wir im Flow-Zustand aufgehen, der wie bereits geschildert zum Glücklichsein beiträgt. Forschungsergebnisse legen nahe, dass das Default Mode Network das neuronale Substrat dieses Zustands darstellt. Und? Was folgt aus alldem? Keine Angst vor Langeweile! Es ist höchste Zeit, das Image dieses unterschätzten Gefühls aufzuwerten.

Wir leben in einer Zeit, in der sie kaum eine Chance hat. Fast jede Minute des Tages ist durchgetaktet, jede andere füllen wir mit unserem Smartphone, schreiben Mails oder planen Termine. Keine Frage, das ist wichtig und kann Spaß machen, aber wenn wir selbst auf dem Klo durch die sozialen Netzwerke scrollen, anstatt unserem Gehirn mal eine Pause zu gönnen, kommt es kaum zum »Verdauen«. Dabei ist das Voraussetzung dafür, dass wir uns im Leben zurechtfinden, die für uns richtigen Wege einschlagen, persönlich wachsen – und: glücklich sind. Also: Nehmt euch den Raum, Löcher in die Luft zu gucken und euren Gedanken nachzuhängen – ich für meinen Teil liebe das. Geht in Ausstellungen und starrt ausgiebig auf große Bilder, setzt euch in Cafés und genießt das Treiben oder spaziert und schaut in die Natur. Gebt der Langeweile und dem stimulusabhängigen Denken eine Chance. Das funktioniert auch beim Bügeln oder mitten im Stau. Ihr werdet sehen: Es erdet und inspiriert.

Was die Schattenseite des Default Mode Networks betrifft: Denken kann auch unglücklich machen. In einer Befragung von über zweitausend Menschen gab die Mehrheit an, dass ihre Gedanken bei fast jeder Tätigkeit (außer Sex) umherschweiften – was sie unzufrieden mache. Erkaufen wir uns die Ich- und Sinnfindung also mit Phasen schlechter Stimmung? Oder hat diese Unzufriedenheit schlicht damit zu tun, dass Tagträumen gesellschaftlich als Zeitverschwendung verschrien ist?

Problematisch kann es werden, wenn Personen vom Tagträumen ins Grübeln geraten. Das heißt, ihre Gedanken schweifen nicht frei und flexibel umher, sondern sie fokussieren sich auf Schlechtes. Sie kreisen immer wieder um vermeintliche Fehler oder persönliche Defizite und können sich allein nicht aus dieser Negativspirale befreien. Das macht natürlich alles andere als glücklich. Dass wir auch über unangenehme Erfahrungen nachdenken, uns der verletzende Kommentar eines

Arbeitskollegen oder die unfreundliche Begegnung mit einer schlecht gelaunten Busfahrerin länger beschäftigen, als uns lieb ist, ist völlig normal. Und natürlich ist es wichtig, auch über persönliche Fehler nachzudenken und daraus zu lernen. Aber nehmen diese negativen Gedankenstrudel überhand, kann das ein Anzeichen oder ein Risikofaktor für eine Depression sein.

Wie kann das passieren? Möglicherweise ist eine Störung des Default Mode Networks daran beteiligt.

Aller guten Dinge sind drei Netzwerke

Dafür müssen wir wissen: Es ist funktionell mit zwei weiteren Netzwerken in ein System eingebettet. Beide stellen eine Art Gegenspieler zu ihm dar – oder aber wir nennen sie »Teamplayer«, denn eigentlich sind sie seine perfekte Ergänzung: Das erste ist das sogenannte Exekutivnetzwerk. Es kommt immer dann zum Zug, wenn wir uns konzentrieren müssen – wenn fokussierte Aufmerksamkeit, zielgerichtetes Denken und Entscheidungsfindung gefragt sind.

Und das zweite, das sogenannte Salienznetzwerk, vermittelt eine breite, nach außen fokussierte Aufmerksamkeit. Es filtert alle Umgebungsreize und entscheidet je nach Setting, was zu tun ist. Ist Gefahr im Verzug, aktiviert es unser »Stresssystem« im Körper – dann sind weder Konzentration noch Rumdenken gefragt, sondern »Kampf oder Flucht«: Die beiden anderen Netzwerke werden kurzerhand lahmgelegt. Das Salienznetzwerk ist zum Beispiel schuld an einem »Blackout« bei großer Aufregung: dass man auf dem Stuhl von Günther Jauch bei »Wer wird Millionär?« plötzlich nicht mehr auf Antworten kommt, die einem als Zuschauer, gemütlich auf dem heimischen Sofa liegend, sofort eingefallen wären. Ist um uns herum aber alles ruhig, kann das Salienznetzwerk wie eine Schaltstelle zwischen den beiden anderen Netzwerken hin- und herswitchen. Sprich: entscheiden, ob das Exekutivnetzwerk uns konzentriert ins Hier und Jetzt katapultieren soll, um eine konkrete Aufgabe zu lösen, oder ob gerade nichts Wichtiges los ist und wir chillen können – das Default Mode Network »verdauen« darf.

Bei depressiven Menschen ist das Default Mode Network oft übermäßig aktiv. Wenn sie sich auf eine bestimmte Tätigkeit konzentrieren sollen, gelingt es ihnen nicht, es ausreichend herunterzuregeln. Es funkt dem Exekutivnetzwerk permanent dazwischen. Das heißt, auch wenn es eigentlich um etwas anderes geht, sind diese Personen immer noch mit sich selbst, vor allem mit Sorgen oder ihrem Unglück beschäftigt.

Ähnliches wird bei Personen mit Angst- und Suchterkrankungen sowie Essstörungen beobachtet: In verschiedenen Studien ging eine gestörte Aktivität des Default Mode Networks mit negativen Gedankenkreisen und Unzufriedenheit über den eigenen Körper einher. Möglicherweise sind die Betroffenen in ihrem überaktiven Default Mode Network und damit in sich selbst gefangen. Und auch bei der Aufmerksamkeitsdefizit-Hyperaktivitätsstörung (ADHS) scheint das Default Mode Network daran beteiligt zu sein, dass die Betroffenen sich schlecht konzentrieren können und Schwierigkeiten beim Knüpfen sozialer Kontakte haben (wir erinnern uns: mithilfe des Default Mode Networks können wir uns in andere hineinversetzen, es spielt eine Rolle bei Empathie).

Außerdem können auch Störungen in den anderen beiden oben genannten Netzwerken an Krankheitsbildern beteiligt sein oder aber eine veränderte Kommunikation zwischen den Netzwerken. Personen, die zum Beispiel permanent unter Stress stehen, zeigen eine vermehrte Aktivität im Saliencnetzwerk – es ist ständig auf »Alarm« geschaltet. Und das geht wiederum auf

Kosten des Exekutiv- und des Default Mode Networks. Diese Menschen kommen weder zur Ruhe, um ihre Gedanken zu ordnen, noch können sie sich auf das Hier und Jetzt konzentrieren. Das Ergebnis sind Störungen der Merk- und Konzentrationsfähigkeit. Stress kann auf diese Weise zu einer sogenannten *kognitiven Störung* führen. Das meint eine Beeinträchtigung der Denkleistung, die über das nach Alter und Bildung des Betroffenen Normale hinausgeht.

Die Maximalvariante dieser Aktivitätsverschiebung zuungunsten des Default Mode Networks wird bei Alzheimer beobachtet. Je weniger Aktivität das Default Mode Network aufweist, unter umso höheren kognitiven Einbußen leidet der Betroffene.

Extra-Wissen: Die Strukturen der Netzwerke

Zu den Netzwerken gehören Strukturen, die wir zum größten Teil schon kennen – dieses Wissen kann das Verständnis der Netzwerkfunktionen erleichtern. Hier eine Auswahl:

Default Mode Network (Tagträumen, Ich-Bewusstsein):

- der vorne mittig gelegene Abschnitt des präfrontalen Kortex: zuständig für Aufmerksamkeit, Kontrolle und Konzentration
- der hintere Abschnitt des cingulären Kortex: an Aufmerksamkeit, Erinnerung und Lernen beteiligt
- der seitliche Abschnitt des Scheitellappens sowie sein oberer Pol, der Precuneus: zentral an visueller Vorstellung beteiligt und daran, Gedächtnisinhalte, insbesondere autobiografische, abzurufen und uns vor Augen zu führen
- der Hippocampus: zentral für die Bildung unseres Gedächtnisses

Default Mode Network
♡ Tagträume
♡ Ich-Bewusstsein

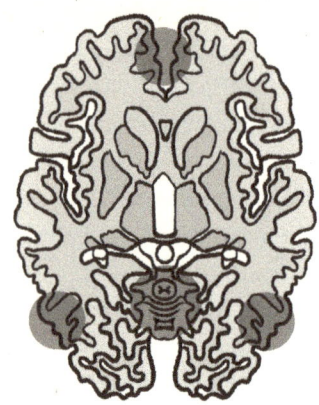

Salienznetzwerk

♡ richtet unsere
Aufmerksamkeit
nach außen und innen

♡ »schaltet« zwischen
den beiden anderen
Netzwerken hin und her

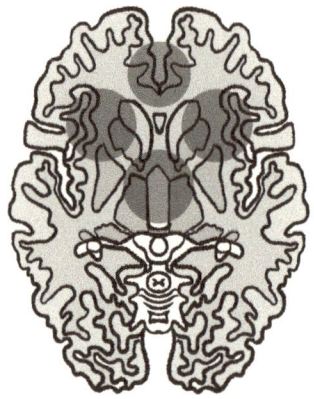

Exekutivnetzwerk
♡ Konzentration
♡ Problemlösung

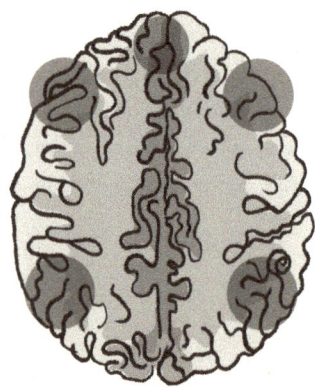

Salienznetzwerk (regelt unsere Aufmerksamkeit):

- die Amygdala: unsere Alarmanlage, essenziell an der Kampf-oder-Flucht-Reaktion beteiligt
- der Locus caeruleus: produziert Noradrenalin, Stress!
- der anteriore cinguläre Kortex: zuständig für Aufmerksamkeit, emotionale Bewertung und Impulskontrolle sowie Schmerzwahrnehmung
- die Inselrinde: verknüpft Emotionen, Rückmeldungen der Sinnesorgane und kognitive Informationen miteinander

Exekutivnetzwerk (Konzentration und Problemlösung):
- der hintere Teil des präfrontalen Kortex: zuständig für Kontrolle, Konzentration
- der hintere Teil des Scheitellappens: zuständig für die visuelle Aufmerksamkeit, an Lesen und Rechnen beteiligt

Glücklichsein scheint also – zumindest zum Teil – auf der optimalen Balance zwischen dem Default Mode, dem Salienz- und dem Exekutivnetzwerk zu beruhen. Auf der richtigen Mischung aus Konzentration auf das Hier und Jetzt und Fantasiereisen.

Forschende haben sich deswegen natürlich längst Gedanken darüber gemacht, wie wir an dieser Balance schrauben können.

Der britische Neurologe Robin Carhart-Harris führt in diesem Zusammenhang spannende Experimente mit psychedelischen Drogen durch: Unter kontrollierten Bedingungen bekommen Probanden »mittlere« Dosen von LSD oder Psilobycin (»Pilze«) verabreicht und werden dabei im fMRT-Scanner untersucht. Dann beobachten die Forschenden Bemerkenswertes: Offenbar schalten die Drogen das Default Mode Network nahezu aus, und das Gehirn beginnt, völlig neue Netzwerke und Verbindungen aufzubauen. Carhart-Harris bezeichnet diesen Zustand als »Ich-Auflösung« und sieht hierin die Möglichkeit für die jeweiligen Probanden, das Verhältnis zu ihrem individuellen Bewusstsein zu verändern. Sich wie durch »neue Augen« zu betrachten und bestimmte Verhaltensweisen zu ändern. In mehreren (kleinen) Studien haben sich die Symptome depressiver Personen durch so eine Behandlung signifikant verbessert. Die Studienleitenden hoffen, auf diese Weise Menschen, die unter Depressionen, Sucht- und Angsterkrankungen leiden, von ihren festgefahrenen Verhaltensweisen und Beschwerden zu befreien. Bis zur klinischen Anwendung dieser Methode ist noch einiges an Forschung nötig, aber die Ergebnisse könnten zukunftsweisend sein.

Ein Schlüssel zum Glück

Solange gibt es eine weitere (etwas praktikablere und im Moment noch weniger illegale) Möglichkeit, um zu verhindern, dass die Gedanken zu häufig auf Wanderschaft gehen und sich womöglich auf den falschen Pfad verirren: Meditation. Im Kapitel »Ich steh unter Strom! – Stress pur!« haben wir uns schon mit Achtsamkeit beschäftigt – einer Art der Meditation, bei der es darum geht, sich ganz auf das Hier und Jetzt zu konzentrieren und jede Erfahrung in dem Moment wertfrei zu akzeptieren. Das klingt erst mal wie das Gegenteil von »Rumdenken«. Und tatsächlich haben fMRT-Studien gezeigt, dass die Aktivität des Default Mode Networks abnimmt, wenn Profis meditieren. Diese berichten auch von weniger Gedankenreisen als Kontrollpersonen, die nicht meditieren. Zusätzlich, und das ist vielleicht die Schlüsselerkenntnis, verändert sich durch Meditation die Kommunikation zwischen den verschiedenen Netzwerken. Sie wechseln sich lebhafter ab, das Gehirn switcht also flexibler zwischen konzentrierter Aufmerksamkeit und

Gedankenreisen hin und her. Und diese Flexibilität, in der Wissenschaft »Metastabilität« genannt, scheint der Schlüssel zum Glück zu sein – die optimale Balance.

Möglicherweise erlaubt diese Metastabilität, dass wir uns erst voll konzentriert auf ein bedeutungsvolles Erlebnis einlassen können und die empfundenen Glücksgefühle dann zügig Eingang in das Default Mode Network finden, wo wir ihnen eine tiefe Bedeutung geben können – und damit eudaimonisches Glück empfinden.

Die Kausalität dieser Zusammenhänge ist noch hypothetisch, aber tatsächlich fühlen sich Menschen, die häufiger zwischen den Netzwerken wechseln und schnell Informationen unter ihnen austauschen können, glücklicher.

Diese Beobachtungen passen zu den Ergebnissen zahlreicher weiterer Studien, die Achtsamkeit und anderen Meditationsformen einen positiven Effekt auf unsere Konzentrationsfähigkeit und unser Wohlbefinden attestieren. Ich habe in den letzten Monaten angefangen, hin und wieder kleine Meditationen in meinen Alltag einzubauen, und muss sagen: Schon die bewirken Erstaunliches. Ich spüre, wie augenblicklich Stress und Erwartungsdruck von mir abfallen, wie ich mich gleichzeitig entspannen und positive Energie tanken kann. Wie der Blick auf das große Ganze wieder rosiger wird.

Wie im Kapitel über Stress ausführlicher besprochen, können tatsächlich schon kurze Übungseinheiten das Gehirn verändern (zum Positiven!), Stress reduzieren, Schmerzen lindern und das Immunsystem stärken. Außerdem macht das Training resistenter gegenüber negativen Emotionen und stärkt Mitgefühl, Offenheit und Gleichmut. Und schließlich berichten Meditierende sowohl von ekstatischen Glücksgefühlen, die sie während der Meditation durchfluten, als auch von einer größeren konstanten Zufriedenheit in ihrem Leben.

Glück durch Bewegung

Noch eine Art, kurzfristige Glücksgefühle zu erleben, die sich nebenbei positiv auf unsere Lebenszufriedenheit auswirkt, ist Bewegung! Ich kann das nur bestätigen. Ich liebe es, laufen zu gehen oder mich in einem Intervalltraining auszupowern. Es gibt einen Kurs in meinem Fitnessstudio, in dem die Trainerin alle Teilnehmer zu Höchstleistungen antreibt, indem sie uns förmlich anschreit. »Ich weiß nicht, wer euch vorgemacht hat, dass man beim Laufen die Füße wie schlaffe Kartoffelsäcke auf den Boden plumpsen lässt. Macht das nicht!« Es klingt vielleicht gemein, aber es ist pure Motivation: »Ihr seid nie schlaff! Eure Beine sind Federn, Sprungfedern, elastisch und stark, sie drücken euch dynamisch nach vorn, ihr könnt fliegen!« Und im Takt der wahnsinnig lauten Musik klatscht sie in die Hände. »Tak, tak, tak, das geht noch schneller!« Ich kriege beim Schreiben eine Gänsehaut: Man will ihr zeigen, dass die eigenen Beine wirklich Sprungfedern sind, dass man für sie tatsächlich fliegen kann, und gibt einfach alles. Die Lungen brennen, die Muskeln schmerzen – und es ist einfach nur geil. In solchen Momenten kann ich förmlich fühlen, wie die aufgestauten Stresshormone meinen Körper verlassen und sich stattdessen eine Unmenge an positiver Energie in mir ausbreitet.

Dass Ausdauersport in der Lage ist, Stress und Angstgefühle abzubauen, Schmerzen zu reduzieren und die Stimmung aufzuhellen, gilt schon lange als unbestritten. Krebserkrankte können durch Bewegung die Nebenwirkungen ihrer Therapie auf ein Minimum reduzieren, und bei Personen mit Depressionen kann Sport so effektiv wirken wie eine medikamentöse Behandlung.

Ihr kennt wahrscheinlich alle den Begriff »Runner's High«, der das mit Ausdauertraining einhergehende Gefühl der Euphorie beschreibt. Der rauschähnliche Zustand stellt sich auf dem Höhepunkt eines intensiven Trainings ein: Plötzlich lässt die Anstrengung nach, die Füße laufen wie von selbst, man bekommt das Gefühl, wie Forrest Gump für immer weiterjoggen zu können. Die schlüssigste Erklärung für das Phänomen ist, dass das Gehirn beim Sport Endorphine freisetzt – unsere selbst gemachten »Wohlfühldrogen«. Vielleicht sollten sie uns früher auf der Jagd helfen, auch nach stundenlanger Verfolgung der Beute nicht aufzugeben.

Die Hypothese war lange umstritten, weil es kompliziert ist, die Freisetzung von Endorphinen im Gehirn nachzuweisen. Forschenden aus München ist es aber schließlich gelungen: Sie injizierten Ausdauerläufern ein radioaktiv markiertes Medikament, das an die gleichen Rezeptoren bindet wie die körpereigenen Opioide, und schickten diese zwei Stunden lang joggen. Vor und nach dem Lauf legten die Forschenden die Sportler in einen Scanner und verglichen, wie viel des radioaktiv markierten Medikaments sich in ihren Gehirnen festsetzte. Und tatsächlich: Während es sich vor der Sporteinheit weit über das Gehirn verteilt hatte, war es hinterher fast verschwunden – das Gehirn hatte während des Joggens eigene Endorphine gebildet und das Medikament verdrängt. Eine genaue Untersuchung zeigte: Die Endorphine waren genau in den Bereichen gebildet worden, die an Gefühlen und der Schmerzwahrnehmung beteiligt sind. Tja, jetzt sagt ihr vielleicht: »Hallo? Wer geht denn schon täglich zwei Stunden lang joggen?« Und ich kann euch sagen: Ich bestimmt nicht. Aber: Der positive Effekt von Sport auf die Stimmung ist in zahlreichen weiteren Studien belegt – auch kleinere Trainingseinheiten setzen Endorphine frei.

Zusätzlich wird eine vermehrte Bildung körpereigener Cannabinoide beim Sport diskutiert. Diese Substanzen ähneln dem Cannabis in Marihuana – wie Opioide stillen sie Schmerzen und machen euphorisch, noch dazu gelangen sie problemlos ins Gehirn. Vermutlich bildet unser Körper also einen ganzen

Cocktail aus Wohlfühldrogen, wenn wir trainieren. Und was die Dosis-Wirkungs-Beziehung von Sport und guter Laune angeht, lässt sich diese hochwissenschaftlich wie folgt zusammenfassen: Viel hilft viel. Und zwar wie erwähnt auch für unser langfristiges Wohlbefinden. Menschen, die regelmäßig Sport treiben, sind resistenter gegen Stress, seltener traurig und haben weniger Ängste. Als Erklärung hierfür diskutieren Wissenschaftler die Neubildung und Neuverknüpfung von Nervenzellen im Gehirn. Haben wir beides schon kennengelernt: Neoneurogenese und Neuroplastizität. Sowohl bei Mäusen als auch bei Menschen lieferten Studien Hinweise darauf, dass durch regelmäßiges Ausdauer-Work-out, im Hamsterrad oder auf dem Laufband, vermehrt Neurotransmitter und Wachstumsfaktoren gebildet werden, die neue Nervenzellen im Hippocampus sprießen lassen und zu einer besseren Funktion des präfrontalen Kortex führen. Insbesondere bei Kindern hat Sport einen positiven Einfluss auf das Gehirn – auf die Konzentrations- und Lernfähigkeit, das Erinnerungsvermögen und die Impulskontrolle. Und bei älteren Menschen kann Aktivität neben dem Aufbau neuer Verbindungen auch den altersbedingten Abbau von Hirngewebe bremsen – das Gehirn gewissermaßen jünger halten.

All diese Effekte bedeuten eine Verbesserung der kognitiven Leistungen, des Gedächtnisses, der Stimmung und ganz nebenbei eine deutliche Steigerung des Wohlbefindens. Also nix wie rein in die Sportschuhe!

Serotonin und Glück? – Es ist kompliziert

Vielleicht wundert ihr euch, dass bisher gar nicht von Serotonin die Rede war. Seit Jahren macht es in den Medien als »Glückshormon« Karriere: Je mehr wir davon irgendwie in unser Hirn bekommen könnten, desto besser. Aber stimmt das?

Im Kapitel »Von Trauer und Schmerz – Helfer in der Not« ist es schon angeklungen. Zuallererst: Serotonin ist kein Hormon, sondern ein Neurotransmitter. Während Erstere als Botenstoffe von hormonbildenden Organen wie der Schilddrüse oder der Nebenniere über die Blutbahn zu ihren Zielorganen geschickt werden, vermitteln Neurotransmitter Informationen zwischen einzelnen Nervenzellen. Als solcher ist Serotonin an der Weiterleitung von Signalen sowohl im zentralen als auch im peripheren Nervensystem und an einer Vielzahl von Prozessen beteiligt: der Steuerung von Hunger und Durst, des Schlaf-wach-Rhythmus, der Schmerzwahrnehmung und ohne Zweifel auch an unserer emotionalen Befindlichkeit.

Die Karriere von Serotonin als Glücksbringer begann in den Fünfziger- und Sechzigerjahren, als Forschende feststellten, dass Medikamente, die die Serotoninmenge im Gehirn erhöhten, Depressionen linderten. Diese sogenannten Serotonin-Wiederaufnahmehemmer erhöhen die Konzentration von Serotonin im synaptischen Spalt zwischen zwei Nervenzellen, sodass es länger wirken kann. Damit war die »Serotoninhypothese« geboren, die Serotonin-Wiederaufnahmehemmer wurden hundertmillionenfach verschrieben, und gleichzeitig verbreitete sich die Annahme: Wenn ein Serotoninmangel offenbar Depression verursacht, muss eine Extradosis ja wohl glücklich machen!

Allerdings lieferten Studien bald widersprüchliche Ergebnisse: Mal schienen die Hemmer Depressionen zu lindern, dann zeigte sich überhaupt kein Effekt, dann einer, der vergleichbar war mit dem eines Placebos. Tatsächlich konnte bei Patienten mit Depressionen noch nie ein Serotoninmangel nachgewiesen werden – weswegen sich die Experten heute streiten, ob eine Erhöhung der Serotoninmenge im Gehirn überhaupt einen positiven Effekt auf Depressionen hat. Möglicherweise ist die Wirkung der gängigen Medikamente durch einen ganz anderen Mechanismus zu erklären.

Es gilt zwar als unbestritten, dass eine Störung im Serotonin-system mit negativer Befindlichkeit einhergehen kann – bis heute ist der genaue Zusammenhang zwischen Menge und Effekt auf die Stimmung aber nicht geklärt. Insbesondere lautet er nicht: Viel hilft viel. Denn die Serotonin-Wiederaufnah-mehemmer haben auch ihre Nebenwirkungen: Übelkeit, Kopf-schmerzen, Verlust der Libido. Und eines weiß man mit Sicher-heit: Ein Zuviel des Botenstoffs im Gehirn (zum Beispiel durch eine ungünstige Kombination von Medikamenten) führt zum lebensgefährlichen Serotoninsyndrom mit Fieber, Muskel-zuckungen, Herzrhythmusstörungen und Verwirrung.

Die »Serotoninhypothese« ist also umstritten, und das Glei-che gilt für die Wirkung des Serotonins als »Glücksmolekül« bei Gesunden. Definitiv unwirksam ist es, massenweise serotonin-haltige Lebensmittel zu essen, denn das Molekül gelangt nicht aus dem Blut ins Gehirn. Händler von Nahrungsergänzungs-mitteln preisen deswegen gern seine Vorstufe Tryptophan in Form von teuren Pülverchen an – die schafft es ins Gehirn und wird dort zu Serotonin umgebaut. Eine systematische Übersichtsstudie der unabhängigen Non-Profit-Organisation Cochrane Collaboration nahm 111 Studien, die den Zusam-menhang zwischen der Aufnahme von Tryptophan und einer stimmungsaufhellenden Wirkung untersuchten, deswegen ge-nau unter die Lupe. Lediglich zwei der Arbeiten waren metho-disch so durchgeführt, dass ihnen eine Aussagekraft zugespro-chen werden konnte, und die Quintessenz daraus lautete: *Mög-licherweise* bestehen Wirkungen, die besser sind als die eines Placebos. Bevor aber die Einnahme von Tryptophan empfohlen werden kann, müssen weitere, qualitativ hochwertigere Studien erfolgen. Außerdem ist ein Tryptophanmangel bei einer einiger-maßen normalen Ernährung höchst unwahrscheinlich.

Wenn man also eines zum Beziehungsstatus von Serotonin und Glück mit Sicherheit sagen kann, dann: Es ist kompliziert.

Musik ist Glück

Glück in überwältigender Intensität kann Musik bereiten. Ich erinnere mich an ein wundervolles Erlebnis vor einigen Jahren in London. Mit Jonas und ein paar Freunden war ich in der Royal Albert Hall, um Max Richter und Daniel Hope live zu sehen, mit »Recomposed: Vivaldi – The Four Seasons«. Ich freute mich riesig drauf, schon die Location ist schließlich atemberaubend. In der Reihe vor uns saßen zwei ziemlich coole Jungs – mit Basecap, Baggy Pants und Sneakern –, die unentwegt Witze machten und lockere Sprüche klopften. Und ich dachte noch: *Lustig, dass die Lust auf Klassik haben.* Dann ertönte die Musik, und mich packte sie sofort. Es passiert mir nicht oft, aber ich war völlig überwältigt – mit Gänsehaut und Tränen in den Augen. Irgendwann – ich hatte jegliches Gefühl für Zeit verloren – brach tosender Applaus los. Das Konzert war plötzlich vorbei. Die Lichter gingen an, und die Leute erhoben sich, so auch die coolen Jungs – und da blickte ich in vier tränenüberströmte Augen.

»Das war das Schönste, was ich je gehört hab, Mann!«, sagte der eine. »Ja, Mann. Ohne Scheiß«, der andere. Und noch ganz im Bann der Musik verließen wir alle die Halle.

Ich finde, es ist nahezu magisch, wie augenblicklich Musik einen vollständig ergreifen kann. Wie ein paar Schallwellen je nach Komposition puren Genuss, tiefste Rührung oder sogar ekstatisches Vergnügen bereiten können. Und selbst singen erst!

Aber warum hat Musik so eine faszinierende Macht über uns?

Bis ins letzte Detail wissen wir es nicht. Eine These ist, dass uns bestimmte Lieder an emotionale Ereignisse erinnern und wir sie im Kopf noch einmal neu erleben – mitsamt der Gefühlsflut. Belegt ist, dass auch Musik das Belohnungssystem stimuliert und Opioide durch unseren Körper schickt. Und eigentlich ist das rätselhaft, denn das Belohnungssystem wird doch durch Reize stimuliert, die für unser Überleben bedeutend sind (oder durch Drogen): Essen, Trinken, Sex. Aber Musik?

Eine mögliche Erklärung lautet, dass unser Gehirn die Musik als für unser Überleben potenziell relevanten Reiz wahrnimmt und deswegen hellwach versucht, den Verlauf der Klänge vorherzusagen. Es baut also eine Erwartung auf – über Dopamin –, das ist aufregend und lässt unser Herz höherschlagen. Folgen dann die Harmonien, die das Gehirn antizipiert hat (diese Theorie heißt auch »Antizipationsthese«), wird das als Belohnung wahrgenommen – *we like!* Überraschen uns die Harmonien auf schöne Art und Weise, knallern die Dopaminraketen erst recht: »Boah, was für'n cooler Song!!« Weichen die tatsächlichen Klänge aber zu deutlich von dem ab, was wir erwartet haben, wissen wir nicht, was wir damit anfangen sollen – sie lassen das Belohnungssystem kalt.

Und schließlich könnte die soziale Komponente von Musik unsere Erregung und damit das Glücksgefühl erklären. Zeit- und kulturübergreifend musizieren Menschen gemeinsam, singen und tanzen, kommunizieren über Klänge – und stärken so Beziehungen. Und die, das wissen wir, sind essenziell für uns. Außerdem kann Musik Ängste, Stress und Schmerzen mindern – und die Suchtgefahr ist hier relativ gering.

Extra-Wissen: Gänsehaut

Wenn wir gerade bei überwältigenden Emotionen sind – was soll eigentlich Gänsehaut? Gänsehaut, oder auf schlau »Piloerektion« (*pilus* ist lateinisch für »Haar«), mag ja Sinn machen, wenn uns kalt ist: Dann aktiviert der Steuermann unseres autonomen Nervensystems, der Hypothalamus, den Sympathikus und veranlasst, dass über kleine Muskeln an den Haarbälgen in unserer Haut, den Musculi arrectores pilorum, die Haare aufgestellt werden. Dieser Reflex stammt vermutlich aus Zeiten, in denen unsere Vorfahren noch mit Fell herumgelaufen sind. Zwischen den aufgestellten Fellhaaren und der Haut entstand nämlich ein Luftkissen, das den Körper gegen Kälte schützte – so wärmen Tiere sich noch heute mit aufgestelltem Fell oder aufgeplustertem Gefieder.

Aber es gibt die Gänsehaut auch als *free giveaway* in hochemotionalen Momenten. Zum Beispiel, wenn sich uns in einem unheimlichen Moment buchstäblich »die Haare sträuben« – wenn wir Angst haben oder schockiert sind. Auch diese Reaktion ist vermutlich durch das Verhalten unserer haarigen Vorfahren zu erklären: Wenn sie sich fürchteten, versuchten sie, sich möglichst groß zu machen – aufgestelltes Fell half dabei. Ähnlich wie bei einer Katze, die einen Buckel macht und einen buschigen Schwanz bekommt und sich quer stellt, wenn sie sich bedroht fühlt.

Und last but not least bekommen wir in Momenten Gänsehaut, die uns tief bewegen – bei ergreifenden Liedern oder rührenden Szenen in Filmen, Büchern oder Theaterstücken.

Was Musik betrifft, scheinen uns vor allem überraschende Wendungen des musikalischen Musters in einem Lied Gänsehaut über den Körper zu jagen. Zum Beispiel unerwartete Harmonien, ein neues Thema, ein Crescendo oder der Einsatz von Solosängern. Das würde zu der »Antizipationsthese« der emotionalen Erregung bei Musik passen. Die besagt, dass unser Gehirn versucht, den Klangverlauf eines Liedes vorherzusagen – und sich entweder bestätigt oder angenehm überrascht fühlt. Beides stimuliert das Belohnungssystem. Manche Wissenschaftler sehen die plötzliche Änderung in der Musik auch als Äquivalent zu einer unerwarteten Temperaturschwankung – und damit als Auslöser für das sozusagen irrtümliche Aufstellen der Haare. Der Neurowissenschaftler Jaak Panksepp, dem wir im Kapitel »Von Trauer und

295

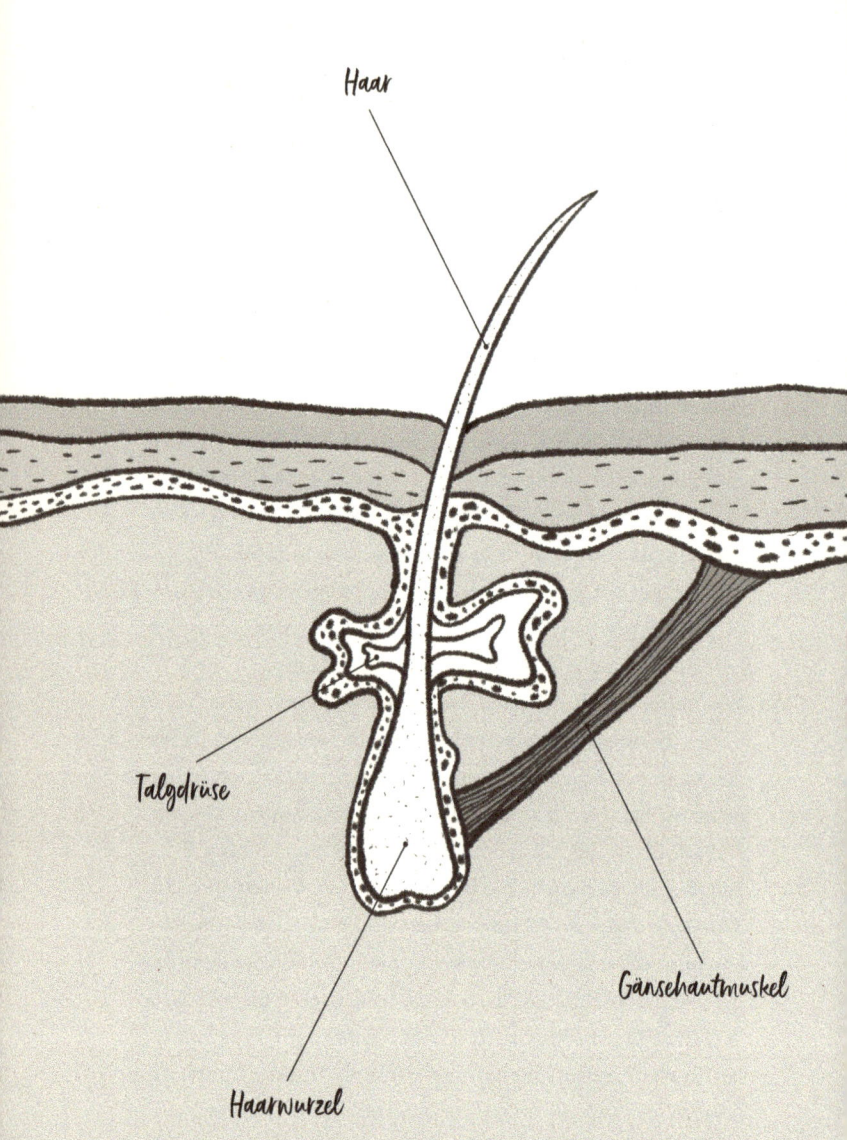

Haar

Talgdrüse

Gänsehautmuskel

Haarwurzel

Schmerz – Helfer in der Not« schon mal begegnet sind, hat hingegen die These aufgestellt, dass Gänsehaut eigentlich ein Anzeichen für negative Emotionen ist, konkret für Trauer durch oder Angst vor Verlust. Er stellte fest, dass die Trennungsrufe von Tierbabys bei ihren Müttern zum Aufstellen der Haare beziehungsweise Federn führten. Der resultierende Kälteschauer veranlasste die Mutter seiner Meinung nach dazu, ihr Junges zu suchen, um seine Wärme zu spüren. Es sei derselbe Schauer, der heute durch emotionale Musik oder bewegende Bilder hervorgerufen würde.

Für traurige Lieder und Filme mag das stimmen – aber was ist mit den tollen Momenten, in denen wir Gänsehaut bekommen? Wenn die geliebte Fußballmannschaft gewinnt oder wir schlicht zutiefst beeindruckt sind?

Dafür, dass sich Gänsehaut schön anfühlen kann, lieferten Wissenschaftler aus Kanada den Beweis. Sie stellten fest, dass der haaraufstellende Schauer, den Musik auslöst, mit der Aktivierung des Belohnungssystems einhergeht. Deswegen gaben sie der Gänsehaut den hübschen Beinamen *skin orgasm* – also »Hautorgasmus«.

Vielleicht ist Gänsehaut aber auch ganz einfach ein Zeichen dafür, dass uns ein Gefühl schlicht umhaut – so sehr, dass wir am Anfang gar nicht genau sagen können, ob das gut oder schlecht ist. In dem Moment der Überwältigung fühlen wir uns kurz ausgeliefert und angreifbar, weswegen der Körper auf »Verteidigung« schaltet – und schützend unser Fell aufrichten will.

Kann man Glück kaufen?

Zurück zum Glück. Können wir es uns kaufen? Weit verbreitet ist die Annahme, Geld wäre nur für die Sicherung der absoluten Grundbedürfnisse – Essen, Kleidung, Miete – wichtig, darüber hinaus würde Geld keine Steigerung des Lebensglücks mit sich bringen. 75 000 Dollar (umgerechnet grob 65 000 Euro, eine andere Studie kam auf 90 000 Dollar, grob 80 000 Euro) Jahreseinkommen sei die magische Grenze, darüber hinaus sei der Zusammenhang von Geld und Wohlbefinden nur noch schwach. Auf diese Zahl wird eine bedeutende, viel zitierte Studie der beiden Nobelpreisträger Angus Deaton und Daniel Kahneman aus dem Jahr 2012 häufig reduziert, in der sie Interviews mit 45 000 Amerikanern auswerteten. Bei einem differenzierteren Blick auf die Ergebnisse der beiden Wissenschaftler zeigt sich aber: Sie können uns noch mehr über den Einfluss von Geld auf Glück verraten.

Deaton und Kahneman unterschieden in ihrer Arbeit zwei Arten von Glücksempfinden: *emotional well-being* und *life evaluation*. Ersteres können wir als die Summe der täglichen Glücksmomente beschreiben. Es sagt uns, wie häufig und intensiv jemand in seinem Alltag positive Emotionen wie Freude, Zufriedenheit oder Zuneigung empfindet. Das ist der Wert, der tatsächlich linear zunimmt, bis die magische Grenze von 75 000 Dollar Jahreseinkommen erreicht ist, danach aber ein Plateau erreicht. Dann sind alle Grundbedürfnisse gedeckt, und das tägliche Glücksempfinden wird stärker durch andere Faktoren beeinflusst als durch Geld.

Life evaluation hingegen ist ein Maß dafür, wie das eigene Leben insgesamt läuft. Und diese, wir können sie »Lebenszufriedenheit« nennen, steigt sehr wohl mit wachsendem Kontostand – ohne Grenze nach oben. Bedeutet: Geld kann nicht verhindern, dass wir uns hin und wieder schlecht fühlen, uns über etwas ärgern oder traurig sind, aber es macht das Leben schon deutlich leichter und reduziert Zukunftsängste – kann also doch glücklicher machen. Das liegt natürlich auch daran, dass Kultur und Gesellschaft uns nichts anderes suggerieren als: Dein Leben ist viel wert, wenn du viel Geld hast. Kapitalismus halt.

Jetzt sind es tatsächlich nicht nur der steigende Füllstand des Geldspeichers und das sonntägliche Bad darin, die uns glücklich machen. Entscheidend ist, wie wir das Geld ausgeben. Wenn es nur auf dem Konto (im Geldspeicher-Pool) liegt, weil man in einem stressigen Job keine Zeit hat, es auszugeben, wird es das Lebensglück kaum erhöhen. Und, das wird jetzt vermutlich niemanden wirklich überraschen: Materielle Dinge – ein schnelleres Auto oder die bunten Sneaker – tun es auch nicht. Fröhlich grüßt die hedonistische Adaptation. Mit ihr aber auch eine Möglichkeit, ihren Mechanismus zu durchbrechen und die hedonistische Tretmühle, wie es so schön heißt, zu verlassen. Was nämlich zufriedener macht als Besitz, sind Aktivitäten und Unternehmungen. Während die bunten Sneaker sich schnell selbstverständlich anfühlen, macht ein Tanzkurs jede Woche wieder Spaß. Außerdem erinnern wir uns häufiger an einmalige, besondere Erlebnisse, und sie prägen uns nachhaltiger als Einkäufe. Der Gedanke an einen Sonnenaufgang während einer Wanderung durch die Alpen kann immer wieder berauschen, während das tolle Eichenparkett in der Wohnung bald schlicht der Boden ist, auf dem wir laufen (klar kann man sich auch darüber mehrfach freuen – aber ihr versteht den Unterschied). Materielle Errungenschaften können allerdings auch indirekt unser Lebensglück steigern: zum Beispiel ein Auto, wenn es uns das Gefühl für mehr Freiheit gibt.

Und es kann zufrieden machen, Geld als Tauschmittel für Zeit einzusetzen – zum Beispiel für jemanden, der hilft, deinen Keller zu entrümpeln oder die Fenster zu putzen.

Abwechslungsreiche Unternehmungen halten aktiv, bringen Freude und formen die Persönlichkeit. Das ist alles super – aber der Grund, warum sie glücklich machen, ist noch ein anderer. Jetzt kommen wir zum *wahren* Glück.

Das wahre Glück

1938 begann an der Harvard University die wahrscheinlich umfassendste humanwissenschaftliche Langzeitstudie aller Zeiten: Seit mehr als achtzig Jahren begleiten Medizinerinnen und Psychologen die Leben von über siebenhundert Männern – sie dokumentieren ihre Schulzeit, berufliche Laufbahnen, Freundschaften, Ehen, Scheidungen, Krankheiten – und interviewen sie regelmäßig zu Gesundheit, Lebensumständen und Zufriedenheit. Sie nehmen ihnen Blut ab, scannen ihre Gehirne und filmen sie bei Unterhaltungen mit ihren Partner/-innen. Diese Studie ist ein wahrhaftiges Phänomen: Häufig geht so ambitionierten Untersuchungen das Geld aus, die Teilnehmenden brechen ab, oder das wissenschaftliche Team hält nicht durch. Aber hier hat alles geklappt: Noch heute sind Teilnehmer der ersten Stunde, mittlerweile über neunzig Jahre alt, dabei, das Projekt wurde über mehrere Generationen von Forschenden vorangetrieben, und mittlerweile sind die Frauen vieler Teilnehmer sowie grob zweitausend ihrer Kinder mit in die Studie aufgenommen worden. Ein ehemaliger amerikanischer Präsident ist dabei, genau so wie psychisch kranke Personen.

Und diese einmalige Untersuchung zeigt: Es gibt sie tatsächlich, die eine Sache im Leben, die glücklich macht. Und zwar über alle Altersstufen, Berufe und Schichten hinweg: gute soziale Beziehungen.

Sie bedingen eine wahre Positivspirale: Menschen mit guten Beziehungen sind gesünder und fröhlicher, gesündere und fröhlichere Menschen gehen offener auf andere zu und führen glücklichere Beziehungen, was sie wiederum glücklich und gesund macht.

Einsamkeit hingegen ist das pure Gift. Sie ist genauso gesundheitsschädlich wie Rauchen und Alkoholmissbrauch und

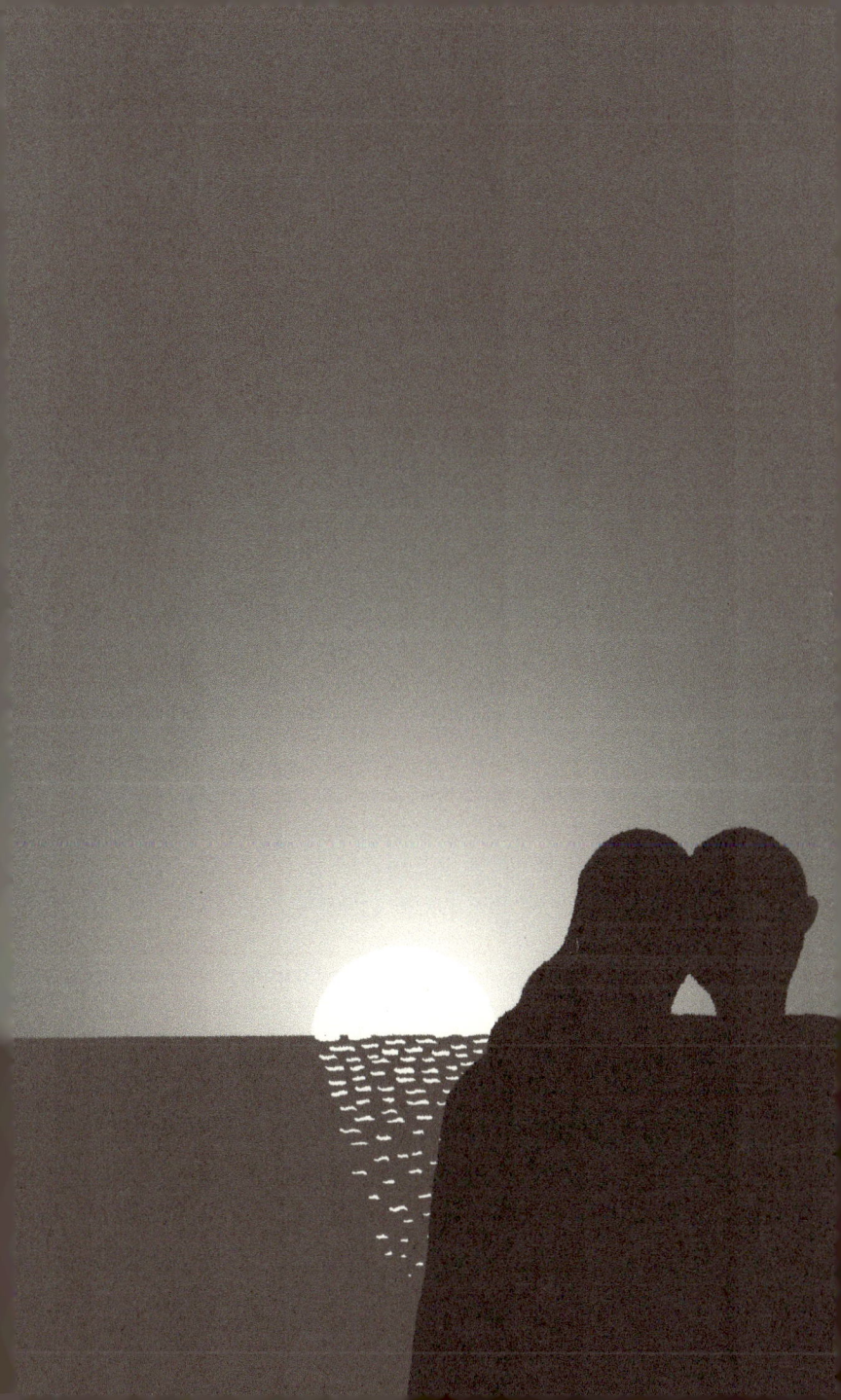

schädlicher, als keinen Sport zu treiben – einsame Menschen sind unglücklicher und sterben früher. Das ist mittlerweile wissenschaftlich gründlich untersucht und belegt.

Entscheidend dabei ist allerdings nicht die Zahl der Kontakte. Wir können uns auf einer gigantischen Party einsam fühlen, mit zweitausend Facebook-Freunden oder auch in unserer Ehe. Stattdessen geht es um die Qualität der Beziehungen. Für ein zufriedenes, langes Leben brauchen wir Menschen, mit denen wir Pferde stehlen, lachen und endlos quatschen können, die uns in den Arm nehmen und den Kopf zurechtrücken, wenn nötig. Wir brauchen warme, aufrichtige, verlässliche Beziehungen voller Zuneigung und Liebe.

Die Menschen in der Harvardstudie, die im hohen Alter noch gesund und glücklich sind, sind nicht die, die mit fünfzig Jahren einen optimalen Cholesterinwert aufgewiesen hatten – es sind die mit der größten Zufriedenheit in ihren Beziehungen. Die, die neben dem Beruf aktiv Freundeskreise aufgebaut und in ihre Partnerschaften investiert haben.

Jede Interaktion mit lieben Menschen jagt Wohlfühlcocktails aus Oxytocin und Opioiden durch unsere Adern – das macht uns froh und gesund. Nicht umsonst ist geteiltes Leid halbes Leid und geteilte Freude doppelte Freude. Alles ist schöner in Gesellschaft.

Und das heißt nicht, dass in jeder Freundschaft dauerhaft eitel Sonnenschein herrschen muss. Tiefen gehören zu Beziehungen genau wie ihre Höhen. Dass es hin und wieder Streit, Auseinandersetzungen und anstrengende Entwicklungsphasen gibt, ist normal. Sich trotzdem immer auf jemanden verlassen zu können, wenn es wirklich zählt – darum geht's.

Tja, und was bedeutet das jetzt für uns?

Dass wir, anstatt nach Ruhm oder Reichtum zu streben, die Zeit und Energie in unsere Beziehungen stecken sollten.

Das ist ganz sicher nicht immer nur leicht, romantisch und sexy – sondern bedeutet lebenslange Arbeit.

Aber auch diese Arbeit macht Spaß und kann eine unmittelbare Quelle für Glück darstellen. Denkt mal nach: Alles, was wir »für« jemanden tun, fühlt sich gut an. Ob wir jemandem die Tür aufhalten, ein Geschenk überreichen, in Krankheit pflegen oder ihm bei der Lösung eines Problems helfen. Selbstloses Verhalten stimuliert unser Belohnungssystem – das macht Spaß, und Oxytocin lässt obendrein positive Gefühle wie Liebe, Vertrauen, Dankbarkeit und Stolz durch unsere Adern strömen. Weil dieses prosoziale Verhalten auf das Wertvollste einzahlt, was wir haben – unsere Beziehungen –, gibt uns das wie nichts anderes das Gefühl, dass das Leben einen Sinn hat. Und das macht – erraten! – glücklich.

Eine Vielzahl an Glücksquellen

Wir sehen: Das Leben hält eine Vielzahl an Glücksquellen für uns bereit. Und unser Körper kann uns über unterschiedlichste Mechanismen Glücksgefühle schenken. Obwohl ihre Erforschung längst nicht abgeschlossen ist, wird deutlich: Wir sind alle dafür gemacht, Glück zu empfinden. Und wir alle können Glück trainieren. Zum Beispiel, indem wir unsere Aufmerksamkeit mehr auf die Freuden des Lebens lenken als auf seine Ärgernisse. Und indem wir die kleinen (ein Lachen, Kaffee, Sonnenschein) wie die großen Freuden (Gesundheit, Liebe, Familie) nicht als selbstverständlich hinnehmen, sondern als das, was sie sind: wertvolle Geschenke. Viel von dem, was wir als Glück oder Pech wahrnehmen, findet nur in unserem Kopf statt – und unsere Perspektive auf die Dinge können wir ändern. Denn unser Gehirn ist ein plastisches Gebilde, und wir haben die faszinierende Möglichkeit, es zu formen. Wir können üben, wie wir Situationen wahrnehmen und erleben wollen. Und wenn wir positive Emotionen trainieren, kommen sie irgendwann von ganz allein.

Versteht mich nicht falsch, ich möchte keinesfalls, dass wir ab jetzt alle weichgewaschen und blöd dauergrinsend durchs Leben rennen, jedes »negative« Gefühl unterdrücken und unsere Probleme einfach ignorieren. Negativ in Anführungszeichen, weil es in meinen Augen keine schlechten Gefühle gibt. Wie dieses Buch hoffentlich gezeigt hat, hat jedes Gefühl, jede Emotion, eine wichtige Funktion. Angst, Wut und Trauer gehören zum Leben dazu wie Freude, Glück und Liebe. Katzenkotze, verpasste U-Bahnen und gebrochene Herzen genauso wie türkisfarbene Augen, Sonnenaufgänge und Freudentränen.

Wenn uns wahres Unglück trifft, gleicht der Rat, sich in Achtsamkeit zu üben oder dankbar zu sein, einem Schlag ins Gesicht. Aber wenn wir wie fremdgesteuert durch unser Leben hechten, roten Ampeln mit mehr Leidenschaft begegnen als unseren Liebsten und unser Glück dabei mit Füßen treten – dann hilft vielleicht der Appell, sich hin und wieder auf das Positive zu besinnen. Zu überlegen, was auf dieser unseren einen Achterbahnfahrt wirklich zählt.

Am Ende müssen wir genau das selbst entscheiden. Das mag eine große Aufgabe sein, aber das Ermutigende ist doch: Wenn wir unser Glück selbst definieren dürfen, bestimmen wir auch, wann es anfängt. Wie wäre: genau jetzt!?

Habt Spaß.
Lebt hier und jetzt.
Tut mehr für andere.
Bewegt euch.
Strengt euch an.
Wachst.
Gebt.
Investiert in Aktivitäten, nicht in Dinge.
Hört und macht Musik.
Guckt Löcher in die Luft.
Seid dankbar.
Denkt positiv.
Vergebt.
Liebt und lasst euch lieben.

Danke

Mein größter Dank gilt zwei großartigen Frauen, ohne die es dieses Buch nicht gäbe. Meine Mutter war trotz eigener Berge an Arbeit immer für mich da, hat mich in stundenlangen Gesprächen beraten, aufgebaut, motiviert und inspiriert. Mit literaturwissenschaftlicher Expertise und endloser Geduld hat sie Korrektur gelesen, die richtigen Tipps gegeben und mich damit immer wieder beeindruckt. Die zweite Frau ist meine liebe Schwiegermutter. Sie hat mir über Monate verständnis- und liebevoll den Rücken freigehalten und mich auf alle erdenklichen Arten unterstützt. Ich danke meinem Mann Jonas, der mir ebenfalls immer zur Seite stand, mich beraten und aufgefangen hat. Großer Dank geht an meinen Vater, fürs Gegenlesen, Reflektieren und Weiterdenken. Für die herzliche Unterstützung, seinen Schreibtisch und für geröstete Mandeln. Meiner Schwester Toni danke ich für ihren unerschütterlichen Glauben an mich, ihre medizinische Expertise und ihr beeindruckend schnelles, analytisches Denken. Dank gilt auch meinem Zwillingsbruder – ohne ihn wäre das Leben nur halb so schön und witzig.

Ich danke meiner Agentur, allen voran Sarah und Luisa, die sich immer für mich einsetzen. »Wir glauben halt an dich!«, haben sie mal wie völlig selbstverständlich ausgerufen. Darüber bin ich so glücklich.

Großer Dank gebührt den wissenschaftlichen Expertinnen und Experten, die mich in teilweise sehr langen Gesprächen freundlich, motiviert und motivierend an ihrem gigantischen

Wissensschatz teilhaben ließen: Prof. Dr. Thomas Schläpfer von der Uniklinik Freiburg, Prof. Dr. Dr. René Hurlemann vom medizinischen Campus der Universität Oldenburg, Dr. Martin Krippl von der Universität Magdeburg, Dr. Britta Hölzel von der Universität Gießen, Prof. Dr. Tom Bschor von der Schlosspark Klinik Berlin und Prof. Dr. Tobias Esch von der Universität Witten/Herdecke.

Außerdem danke ich dem ganzen Team der Kaffeerösterei Kirsche. Ich habe dort meinen Lieblingsarbeitsplatz, den besten Kaffee und immer gute Laune gefunden. Ganz besonders George danke ich für die motivierenden Worte und seine Schaumkunst.

Meiner Katze Teddy danke ich für die treue Begleitung und die vielen Dosen Oxytocin.

Großer Dank geht an meine Lektorin Nina Schnackenbeck, die mir hellwach, blitzgescheit, witzig und liebenswert eine tolle Partnerin war. Danke an den fantastischen Illustrator Patrick Widmer, der mir »aus der Seele malte«, an die Mitarbeiter/innen des Verlages, alle Buchhändler, Postboten und jede/n einzelne/n Leser/in. Vielen Dank!

Weiterführende Literatur

Für alle, die ebenfalls durch die Welt der Gefühle reisen wollen, kommt hier eine Auswahl der wichtigsten Quellen. Wissenschaftliche Studien und Bücher, die ich empfehle, sowie Wissen, das nicht in Lehrbüchern steht.

Vorwort

Eine tolle Arbeit rund um Gefühle, Emotionen und die Herausforderungen ihrer wissenschaftlichen Erforschung
LeDoux, Joseph. 2012. »Rethinking the Emotional Brain.« *Neuron.* https://doi.org/10.1016/j.neuron.2012.02.004.

Kapitel 1 – Schmetterlinge im Bauch

Die Originalpublikation von Olds und Milner zur Entdeckung des Belohnungszentrums
Olds, J. und P. Milner. 1954. »Positive Reinforcement Produced by Electrical Stimulation of Septal Area and Other Regions of Rat Brain.« *Journal of Comparative and Physiological Psychology* 47 (6): 419–27.

Die Neurobiologie von Lust und Belohnung
Kringelbach, Morten L., Kent C. Berridge. 2010b. »The Functional Neuroanatomy of Pleasure and Happiness.« *Discovery Medicine* 9 (49): 579–87.

Helen Fishers Bücher über Verliebtsein und glückliche und unglückliche Liebe seien hier wärmstens empfohlen
Fisher, Helen. 2016. Anatomy of Love: A Natural History of Mating, Marriage, and Why We Stray (Completely Revised and Updated with a New Introduction). W. W. Norton & Company.

Fisher, Helen, and Others. 2004. Why We Love: The Nature and Chemistry of Romantic Love. Macmillan.

Ist Liebe eine Sucht?
Fisher, Helen E. et al. 2016. »Intense, Passionate, Romantic Love: A Natural Addiction? How the Fields That Investigate Romance and Substance Abuse Can Inform Each Other.« *Frontiers in Psychology* 7 (May): 687.

Verliebtsein führt zu Einbußen unserer kognitiven Fähigkeiten
Steenbergen, H. et al. 2014. »Reduced Cognitive Control in Passionate Lovers.« *Motivation and Emotion* 38 (3): 444–50.

Die zwei fMRT-Studien über »Verknallte in der Röhre«
Aron, Arthur et al. 2005. »Reward, Motivation, and Emotion Systems Associated with Early-Stage Intense Romantic Love.« *Journal of Neurophysiology* 94 (1): 327–37.
Bartels, A. und S. Zeki. 2000. »The Neural Basis of Romantic Love.« *Neuroreport* 11 (17): 3829–34.

Eine Übersichtsarbeit, die die Neurobiologie der Liebe zusammenfasst
Boer, A. de, E. M. van Buel und G. J. Ter Horst. 2012. »Love Is More than Just a Kiss: A Neurobiological Perspective on Love and Affection.« *Neuroscience* 201 (January): 114–24.

Der Testosteronspiegel Verliebter verändert sich
Marazziti, Donatella und Domenico Canale. 2004. »Hormonal Changes When Falling in Love.« *Psychoneuroendocrinology* 29 (7): 931–36.

Serotonin bei Verliebten und Menschen mit Zwangserkrankungen
Marazziti, D., H. S. Akiskal, A. Rossi und G. B. Cassano. 1999. »Alteration of the Platelet Serotonin Transporter in Romantic Love.« *Psychological Medicine* 29 (3): 741–45.

Sexuelle Aktivitäten und Höhepunkte in der MRT-Röhre
Komisaruk, Barry R. und Beverly Whipple. 2005. »Functional MRI of the Brain during Orgasm in Women.« *Annual Review of Sex Research* 16: 62–86.
Wise, Nan J., Eleni Frangos und Barry R. Komisaruk. 2017. »Brain Activity Unique to Orgasm in Women: An fMRI Analysis.« *The Journal of Sexual Medicine* 14 (11): 1380–91.

»Ich hatte einen Orgasmus in einem MRT-Scanner!« - Der Bericht einer Studienteilnehmerin im Guardian
Sukel, Kayt. 2011. »I Had an Orgasm in an MRI Scanner.« *The Guardian,* November 16, 2011. http://www.theguardian.com/science/blog/2011/nov/16/orgasm-mri-scanner.

Kapitel 2 – Auf Wolke 7

Die beiden MRT-Studien zur Liebe findet ihr unter den Quellen zum ersten Kapitel.

Helen Fishers Studie zu Langzeitverliebten
Acevedo, B. et al. »Neural Correlates of Long-Term Intense Romantic Love.« https://doi.org/10.1093/scan/nsq092.

Mutterliebe in der MRT-Röhre
Bartels, Andreas und Semir Zeki. 2004. »The Neural Correlates of Maternal and Romantic Love.« *NeuroImage* 21 (3): 1155–66.

Eine beeindruckende Sammlung wissenschaftlicher Studien rund um Liebe, Liebeskummer, Eifersucht, Beziehungen … in einem Buch. Betrachtet aus psychologischer, evolutionärer, neurophysiologischer, klinischer, kultureller und politischer Sicht. Hieraus stammt der Begriff »The Love Brain Network«. Spannend, leicht verständlich, lehrreich und unterhaltsam! (bisher aber nur auf Englisch)
Sternberg, Robert J. und Karin Sternberg. 2018. *The New Psychology of Love.* Cambridge University Press.

Ein komplizierter, aber toller und umfassender Artikel über das Belohnungssystem, Wanting und Liking sowie Dopamin und Opidiode
Berridge, Kent C. und Morten L. Kringelbach. 2015. »Pleasure Systems in the Brain.« *Neuron* 86 (3): 646–64.

Kapitel 3 – Ich häng an dir

Oxytocin und Mutterliebe
Bell, Aleeca F., Elise N. Erickson und C. Sue Carter. 2014. »Beyond Labor: The Role of Natural and Synthetic Oxytocin in the Transition to Motherhood.« *Journal of Midwifery & Women's Health* 59 (1): 35–42: quiz 108.

Der Oxytocineinfluss aufs Elternsein und die Kindesentwicklung
Gordon, Ilanit et al. 2010. »Oxytocin and the Development of Parenting in Humans.« *Biological Psychiatry* 68 (4): 377–82.
Rilling, James K. und Larry J. Young. 2014. »The Biology of Mammalian Parenting and Its Effect on Offspring Social Development.« *Science* 345 (6198): 771–76.

Oxytocin und Vaterschaft
Li, Ting et al. 2017. »Intranasal Oxytocin, but Not Vasopressin, Augments Neural Responses to Toddlers in Human Fathers.« *Hormones and Behavior* 93 (July): 193–202.

Verringertes Testosteron bei jungen Vätern
Gettler, Lee T. et al. 2011. »Longitudinal Evidence That Fatherhood Decreases Testosterone in Human Males.« *Proceedings of the National Academy of Sciences of the United States of America* 108 (39): 16194–99.

Oxytocin und seine Rolle in sozialen Beziehungen
Bosch, Oliver J. und Larry J. Young. 2018. »Oxytocin and Social Relationships: From Attachment to Bond Disruption.« *Current Topics in Behavioral Neurosciences* 35: 97–117.

Ein umfassender Review zu Oxytocin von Thomas Insel
Insel, Thomas R. 2010. »The Challenge of Translation in Social Neuroscience: A Review of Oxytocin, Vasopressin, and Affiliative Behavior.« *Neuron* 65 (6): 768–79.

Die Studie des Neuroökonomen Paul Zack zu Oxytocin und Vertrauen
Kosfeld, Michael et al. 2005. »Oxytocin Increases Trust in Humans.« *Nature* 435 (7042): 673–76.

Die eigene Frau ist die Tollste
Scheele, Dirk et al. 2013. »Oxytocin Enhances Brain Reward System Responses in Men Viewing the Face of Their Female Partner.« *Proceedings of the National Academy of Sciences of the United States of America* 110 (50): 20308–13.

Durch Oxytocin bevorzugen wir unsere Lieben vor Fremden
De Dreu, Carsten K. W. und Mariska E. Kret. 2016. »Oxytocin Conditions Intergroup Relations Through Upregulated In-Group Empathy, Cooperation, Conformity, and Defense.« *Biological Psychiatry* 79 (3): 165–73.

Studie von Hurlemann zum Einfluss von Oxytocin auf Spendenverhalten
Marsh, Nina et al. 2017. »Oxytocin-Enforced Norm Compliance Reduces Xenophobic Outgroup Rejection.« *Proceedings of the National Academy of Sciences of the United States of America* 114 (35): 9314–19.

Umfrage zu Angriffen auf Wissenschaftler während der Coronapandemie
»I hope you die«: how the COVID pandemic unleashed attacks on scientists; *Nature* 598, 250–253 (2021) doi: https://doi.org/10.1038/d41586-021-02741-x.

Wissenschaftler infizieren Studienteilnehmer mit Erkältungsviren
Cohen, Sheldon et al. 2015. »Does Hugging Provide Stress-Buffering Social Support? A Study of Susceptibility to Upper Respiratory Infection and Illness.« *Psychological Science* 26 (2): 135–47.

Konfliktgeladene Beziehungen und Gesundheit
Shrout, M. Rosie et al. 2019. »A Multidimensional Examination of Marital Conflict and Subjective Health over 16 Years.« *Personal Relationships* 26 (3): 490–506.

Kapitel 4 - Das ewige Kribbeln

Das Zitat von Wilde stammt aus
Wilde, Oscar. 2000. Eine Frau ohne Bedeutung: Gesellschaftskomödie in vier Akten. Reclam.

Leseempfehlung! Ein spannendes und alltagsnahes Buch über unser Belohnungssystem
Schymanski, Ingo. 2015. Im Teufelskreis der Lust: Raus aus der Belohnungs-falle! Schattauer Verlag.

Wir müssen alleine glücklich sein
Mattingly, Brent A. und Gary W. Lewandowski Jr. 2013. »The Power of One: Benefits of Individual Self-Expansion.« *The Journal of Positive Psychology* 8 (1): 12–22.

Warum es gut für uns ist, unsere/n Partner/in zu unterstützen
Fivecoat, Hayley C. et al. 2015. »Partner Support for Individual Self-Expansion Opportunities.« *Journal of Social and Personal Relationships.* https://doi.org/10.1177/0265407514533767.

Wie gut Unterstützung durch die/den Partner/in ist
Tomlinson, Jennifer M., Brooke C. Feeney und Meredith Van Vleet. 2016. »A Longitudinal Investigation of Relational Catalyst Support of Goal Strivings.« *The Journal of Positive Psychology* 11 (3): 246–57.

Gemeinsame, aufregende Aktivitäten stärken die Paarbeziehung
Aron, A. et al. 2000. »Couples' Shared Participation in Novel and Arousing Activities and Experienced Relationship Quality.« *Journal of Personality and Social Psychology* 78 (2): 273–84.
Coulter, Kimberley und John M. Malouff. 2013. »Effects of an Intervention Designed to Enhance Romantic Relationship Excitement: A Randomi-

zed-Control Trial.« *Couple and Family Psychology: Research and Practice* 2 (1): 34.

Graham, James M. und Mikaela R. Harf. 2015. »Self-Expansion and Flow: The Roles of Challenge, Skill, Affect, and Activation.« *Personal Relationships.* https://doi.org/10.1111/pere.12062.

Wie wichtig es ist, dass wir uns in der Beziehung verstanden fühlen
Morelli, Sylvia A., Jared B. Torre und Naomi I. Eisenberger. 2014. »The Neural Bases of Feeling Understood and Not Understood.« *Social Cognitive and Affective Neuroscience* 9 (12): 1890–96.

Männer scheinen tatsächlich auf äußere, Frauen auf innere Werte zu achten
Fisher, Helen E., Arthur Aron und Lucy L. Brown. 2006. »Romantic Love: A Mammalian Brain System for Mate Choice.« *Philosophical Transactions of the Royal Society of London. Series B, Biological Sciences* 361 (1476): 2173–86.

Das »Selbstexpansions-Modell«
Aron, Arthur et al. 2013. »The Self-Expansion Model of Motivation and Cognition in Close Relationships.« The Oxford Handbook of Close Relationships: 90–115.

Kapitel 5 – Das gebrochene Herz

Die Neurobiologie des gebrochenen Herzens und unerwiderter Liebe
Fisher, Helen E. et al. 2010. »Reward, Addiction, and Emotion Regulation Systems Associated with Rejection in Love.« *Journal of Neurophysiology* 104 (1): 51–60.

Die Parallelen zwischen Sucht, Liebe und sozialen Beziehungen
Burkett, James P. und Larry J. Young. 2012. »The Behavioral, Anatomical and Pharmacological Parallels between Social Attachment, Love and Addiction.« *Psychopharmacology* 224 (1): 1–26.
Frascella, Joseph et al. 2010. »Shared Brain Vulnerabilities Open the Way for Nonsubstance Addictions: Carving Addiction at a New Joint?« *Annals of the New York Academy of Sciences* 1187: 294–315.

Warum Zurückweisung wehtut
Eisenberger, Naomi I. et al. 2006. »An Experimental Study of Shared Sensitivity to Physical Pain and Social Rejection.« *Pain* 126 (1–3): 132–38.

Schmerz durch Verlust, neurobiologisch erklärt
Panksepp, Jaak. 2003. »Neuroscience. Feeling the Pain of Social Loss.« *Science.*

Warum wir und Wühlmäuse uns bei Liebeskummer »hängen lassen«
Bosch, Oliver J. et al. 2009. »The CRF System Mediates Increased Passive Stress-Coping Behavior Following the Loss of a Bonded Partner in a Monogamous Rodent.« *Neuropsychopharmacology: Official Publication of the American College of Neuropsychopharmacology* 34 (6): 1406–15.

Alles über das Broken-Heart-Syndrom/die Takotsubo-Kardiomyopathie
http://www.takotsubo-registry.com/

Geruch und Erinnerung
Aqrabawi, Afif J. und Jun Chul Kim. 2018. »Hippocampal Projections to the Anterior Olfactory Nucleus Differentially Convey Spatiotemporal Information during Episodic Odour Memory.« *Nature Communications* 9 (1): 2735.

Sich etwas Gutes tun hilft gegen Kummer und Schmerz!
Koban, Leonie et al. 2017. »Frontal-Brainstem Pathways Mediating Placebo Effects on Social Rejection.« *The Journal of Neuroscience: The Official Journal of the Society for Neuroscience* 37 (13): 3621–31.

Kapitel 6 - Von Trauer und Schmerz

Unser größtes Glück ist unser größtes Leid
Jaremka, Lisa M., Shira Gabriel und Mauricio Carvallo. 2011. »What Makes Us Feel the Best Also Makes Us Feel the Worst: The Emotional Impact of Independent and Interdependent Experiences.« *Self and Identity: The Journal of the International Society for Self and Identity* 10 (1): 44–63.

Wie sich physischer und sozialer Schmerz im Gehirn überlappen
Eisenberger, Naomi I. 2012. »The Neural Bases of Social Pain: Evidence for Shared Representations with Physical Pain.« *Psychosomatic Medicine* 74 (2): 126–35.

Das Ballspiel
Eisenberger, Naomi I., Matthew D. Lieberman und Kipling D. Williams. 2003. »Does Rejection Hurt? An FMRI Study of Social Exclusion.« *Science* 302 (5643): 290–92.

Die Erinnerung an verstorbene geliebte Menschen schmerzt
O'Connor, Mary-Frances et al. 2008. »Craving Love? Enduring Grief Activates Brain's Reward Center.« *NeuroImage* 42 (2): 969–72.

Schmerztabletten gegen sozialen Schmerz?
DeWall, C. Nathan et al. 2010. »Acetaminophen Reduces Social Pain.« *Psychological Science.* https://doi.org/10.1177/0956797610374741.

Jaak Panksepp, ein renommierter, brillanter und inspirierender Wissenschaftler, prägte den Begriff »Affektive Neurowissenschaften« und legte damit die Grundpfeiler für die neurowissenschaftliche Erforschung von Gefühlen. Ich könnte euch hier Dutzende seiner Studien auflisten - ich versuche, mich auf die wichtigsten zu beschränken. Tolle Einstiegsdroge: sein Ted-Talk auf YouTube.
Panksepp, Jaak, Eric Nelson und Steve Siviy. 1994. »Brain Opioids and Mother – infant Social Motivation.« *Acta Paediatrica.* https://doi.org/10.1111/j.1651-2227.1994.tb13264.x.
Panksepp, Jaak, Eric Nelson und Marni Bekkedal. 1997. »Brain Systems for the Mediation of Social Separation-Distress and Social-Reward Evolutionary Antecedents and Neuropeptide Intermediaries.« *Annals of the New York Academy of Sciences.* https://doi.org/10.1111/j.1749-6632.1997.tb51914.x.
Ein kurzer, spannender Artikel zu Verlustschmerz: Panksepp, Jaak. 2003. »Neuroscience. Feeling the Pain of Social Loss.« *Science.*
Für echte Nerds/Fans, sein großartiges (und gigantisches) Buch: Panksepp, Jaak. 2004. Affective Neuroscience: The Foundations of Human and Animal Emotions. Oxford University Press, USA.
Toller Ted-Talk: TEDx Talks. 2014. »The Science of Emotions: Jaak Panksepp at TEDxRainier.« YouTube. January 13, 2014. https://www.youtube.com/watch?v=65e2qScV_K8.

Eine Übersichtsarbeit über die »Brain Opioid Theory of Social Attachment«
Machin, A. J. und R. I. M. Dunbar. 2011. »The Brain Opioid Theory of Social Attachment: A Review of the Evidence.« *Behaviour.* https://doi.org/10.1163/000579511x596624.

Die Rolle von Opioiden in sozialen Beziehungen
Inagaki, Tristen K. 2018. »Opioids and Social Connection.« *Current Directions in Psychological Science* 27 (2): 85–90.

Die Bedeutung synthetischer Opioide für Abhängige
Albertín, Pilar und Lupicinio Íñiguez. 2008. »Using Drugs: The Meaning of Opiate Substances and Their Consumption from the Consumer Perspective.« *Addiction Research & Theory* 16 (5): 434–52.

Tiefe Hirnstimulation bei Depression
Coenen, Volker A. und Thomas E. Schläpfer. 2015. »Deep Brain Stimulation in Neurological and Psychiatric Disorders.« *Deutsches Ärzteblatt International* 112 (31–32): 519–26.

Es kann helfen, Beziehungen zu Verstorbenen aufrechtzuerhalten
Duales Prozessmodell der Trauerverarbeitung
Stroebe M. und H. Schut. The dual process model of coping with bereavement: rationale and description. Death Stud. 1999 Apr-May; 23 (3):197–224. doi: 10.1080/074811899201046. PMID: 10848151.

Kapitel 7 – Es ist zum Heulen

Littlefoots Mutter stirbt
https://www.youtube.com/watch?v=I1zUDJhZYj0&t=138s

Eine umfassende Arbeit über das Weinen
Bylsma, Lauren M., Asmir Gračanin und Ad J. J. M. Vingerhoets. 2019. »The Neurobiology of Human Crying.« *Clinical Autonomic Research: Official Journal of the Clinical Autonomic Research Society* 29 (1): 63–73.

Warum nur wir Menschen weinen – alles zur Entwicklung und Funktion des Weinens
Gračanin, Asmir, Lauren M. Bylsma und Ad J. J. M. Vingerhoets. 2018. »Why Only Humans Shed Emotional Tears.« *Human Nature* 29 (2): 104–33.

Die Funktion von (Freuden-)Tränen
Vingerhoets, Ad J. J. M. und Lauren M. Bylsma. 2016. »The Riddle of Human Emotional Crying: A Challenge for Emotion Researchers.« *Emotion Review: Journal of the International Society for Research on Emotion* 8 (3): 207–17.

Ist weinen gut für uns?
Vingerhoets, Ad J. J. M. et al. 2002. »On the Beneficial and Healthful Effects of Crying: Fact or Fiction?« PsycEXTRA Dataset. https://doi.org/10.1037/e536932011-156.

Der Katharsiseffekt widerlegt
Rottenberg, Jonathan, Lauren M. Bylsma und Ad J. J. M. Vingerhoets. 2008. »Is Crying Beneficial?« *Current Directions in Psychological Science*. https://doi.org/10.1111/j.1467-8721.2008.00614.x.

Was passiert, wenn wir nicht weinen
Hesdorffer, Dale C., Ad J. J. M. Vingerhoets und Michael R. Trimble. 2018. »Social and Psychological Consequences of Not Crying: Possible Associations with Psychopathology and Therapeutic Relevance.« *CNS Spectrums*. https://doi.org/10.1017/s1092852917000141.

Wie Müdigkeit die »Weinschwelle« herabsetzt
Yoo, Seung-Schik et al. 2007. »The Human Emotional Brain without Sleep – a Prefrontal Amygdala Disconnect.« *Current Biology.* https://doi.org/10.1016/j.cub.2007.08.007.

Die Signalfunktion von Weinen
Provine, Robert R., Kurt A. Krosnowski und Nicole W. Brocato. 2009. »Tearing: Breakthrough in Human Emotional Signaling.« *Evolutionary Psychology.* https://doi.org/10.1177/147470490900700107.

Kapitel 8 – Wenn das Blut in den Adern gefriert

Unterscheidung von Angst und Furcht sowie ihre Neurobiologie
LeDoux, Joseph E. und Daniel S. Pine. 2016. »Using Neuroscience to Help Understand Fear and Anxiety: A Two-System Framework.« *American Journal of Psychiatry.* https://doi.org/10.1176/appi.ajp.2016.16030353.

Grundlegende Arbeit über Emotionen und die »Schaltkreise der Angst«
LeDoux, Joseph E. 2012. »Rethinking the Emotional Brain.« *Neuron.* https://doi.org/10.1016/j.neuron.2012.02.004.

Alles über Angstkonditionierung und Diskussion der Begrifflichkeiten
LeDoux, Joseph E. 2014. »Coming to Terms with Fear.« *Proceedings of the National Academy of Sciences of the United States of America* 111 (8): 2871–78.

Die verschiedenen Wege von Furcht im Gehirn je nach Gefahrentyp
Gross, Cornelius T. und Newton Sabino Canteras. 2012. »The Many Paths to Fear.« *Nature Reviews. Neuroscience* 13 (9): 651–58.
Silva, Bianca A., Cornelius T. Gross und Johannes Gräff. 2016. »The Neural Circuits of Innate Fear: Detection, Integration, Action, and Memorization.« *Learning & Memory.* https://doi.org/10.1101/lm.042812.116.

Unterbewusste Wahrnehmung von Gesichtern durch die Amygdala
Whalen, Paul J. et al. 1998. »Masked Presentations of Emotional Facial Expressions Modulate Amygdala Activity without Explicit Knowledge.« *The Journal of Neuroscience.* https://doi.org/10.1523/jneurosci.18-01-00411.1998.

Erkennen von Gesichtsausdrücken trotz kortikaler Blindheit
Pegna, Alan J. et al. 2005. »Discriminating Emotional Faces without Primary Visual Cortices Involves the Right Amygdala.« *Nature Neuroscience* 8 (1): 24–25.

*Daten zur Risikowahrnehmung während der Coronapandemie und
zur Akzeptanz der Maßnahmen*
COSMO – COVID-19 Snapshot Monitoring, https://projekte.uni-erfurt.de/
cosmo2020/web/, abgerufen 14.02.2022.

Läuft die Zeit in Schreckmomenten langsamer?
Stetson, Chess, Matthew P. Fiesta und David M. Eagleman. 2007. »Does Time
Really Slow down during a Frightening Event?« *PloS One* 2 (12): e1295.

Angst kann andere über große Distanzen anstecken
Groot, Jasper H. B. de, Monique A. M. Smeets und Gün R. Semin. 2015. »Rapid
Stress System Drives Chemical Transfer of Fear from Sender to Receiver.« *PloS
One* 10 (2): e0118211.

Neubewertung der Angst
Brooks, Alison. 2013. »Get Excited: Reappraising Pre-Performance Anxiety
as Excitement.« *Journal of experimental psychology.* General. 143. 10.1037/
a0035325.

Übersichtsarbeit über die Effekte bewussten Atmens
Zou, Yan et al. 2017. »Meta-Analysis of Effects of Voluntary Slow Breathing
Exercises for Control of Heart Rate and Blood Pressure in Patients With
Cardiovascular Diseases.« *The American Journal of Cardiology.* https://doi.org/
10.1016/j.amjcard.2017.03.247.

Spinnenangst ist angeboren
Hoehl, Stefanie et al. 2017. »Itsy Bitsy Spider …: Infants React with Increased
Arousal to Spiders and Snakes.« *Frontiers in Psychology* 8 (October): 1710.

Konfrontationstherapie bei Spinnenangst wirkt
Schienle, Anne et al. 2007. »Symptom Provocation and Reduction in Patients
Suffering from Spider Phobia: An fMRI Study on Exposure Therapy.« Euro-
pean Archives of Psychiatry.

Extinktionslernen
Dunsmoor, Joseph E. et al. 2015. »Rethinking Extinction.« *Neuron.* https://doi.
org/10.1016/j.neuron.2015.09.028.

Extinktionslernen funktioniert besser in Gesellschaft
Brill-Maoz, Naama und Mouna Maroun. 2016. »Extinction of Fear Is Facilita-
ted by Social Presence: Synergism with Prefrontal Oxytocin.«

Die Schwachstellen des Extinktionslernens
Bouton, Mark E. 2002. »Context, Ambiguity, and Unlearning: Sources of

Relapse after Behavioral Extinction.« *Biological Psychiatry.* https://doi.org/
10.1016/s0006-3223(02)01546-9.

Prokrastination und die Amygdala
Schlüter, Caroline et al. 2018. »The Structural and Functional Signature
of Action Control.« *Psychological Science.* https://doi.org/10.1177/
0956797618779380.

Politische Orientierung und die Amygdala
Kanai, Ryota, Tom Feilden, Colin Firth und Geraint Rees. 2011. »Political
Orientations Are Correlated with Brain Structure in Young Adults.« *Current
Biology: CB* 21 (8): 677–80.

Zusammenhang der Covid19-Impfung und Todesfällen
Bericht über Verdachtsfälle von Nebenwirkungen und Impfkomplikationen
nach Impfung zum Schutz vor COVID-19 (Berichtszeitraum 27.12.2020 bis
31.12.2021) vom 07.02.2022, pei.de.

Tote durch Rauchen
»Rauchen«, Bundesministerium für Gesundheit, bundesgesundheitsminis-
terium.de, abgerufen 24.02.2022.

Ein spannendes Interview zur Wahrnehmung von Risiko
Wie wahrscheinlich es ist, heute zu sterben; spiegel.de, 06.07.2017, abgerufen
14.02.2022.

*Befragung der Bevölkerung zur psychologischen Lage während der
Coronapandemie*
COSMO – COVID-19 Snapshot Monitoring, https://projekte.uni-erfurt.de/
cosmo2020/web/, abgerufen 14.02.2022.

Extra-Wissen: Verschwörungserzählungen

Katharina Nocun, Pia Lamberty: FAKE FACTS: Wie Verschwörungstheorien
unser Denken bestimmen Quadriga Verlag, 15.05.2020.
Pia Lamberty: »Verschwörungserzählungen«, *Infoaktuell – Informationen zur
politischen Bildung,* 35/2020; Bundeszentrale für politische Bildung.
Lewandowsky, S. und Cook, J. 2020. The Conspiracy Theory Handbook (Das
Handbuch über Verschwörungsmythen). Available at http://sks.to/conspiracy.
Lutzke, L. et al. 2019. Priming critical thinking: Simple interventions limit the
influence of fake news about climate change on Facebook. (Global Environ-
mental Change.

Kapitel 9 - Ich steh unter Strom!

Die Stressachse
Herman, James P. et al. 2016. »Regulation of the Hypothalamic-Pituitary-Adrenocortical Stress Response.« *Comprehensive Physiology* 6 (2): 603–21.

Stress führt zu Kurzschlüssen und impulsivem Verhalten
Arnsten, Amy F. T. 2009. »Stress Signalling Pathways That Impair Prefrontal Cortex Structure and Function.« *Nature Reviews Neuroscience.* https://doi.org/10.1038/nrn2648.

Stress und das kindliche Gehirn
McEwen, Bruce S. 2007. »Physiology and Neurobiology of Stress and Adaptation: Central Role of the Brain.« *Physiological Reviews.* https://doi.org/10.1152/physrev.00041.2006.

Stress und Epigenetik
Murgatroyd, Chris et al. 2009. »Dynamic DNA Methylation Programs Persistent Adverse Effects of Early-Life Stress.« *Nature Neuroscience.* https://doi.org/10.1038/nn.2436.

Soziale Unterstützung reduziert Stress
Raposa, Elizabeth B., Holly B. Laws und Emily B. Ansell. 2016. »Prosocial Behavior Mitigates the Negative Effects of Stress in Everyday Life.« *Clinical Psychological Science* 4 (4): 691–98.

Achtsamkeit reduziert Stress
Sharma, Manoj und Sarah E. Rush. 2014. »Mindfulness-Based Stress Reduction as a Stress Management Intervention for Healthy Individuals.« *Journal of Evidence-Based Complementary & Alternative Medicine.* https://doi.org/10.1177/2156587214543143.

Achtsamkeit verändert unser Gehirn!
Tang, Yi-Yuan und Michael I. Posner. 2013. »Tools of the Trade: Theory and Method in Mindfulness Neuroscience.« *Social Cognitive and Affective Neuroscience.* https://doi.org/10.1093/scan/nss112.
Hölzel, Britta K. et al. 2011. »Mindfulness Practice Leads to Increases in Regional Brain Gray Matter Density.« *Psychiatry Research: Neuroimaging.* https://doi.org/10.1016/j.pscychresns.2010.08.006.
Taren, Adrienne A. et al. 2015. »Mindfulness Meditation Training Alters Stress-Related Amygdala Resting State Functional Connectivity: A Randomized Controlled Trial.« *Social Cognitive and Affective Neuroscience.* https://doi.org/10.1093/scan/nsv066.

Kapitel 10 – Die Sorge, etwas zu verpassen

Führender Fomo-Forscher und Erfinder der »Fomo Scale«
Przybylski, Andrew K. et al. 2013. »Motivational, Emotional, and Behavioral Correlates of Fear of Missing out.« *Computers in Human Behavior* 29 (4): 1841–48.

Fomo aktuell
Fuster, Héctor, Ander Chamarro und Ursula Oberst. 2017. »Fear of Missing Out, Online Social Networking and Mobile Phone Addiction: A Latent Profile Approach.« *Aloma: Revista de Psicologia, Ciències de l'Educació I de l'Esport* 35 (1). http://www.revistaaloma.net/index.php/aloma/article/view/310.

Wie soziale Netzwerke unsere Sicht auf andere und uns selbst verändern
Chou, Hui-Tzu Grace und Nicholas Edge. 2012. »›They Are Happier and Having Better Lives than I Am‹: The Impact of Using Facebook on Perceptions of Others' Lives.« *Cyberpsychology, Behavior and Social Networking* 15 (2): 117–21.

Phubbing
Chotpitayasunondh, Varoth und Karen M. Douglas. 2016. »How ›phubbing‹ Becomes the Norm: The Antecedents and Consequences of Snubbing via Smartphone.« *Computers in Human Behavior* 63 (October): 9–18.
Roberts, James A. und Meredith E. David. 2016. »My Life Has Become a Major Distraction from My Cell Phone: Partner Phubbing and Relationship Satisfaction among Romantic Partners.« *Computers in Human Behavior* 54 (January): 134–41.

Machen unsere Smartphones uns krank?
Spitzer, M. 2018. »Smartphone und Depression: Ursache oder Therapie?« *Nervenheilkunde* 37 (01): 7–15.
Deutsche »Fomo-Scale«: Spitzer, Manfred. 2015. »Smartphones, Angst und Stress.« *Nervenheilkunde* 34 (08): 591–600.
Younes, Farah et al. 2016. »Internet Addiction and Relationships with Insomnia, Anxiety, Depression, Stress and Self-Esteem in University Students: A Cross-Sectional Designed Study.« *PloS One* 11 (9): e0161126.
Heffer, Taylor et al. 2019. »The Longitudinal Association Between Social-Media Use and Depressive Symptoms Among Adolescents and Young Adults: An Empirical Reply to Twenge et Al. (2018).« *Clinical Psychological Science* 7 (3): 462–70.

Smartphone-Sucht
Salehan, Mohammad und Arash Negahban. 2013. »Social Networking on Smartphones: When Mobile Phones Become Addictive.« *Computers in Human Behavior* 29 (6): 2632–39.

Nomophobie
Bhattacharya, Sudip et al. 2019. »NOMOPHOBIA: NO MObile PHOne PhoBIA.« *Journal of Family Medicine and Primary Care* 8 (4): 1297–1300.

Intensive Nutzung von Smartphones und sozialen Medien verändert unser Gehirn
Montag, Christian et al. 2017. »Facebook Usage on Smartphones and Gray Matter Volume of the Nucleus Accumbens.« *Behavioural Brain Research* 329 (June): 221–28.
Montag, Christian et al. 2018. »Internet Communication Disorder and the Structure of the Human Brain: Initial Insights on WeChat Addiction.« *Scientific Reports* 8 (1): 2155.

Fomo und Digitale Demenz in Asien
Dossey, Larry. 2014. »FOMO, Digital Dementia, and Our Dangerous Experiment.« *Explore* 10 (2): 69–73.

Abbau grauer Hirnsubstanz bei »Heavy Internet-Usern«
Yuan, Kai et al. 2011. »Microstructure Abnormalities in Adolescents with Internet Addiction Disorder.« *PloS One* 6 (6): e20708.

Viel Bildschirmzeit verschlechtert Konzentration und Lernfähigkeit
Walsh, Jeremy J. et al. 2018. »Associations between 24 Hour Movement Behaviours and Global Cognition in US Children: A Cross-Sectional Observational Study.« *The Lancet. Child & Adolescent Health* 2 (11): 783–91.

Jomo in der New York Times
Phelan, Hayley. 2018. »How to Make This the Summer of Missing Out.« *The New York Times,* July 12, 2018.

Kapitel 11 – Ich raste aus!

Nähert sich der Feind, wird Angst zu Aggression
Mobbs, D. et al. 2007. »When Fear Is Near: Threat Imminence Elicits Prefrontal-Periaqueductal Gray Shifts in Humans.« *Science.* https://doi.org/10.1126/science.1144298.

Frust im Gehirn
Yu, Rongjun et al. 2014. »The Neural Signature of Escalating Frustration in Humans.« *Cortex; a Journal Devoted to the Study of the Nervous System and Behavior* 54 (May): 165–78.

Eine tolle Zusammenfassung der Geschichte von Phineas Gage
García-Molina, A. 2012. »Phineas Gage and the Enigma of the Prefrontal Cortex.« *Neurología (English Edition)*. https://doi.org/10.1016/j.nrleng.2010.03.002.

Der Brief von Harlow, 20 Jahre nach Phineas Gages Unfall
Harlow, J. M. 1868. »Recovery from the Passage of an Iron Bar through the Head. Reprinted in Miller, E. (1993).« *History of Psychiatry* 4: 271–78.

Die »Wiederentdeckung« des Schädels von Phineas Gage, 1994
Damasio, H. et al. 1994. »The Return of Phineas Gage: Clues about the Brain from the Skull of a Famous Patient.« *Science* 264 (5162): 1102–5.

Die bahnbrechenden Entdeckungen António Damásios und ihre weitreichenden Folgen für die Erforschung der Gefühle in einem Buch
Damásio, António R. 2004. Descartes' Irrtum: Fühlen, Denken und das menschliche Gehirn. List.

Kriminelle und Mörder haben einen kleineren präfrontalen Kortex
Raine, Adrian et al. 2017. »Reduced Prefrontal and Increased Subcortical Brain Functioning Assessed Using Positron Emission Tomography in Predatory and Affective Murderers.« *Biosocial Theories of Crime.* https://doi.org/10.4324/9781315096278-21.

Alkohol und Aggression
Denson, Thomas F et al. 2018. »The Neural Correlates of Alcohol-Related Aggression.« *Cognitive, Affective & Behavioral Neuroscience* 18 (2): 203–15.

Testosteron und Aggression
Book, Angela S., Katherine B. Starzyk und Vernon L. Quinsey. 2001. »The Relationship between Testosterone and Aggression: A Meta-Analysis.« *Aggression and Violent Behavior* 6 (6): 579–99.

Testosteron und Status
Dreher, Jean-Claude et al. 2016. »Testosterone Causes Both Prosocial and Antisocial Status-Enhancing Behaviors in Human Males.« *Proceedings of the National Academy of Sciences of the United States of America* 113 (41): 11633–38.

Unsere Vorurteile über Testosteron
Eisenegger, C. et al. 2010. »Prejudice and Truth about the Effect of Testosterone on Human Bargaining Behaviour.« *Nature* 463 (7279): 356–59.

MAO-A-Mangel und Aggression
Brunner, H. G. et al. 1993. »Abnormal Behavior Associated with a Point Mutation in the Structural Gene for Monoamine Oxidase A.« *Science* 262 (5133):
578–80.

Rache ist süß
Chester, David S. und C. Nathan DeWall. 2016. »The Pleasure of Revenge: Re-
taliatory Aggression Arises from a Neural Imbalance toward Reward.« *Social
Cognitive and Affective Neuroscience.* https://doi.org/10.1093/scan/nsv082.

Genaues »Hineinfühlen« in die Wut
Lisa Feldman Barrett: »How Emotions Are Made, The Secret Life Of The Brain«,
Mariner Books; Illustrated Edition (7. März 2017), ASIN: B00QPHURT6,
ISBN: 0544133315.

Kapitel 12 – (I'm) Hangry

Hunger macht impulsiv und erhöht das Risiko, unehrlich zu handeln
Anderberg, Rozita H. et al. 2016. »The Stomach-Derived Hormone Ghrelin
Increases Impulsive Behavior.« *Neuropsychopharmacology: Official Publication
of the American College of Neuropsychopharmacology* 41 (5): 1199–1209.
Williams, Elanor F. et al. 2016. »The Valjean Effect: Visceral States and Chea-
ting.« *Emotion* 16 (6): 897–902

Mach Hunger aggressiv?
MacCormack, Jennifer K. und Kristen A. Lindquist. 2019. »Feeling Hangry?
When Hunger Is Conceptualized as Emotion.« *Emotion* 19 (2): 301–19.

Hangry-Paare streiten mehr
Bushman, Brad J. et al. 2014. »Low Glucose Relates to Greater Aggression in
Married Couples.« *Proceedings of the National Academy of Sciences of the Uni-
ted States of America* 111 (17): 6254–57.

Kapitel 13 – Luftsprünge machen

Zwei umfassende Arbeiten über Hedonismus und Eudaimonie
Disabato, David J. et al. 2016. »Different Types of Well-Being? A Cross-Cul-
tural Examination of Hedonic and Eudaimonic Well-Being.« *Psychological
Assessment* 28 (5): 471–82.
Ryan, R. M. und E. L. Deci. 2001. »On Happiness and Human Potentials: A

Review of Research on Hedonic and Eudaimonic Well-Being.« *Annual Review of Psychology* 52: 141–66.

Warum die Suche nach dem Glück unglücklich machen kann
Kim, Aekyoung und Sam J. Maglio. 2018. »Vanishing Time in the Pursuit of Happiness.« *Psychonomic Bulletin & Review* 25 (4): 1337–42.

Glück liegt zu 50 Prozent in unseren Genen
Lykken, David und Auke Tellegen. 1996. »Happiness Is a Stochastic Phenomenon.« *Psychological Science* 7 (3): 186–89.
Äußere Umstände tragen nur zu zehn Prozent zu unserem Glück bei: Feldman, Fred. 2006. »Daniel Kahneman, Ed Diener und Norbert Schwarz (eds.), Well-Being: The Foundations of Hedonic Psychology (New York: The Russell Sage Foundation, 1999), Pp. Xii 593.« Utilitas. https://doi.org/10.1017/s0953820806231972.

40 Prozent des Glücks liegen in unserer Hand
Lyubomirsky, Sonja, Kennon M. Sheldon und David Schkade. 2005. »Pursuing Happiness: The Architecture of Sustainable Change.« *Review of General Psychology: Journal of Division 1, of the American Psychological Association* 9 (2): 111–31.

Von Lottogewinnern und Rollstuhlfahrern
Brickman, P., D. Coates und R. Janoff-Bulman. 1978. »Lottery Winners and Accident Victims: Is Happiness Relative?« *Journal of Personality and Social Psychology* 36 (8): 917–27.

Morten Kringelbach ist einer der führenden Neurowissenschaftler in der »Glücksforschung«. Seine Studien, Bücher und Vorträge sind faszinierend und inspirierend, insbesondere die Vorträge auch wirklich unterhaltsam und für Laien geeignet. Schaut mal rein!
Alles über das *Wanting* und *Liking*: Berridge, Kent C. und Morten L. Kringelbach. 2015. »Pleasure Systems in the Brain.« *Neuron* 86 (3): 646–64.
Kluger und witziger Vortrag von Kringelbach dazu: Of pleasure and happiness. 4.10.2019. https://www.youtube.com/watch?v=WTnBleSKkPA
Der orbitofrontale Kortex und Glück: Kringelbach, Morten L. und Edmund T. Rolls. 2004. »The Functional Neuroanatomy of the Human Orbitofrontal Cortex: Evidence from Neuroimaging and Neuropsychology.« *Progress in Neurobiology* 72 (5): 341–72.

Sucht: Wenn Wanting *und* Liking *aus dem Gleichgewicht geraten*
Robinson, Terry E. und Kent C. Berridge. 2003. »Addiction.« *Annual Review of Psychology*. https://doi.org/10.1146/annurev.psych.54.101601.145237.

Fett und Kohlenhydrate in Massen - der Jackpot fürs Belohnungssystem
Di Feliceantonio, Alexandra G. et al. 2018. »Supra-Additive Effects of Combining Fat and Carbohydrate on Food Reward.« *Cell Metabolism.* https://doi.org/10.1016/j.cmet.2018.05.018.

Gute Laune macht kreativ
Rowe, G., J. B. Hirsh und A. K. Anderson. 2007. »Positive Affect Increases the Breadth of Attentional Selection.« *Proceedings of the National Academy of Sciences of the United States of America* 104 (1): 383–88.

Optimismus verlängert das Leben
Lee, Lewina O. et al. 2019. »Optimism Is Associated with Exceptional Longevity in 2 Epidemiologic Cohorts of Men and Women.« *Proceedings of the National Academy of Sciences of the United States of America* 116 (37): 18357–62.

Aufwärtsvergleich und sein Einfluss auf unser Wohlbefinden
Wang, Jin-Liang et al. 2017. »The Mediating Roles of Upward Social Comparison and Self-Esteem and the Moderating Role of Social Comparison Orientation in the Association between Social Networking Site Usage and Subjective Well-Being.« *Frontiers in Psychology* 8 (May): 771.

Intrinsische Motivation
Di Domenico, Stefano I. und Richard M. Ryan. 2017. »The Emerging Neuroscience of Intrinsic Motivation: A New Frontier in Self-Determination Research.« *Frontiers in Human Neuroscience* 11 (March): 145.

Flow!
Csíkszentmihályi, Mihály. 2014. Flow and the Foundations of Positive Psychology: The Collected Works of Mihály Csíkszentmihályi. Springer Netherlands.

Dankbarkeitstagebuch
Emmons, Robert A. und Michael E. McCullough. 2003. »Counting Blessings versus Burdens: An Experimental Investigation of Gratitude and Subjective Well-Being in Daily Life.« *Journal of Personality & Social Psychology.* https://doi.org/10.1037//0022-3514.84.2.377.

Neurobiologie der Dankbarkeit
Fox, Glenn R., Jonas Kaplan, Hanna Damasio und António Damásio. 2015. »Neural Correlates of Gratitude.« *Frontiers in Psychology.* https://doi.org/10.3389/fpsyg.2015.01491.

Das Default Mode Network
Raichle, Marcus E. 2015. »The Brain's Default Mode Network.« *Annual Review of Neuroscience* 38 (July): 433–47.

Das Default Mode Network und Sinn des Lebens
Waytz, Adam, Hal E. Hershfield und Diana I. Tamir. 2015. »Mental Simulation and Meaning in Life.« *Journal of Personality and Social Psychology* 108 (2): 336–55.

Das Default Mode Network und Glück
Kringelbach, Morten L. und Kent C. Berridge. 2009. »Towards a Functional Neuroanatomy of Pleasure and Happiness.« *Trends in Cognitive Sciences.* https://doi.org/10.1016/j.tics.2009.08.006.

Keine Angst vor Langeweile!
Elpidorou, Andreas. »The bright side of boredom.« *Frontiers in Psychology,* Vol. 5 (2014), pp. 1245 doi.:10.3389/fpsyg.2014.01245; ISSN=1664-1078.

Macht uns Langeweile kreativer?
Sandi Mann & Rebekah Cadman (2014) Does Being Bored Make Us More Creative?, Creativity Research Journal, 26:2, 165–173, DOI: 10.1080/10400419.2014.901073.

Denken kann unglücklich machen
Killingsworth, Matthew A. und Daniel T. Gilbert. 2010. »A Wandering Mind Is an Unhappy Mind.« *Science* 330 (6006): 932.

Die Vor- und Nachteile vom Gedankenwandern
Smallwood, Jonathan und Jonathan W. Schooler. 2015. »The Science of Mind Wandering: Empirically Navigating the Stream of Consciousness.« *Annual Review of Psychology.* https://doi.org/10.1146/annurev-psych-010814-015331.

Das Gleichgewicht der Netzwerke und Glück
Shi, Liang et al. 2018. »Brain Networks of Happiness: Dynamic Functional Connectivity among the Default, Cognitive and Salience Networks Relates to Subjective Well-Being.« *Social Cognitive and Affective Neuroscience.* https://doi.org/10.1093/scan/nsy059.
King, Marcie L. 2019. »The Neural Correlates of Well-Being: A Systematic Review of the Human Neuroimaging and Neuropsychological Literature.« *Cognitive, Affective & Behavioral Neuroscience* 19 (4): 779–96.
Kringelbach, Morten L. und Berridge, Kent C. 2017. »The Affective Core of Emotion: Linking Pleasure, Subjective Well-Being, and Optimal Metastability in the Brain.« *Emotion Review: Journal of the International Society for Research on Emotion* 9 (3): 191–99.

Psychedelische Drogen und das Default Mode Network
Carhart-Harris, Robin L. et al. 2014. »The Entropic Brain: A Theory of Conscious States Informed by Neuroimaging Research with Psychedelic Drugs.« *Frontiers in Human Neuroscience.* https://doi.org/10.3389/fnhum.2014.00020.

Meditation/Achtsamkeit und das Default Mode Network
Doll, Anselm et al. 2015. »Mindfulness Is Associated with Intrinsic Functional Connectivity between Default Mode and Salience Networks.« *Frontiers in Human Neuroscience* 9 (August): 461.

Das Runner's High und Opioide
Boecker, H. et al. 2008. »The Runner's High: Opioidergic Mechanisms in the Human Brain.« Cerebral Cortex. https://doi.org/10.1093/cercor/bhn013.

Die Geburt der Serotonin-Hypothese
Coppen, A. 1967. »The Biochemistry of Affective Disorders.« The British Journal of Psychiatry: *The Journal of Mental Science* 113 (504): 1237–64.

Ein empfehlenswertes Buch zu Depressionen und Antidepressiva
Bschor, Tom. 2018. Antidepressiva: Wie man sie richtig anwendet und wer sie nicht nehmen sollte – vom Mitautor der Behandlungsleitlinie für Depressionen. Südwest Verlag.

Cochrane Review zu Tryptophan
Shaw, K., J. Turner und C. Del Mar. 2002. »Tryptophan and 5-Hydroxy-tryptophan for Depression.« *Cochrane Database of Systematic Reviews,* no. 1: CD003198.

Ein spannender Artikel über Depression, Serotonin und die Wirkung der SSRIs, online abrufbar
Julia Friedrichs, Thorsten Padberg: Aus dem Schatten ans Licht, *ZEITMAGAZIN* Nr. 25/20169. Juni 2016.

Musik und Glück
Stark, E. A., P. Vuust und M. L. Kringelbach. 2018. »Music, Dance, and Other Art Forms: New Insights into the Links between Hedonia (pleasure) and Eudaimonia (well-Being).« *Progress in Brain Research.*
Blood, A. J. und R. J. Zatorre. 2001. »Intensely Pleasurable Responses to Music Correlate with Activity in Brain Regions Implicated in Reward and Emotion.« *Proceedings of the National Academy of Sciences* 98 (20): 11818–23.

Gänsehaut in emotionalen Momenten
Wassiliwizky, Eugen et al. 2017. »Tears Falling on Goosebumps: Co-Occurrence of Emotional Lacrimation and Emotional Piloerection Indicates a Psychophy-

siological Climax in Emotional Arousal.« *Frontiers in Psychology* 8 (February): 158.

Benedek, M. und C. Kaernbach. 2011. »Physiological Correlates and Emotional Specificity of Human Piloerection.« *Biological Psychology.* https://www.sciencedirect.com/science/article/pii/S0301051111000093.

Macht Geld glücklich?
Kahneman, D. und A. Deaton. 2010. »High Income Improves Evaluation of Life but Not Emotional Well-Being.« *Proceedings of the National.* https://www.pnas.org/content/107/38/16489.short.

Dunn, Elizabeth W., Daniel T. Gilbert und Timothy D. Wilson. 2011. »If Money Doesn't Make You Happy, Then You Probably Aren't Spending It Right.« *Journal of Consumer Psychology: The Official Journal of the Society for Consumer Psychology,* Choice over time, 21 (2): 115–25.

Die Harvardstudie zu Glück
https://www.adultdevelopmentstudy.org/

Die Positivspirale aus Glück, sozialen Beziehungen und Gesundheit
Kok, Bethany E. et al. 2013. »How Positive Emotions Build Physical Health: Perceived Positive Social Connections Account for the Upward Spiral between Positive Emotions and Vagal Tone.« *Psychological Science* 24 (7): 1123–32.

Einsamkeit ist Gift
Hawkley, Louise C. und John T. Cacioppo. 2010. »Loneliness Matters: A Theoretical and Empirical Review of Consequences and Mechanisms.« *Annals of Behavioral Medicine: A Publication of the Society of Behavioral Medicine* 40 (2): 218–27.

Holt-Lunstad, Julianne, Timothy B. Smith und J. Bradley Layton. 2010. »Social Relationships and Mortality Risk: A Meta-Analytic Review.« Edited by Carol Brayne. https://doi.org/10.1371/journal.pmed.1000316.

Selbstloses Verhalten macht glücklich
Nelson, S. Katherine et al. 2016. »Do unto Others or Treat Yourself? The Effects of Prosocial and Self-Focused Behavior on Psychological Flourishing.« *Emotion* 16 (6): 850–61.

Glücklichsein kann man trainieren
Dolcos, S., M. Moore und Y. Katsumi. 2018. »Neuroscience and Well-Being.« *Handbook of Well.*

Register

A

Achtsamkeit 201–202,
207–208, 221, 286–287, 304

Adrenalin 28, 30–31, 81, 83,
88, 92, 96, 153, 155

Aggression 23, 47, 116, 118,
140, 150–151, 191, 224, 227,
231, 236, 239–240, 243

Alkohol 93, 196, 237, 300

Amygdala 23–25, 47, 71,
138–139, 149–154, 158,
166–168, 174, 176–178,
180–181, 185, 191–192,
225, 236–237, 241, 248, 285

Angstschweiß 170–172

Anteriorer cingulärer Kortex
39, 107–108, 130, 180–181,
207, 217, 285

B

Befriedigung 21, 78, 91–92,
100, 261, 265, 269–271

Belohnungssystem 17–27,
32–33, 38, 42, 44, 46, 49, 54,
57, 62, 65, 76, 78, 80–84,
87–93, 95, 100, 102, 119,
192, 202, 212, 217, 230,
243–244, 252, 264–273,
279, 293–297, 303

Belohnungszentrum 17, 21,
144, 196

Bewegung 7, 54, 75, 101, 126,
156, 253, 288–296

Bindung 13, 33, 43–45, 51–59,
62–63, 79, 87, 112–116,
138, 185, 212, 215

Broken-Heart-Syndrom 96–97

Burn-out 197

C

Cortisol 28, 30, 65, 71, 92, 96,
155, 194, 196, 252

D

Dankbarkeitstagebuch
274–275

Das perfekte erste Date 30

Default Mode Network
277–287

Depression 46, 57, 72, 95, 113,
117–119, 192, 194, 197, 206,
246, 281, 286, 288, 290

Digitale Demenz 218

Dopamin 19–22, 25–26, 30–32, 42, 44, 49, 54, 57, 72, 76, 78, 81, 85–86, 89–92, 95, 101, 119, 126, 192, 194–196, 212–213, 217, 241, 264–270, 294

Drogen 25–26, 33, 43, 51, 68, 78, 92–93, 100–101, 113, 196, 239, 267, 270–271, 285, 289–290, 294

E

Einsamkeit 72, 106, 112–113, 214, 300

Empathie 39, 63, 146, 172, 225, 278, 282

Endorphine 21, 51, 85, 101, 142, 289

Erinnerung 7, 19, 22, 39, 81, 86, 98, 100, 105, 123, 152, 166–167, 177, 179, 190, 221, 283, 290

Erregung 32, 49, 156–157, 171–172, 195, 217, 254, 269, 294–295

Essen 7, 17, 30, 36, 43, 64, 120, 195–196, 206, 252, 256–257, 267–268, 270, 294, 297

Eudaimonie 261, 275–276, 279, 283, 287

Evolution 31, 47, 49, 115–116, 128, 142, 149, 156, 159, 161, 165, 170, 174, 182, 188, 210, 232

Exekutivnetzwerk 281–282, 285

Extinktion 178–179

F

Flow 272–273

Freudentränen 144–146, 304

Frust 91, 180, 213, 221, 227–231, 237–238, 242, 247, 267

G

Gänsehaut 288, 293–297

Gedächtnis 22, 98, 100, 128–130, 150, 152, 168–169, 192, 218, 233, 283, 290

Gerüche 98–100

Gewöhnung 75–78, 92, 194, 263, 270, 275

Glückshormon 26, 118, 290

Großhirnrinde 21, 47, 98, 107, 130, 139, 152, 158, 177, 181, 196, 207, 232, 235

H

Habituation 75–78, 80, 268, 270

Hedonismus 259–261

Heißhunger 196, 252

Hippocampus 22, 98, 168, 178, 192, 194, 283, 290

Hypophyse 28, 54–56, 60, 65, 71, 153

Hypothalamus 21–22, 27–28, 32, 52, 54, 56, 71, 91–92, 97, 101, 119, 151–153, 158, 173, 176, 225, 252, 295

I

Impulskontrolle 196, 207, 237, 252, 285, 290

Inselrinde 39, 92, 107–108, 130, 225, 285

K

Kampf-oder-Flucht-Reaktion 28, 152, 159, 170–171, 182, 188, 190–191, 195, 202, 227, 230, 285

Kohlenhydrate 195, 257, 267–269

Konditionierung 165, 196

Konsum 79, 97, 100, 195, 266

Kontrollverlust 161, 197–199

Krokodilstränen 133–134

Kurzschlusshandlung 191, 236

L

Lampenfieber 170

Langeweile 79–83, 279–280

Leid 12, 93–96, 104, 107–114, 117, 198, 210, 214–218, 283, 286, 302

Liebeskummer 26, 89–103, 122

Liebesnetzwerk 37, 42–44, 49, 88

Limbisches System 19, 21, 23, 96, 98, 107, 128, 130, 236

Lust 17–21, 27, 30–33, 42, 44–49, 54, 76, 78, 80, 83–88, 92, 123, 128, 144, 192, 202, 242–244, 249, 261, 276

Lustzentrum 17

M

Meditation 202–207, 286–287

Monogamie 66

Motivation 18, 39, 113, 172, 230–231, 266, 269, 272, 288

Musik 42, 46, 101, 124–125, 132, 159, 270, 278, 288, 293–297

Mutterliebe 42, 44–45, 57

N

Nervenkitzel 80, 167, 173, 186

Neuroplastizität 180, 290

Noradrenalin 28, 30, 71, 92, 96, 126, 153, 155, 195, 241, 252, 285

Nucleus accumbens 21, 25, 92, 217, 243

O

Opioide 21, 43–45, 72, 78, 91,
  95, 102, 111–114, 138, 265,
  289, 294, 302
Opioidkrise 114
Orgasmus 32–33, 75, 297
Oxytocin 33, 43–46, 51–72,
  79, 86, 101, 112, 142, 178,
  186, 200, 275, 302–303, 308

P

Parasympathikus 139–140,
  155, 157, 173
Präfrontaler Kortex 21, 23, 25,
  51, 130, 139, 152–153,
  177–178, 180–181,
  190–194, 196, 207, 225, 232,
  235–238, 241, 244, 248,
  265–266, 283, 285, 290
Prokrastinierer 181

R

Rache 103, 242–244
Resilienz 199–200

S

Saliensznetzwerk 281–285
Schlafmangel 139, 252
Schmerz 7, 13, 92–94,
  100–101, 103–116, 123,
  125, 138, 142, 149, 170, 227,
  261, 297
Schmerznetzwerk 108–112

Sehnsucht 26, 94, 98, 106, 113,
  123, 125, 185
Selbstvertrauen 80, 92, 102,
  200, 238
Serotonin 26–27, 46, 89,
  118–119, 126, 136, 192, 241,
  290–291
Sex 17, 25, 30–33, 43, 46, 60,
  65–66, 79, 84–85, 113,
  118, 144, 150, 155, 239,
  264, 294
Smartphonesucht 216–220
Soziale Beziehungen 43, 54,
  59–60, 64, 294, 300, 302
Soziale Netzwerke 49, 87, 101,
  137, 141
Sport 101, 171, 202, 259,
  273–274, 288–290, 302
Stress 13, 33, 36, 46, 52, 65, 71,
  73, 92, 97, 111, 125, 140,
  156, 173, 187–207, 222,
  236, 242, 252, 274,
  282–290, 294
Stresshormone 28, 64, 96–97,
  113, 153–155, 171, 173,
  188–198, 202, 252, 288
Sucht 92, 98, 113, 179, 194,
  197, 216, 286
Sympathikus 139–140,
  152–153, 159, 170, 190,
  295

T

Testosteron 31–32, 58, 86, 137, 144, 239–240

Thalamus 98, 100, 107, 151–152, 166

Trennung 80, 94, 103, 106, 112, 116, 149

U

Unzufriedenheit 78–79, 195–196, 210, 214, 219, 244, 262, 280, 282

V

Vaterliebe 58

Vegetatives Nervensystem 21–22, 27, 52, 91, 151

Verlust 7, 87, 103, 106, 112, 115–117, 123–125, 297

Vertrauen 57, 63–64, 87, 112, 185, 258, 303

W

Wut 116–117, 120, 223–232, 236, 238–248

Z

Zeitlupe 167–168

Zucker 22, 155, 195, 252, 257, 268

Zufriedenheit 18, 21, 57, 72, 78, 80–81, 83–84, 86, 215, 220, 259, 261, 275–276, 287–288, 298, 300–302

Zuneigung 33, 36, 43–45, 58, 94, 103, 111–113, 138, 298, 302